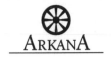

Buch

Georgos (George) Vithoulkas gilt als der bedeutendste Homöopath des 20. Jahrhunderts. 1932 in Athen geboren, war er zunächst Bauingenieur, ehe er in Südafrika durch Zufall mit der Homöopathie bekannt wurde, der er fortan sein Leben widmete. Wieder in Athen, errichtete er 1970 das Zentrum für homöopathische Medizin, das größte homöopathische Ambulatorium der Welt. 1995 gründete er auf der griechischen Insel Alonissos die Internationale Akademie für Klassische Homöopathie, in der Ärzte und Heilpraktiker aus aller Welt ausgebildet werden. Ein Jahr später wurde er für seinen Einsatz zur Wiederbelebung des homöopathischen Wissens mit dem alternativen Nobelpreis ausgezeichnet. Die Autoren erzählen die bewegende Lebensgeschichte von Vithoulkas, der ungeachtet aller Anfeindungen auf seinem Weg voranschritt, und vermitteln interessante Einblicke in die Entwicklung und Wirkungsweise der homöopathischen Therapie.

Autoren

Peter Clotten, Jahrgang 1955, ist Journalist und Fotograf. In den vergangenen Jahren leitete er die Öffentlichkeitsarbeit der Landesgartenschau Jülich. Anfang 2000 nahm er wieder seine freie journalistische Tätigkeit auf. Seither arbeitet er vornehmlich für die Aachener Nachrichten.

Susan Pfeifer, Jahrgang 1964, ist Heilpraktikerin und Homöopathin. Sie erhielt nach vierjährigem Studium ihr Diplom an George Vithoulkas' Internationaler Akademie für Klassische Homöopathie auf Alonissos. Sie ist Mitglied im Verband Klassischer Homöopathen Deutschlands und eine profunde Kennerin der homöopathischen Szene.

PETER CLOTTEN
SUSAN PFEIFER

GEORGOS VITHOULKAS

DER MEISTER-HOMÖOPATH

Biografie und Fälle

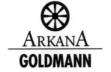

Umwelthinweis:
Alle bedruckten Materialien dieses Taschenbuches
sind chlorfrei und umweltschonend.
Das Papier enthält Recycling-Anteile.

Originalausgabe November 2002
© 2002 Wilhelm Goldmann Verlag, München
in der Verlagsgruppe Random House GmbH
Umschlaggestaltung: Design Team München
Umschlagabbildung: Georgos Vithoulkas
Satz/DTP: Martin Strohkendl, München
Druck: Elsnerdruck, Berlin
Verlagsnummer: 21632
Redaktion: Daniela Weise
WL · Herstellung: WM
Made in Germany
ISBN 3-442-21632-X
www.goldmann-verlag.de

2. Auflage

Inhalt

Vorwort von Jakob von Uexküll 7

Vorwort 11

1 Alleine: Kindheit und Nachkriegsjahre 15
2 Studium und Berufung: Die ersten
   Weichenstellungen 39
3 Der Schauspieler: Der Weg ins Asketische 51
4 Die Armee: Das schreckliche Tor ins Leben 61
5 Südafrika: Durch die Isolation zur Homöopathie .. 75
6 Indien: Der spirituelle Weg 99
7 Die Anfänge: Heilen unter der Junta in Athen 127
8 Aufbruch: Der erste Kongress 145
9 Internationale Kontakte 155
10 Heftige Attacken: Die Kraft ist endlich 193
11 Die Internationale Akademie 233
12 Heilen und Lehren 269
13 Der Durchbruch 303
14 Der Metaphysiker: Zeit für die ganze Wahrheit ... 333
15 Der Traum: Wie es sein könnte 349

Anhang
Danksagung 373
Bücher von George Vithoulkas 375
Auszeichnungen, Ämter und Mitgliedschaften
   von George Vithoulkas 377

Vorwort

von Jakob von Uexküll

»Mich interessieren immer nur die wirklichen Dinge«, sagt George Vithoulkas. Dieser Satz erklärt das gesamte Ausmaß seiner Herausforderung an die moderne Medizin. Die Homöopathie ist für ihn keine Neben-Heilkunde, die darum bittet, nicht nur als Placebo betrachtet zu werden. Denn die Klassische Homöopathie – die er fast im Alleingang wiederbelebt hat – beruht auf den »wirklichen Dingen«. Sie hat ein umfassenderes Weltbild als die »moderne« Medizin.

Das Problem ist nicht nur, dass diese Medizin die Erfolge der Homöopathie nicht sehen will, sondern dass sie diese aufgrund ihrer partiellen Blindheit gar nicht sehen kann. Das Problem ist die moderne Medizin selbst und ihr falsches Menschenbild. Die großen Erfolge auf Teilgebieten werden auch von Vithoulkas nicht bestritten. Aber ihre mechanistische Weltanschauung führt sie immer mehr auf Irrwege (Gentechnologie!) und richtet zunehmend Schaden an. Wir leben länger, haben aber immer weniger Lebensenergie. »Jeder ist müde, meist schon am Morgen. Das ist ein ganz neues Phänomen« (George Vithoulkas).

Körperlich, geistig und mental-spirituell gesunde Menschen sind selten geworden. Die fortlaufende Zerstörung unserer natürlichen Umwelt schwächt unseren Organismus. Die Homöopathie kann uns vor den Auswirkungen unseres Handelns natürlich nur begrenzt schützen: Die Wirkungsdauer, auch von Hochpotenzmitteln, nimmt besonders in hoch technisierten Ländern dramatisch ab.

Die Lebensgeschichte von George Vithoulkas ist ungewöhnlich und spannend. Der Dank, dem wir ihm schulden, ist enorm. Als Lehrer, Warner und Heiler ist er eine der herausragenden Persönlichkeiten unserer Zeit. Er war für unzählige Menschen Hilfe und eine Quelle der Inspiration.

Ich habe den »Alternativen Nobelpreis« in erster Linie geschaffen, um Menschen zu ehren auf Gebieten, für die es keine Nobelpreise gibt – Ökologie, Menschenrechte, die Weisheit des Südens usw. Aber es wurde im Laufe der Jahre immer klarer, dass auch die bestehenden Nobelpreise nur einen sehr kleinen Teil ihrer Gebiete abdecken: Unvorstellbar, dass für den Medizin-Nobelpreis auch nur jemand in Betracht gezogen wird, der nicht voll innerhalb der modernen westlichen Medizin steht!

Warum diese Engsichtigkeit? Weil die moderne Medizin – wie andere angeblich objektive Wissenschaften – im Laufe des langen Kampfes gegen die Irrationalität ins andere Extrem verfallen ist. Ihr Wirklichkeitsbild ist physikalisch, aber es beruht auf einer heute völlig veralteten Physik. Genmanipulationen passen in dieses Weltbild, trotz der enormen Gefahren. Die Homöopathie zeigt in eine andere Richtung, die viele Parallelen zu dem Denken der heutigen Physiker aufweist. Aber sie ist weniger zugänglich für wissenschaftliche Allmachtsfantasien und verspricht weniger Profit.

Die überfüllten Säle bei Vithoulkas' Vorträgen und Kursen lassen hoffen, dass eine Wende bevorsteht. Denn immer mehr Menschen spüren den Konflikt zwischen ihrer inneren Wahrheit und dem Dogmatismus der Homöopathie-Gegner. Immer mehr Menschen lehnen sich auf gegen einen wissenschaftlichen Totalitarismus, der nichtmaterielle Wirklichkeiten zu bloßen Hirngespinsten erklärt.

Die Stiftung »Right Livelihood« hat auf vielen Gebieten kontroverse Preise vergeben. Auf keinem war die intolerante Reaktion der Etablierten so massiv (und irrational) wie bei den Medizinern.

Aber auch das wird sich ändern. Die alte, »harte« Physik der Atomtechnologien und fossilen Energien weicht heute zunehmend der »sanften« Physik der erneuerbaren Energien. Die alte Chemie der Giftmischer weicht der sanften, nichttoxischen Chemie. Die Medizin wird sich der sanften Revolution der Homöopathie nicht verschließen können, weil deren Erfolge eine immer lautere Sprache sprechen.

Veränderungen können sehr schnell gehen, wenn der Zeitpunkt gekommen ist. Ich erinnere mich, wie auf einer Konferenz in Moskau im Mai 1989 der Vertreter der Bundesrepublik seinem DDR-Kollegen versicherte, niemand denke daran, den Status von Berlin zu verändern. Bekanntlich fiel die Mauer sechs Monate danach.

Ich bin überzeugt, dass dieses Buch dazu beitragen wird, dass die Mauern gegen die Homöopathie schneller fallen.

Vorwort

Warum wird man so, wie man ist? Welche Faktoren nahmen Einfluss? Wo waren die Kreuzungen oder Verzweigungen, an denen man den richtigen oder falschen Weg gewählt hat, der uns die eine oder andere Erfahrung hat machen lassen, diese oder jene Menschen treffen ließ. Alles hätte auch anders sein können.

Eine Biografie ist der Versuch, dieses Muster, das Leben ist und das den Zusammenhang zwischen unendlich vielen Unwägbarkeiten darstellt, nachzuzeichnen und mit Worten zu erklären, was der Seele und dem Herzen meist auf Anhieb deutlich ist. Häufig wurden die Kreuzungen und Verzweigungen von der Landkarte der Erinnerung ausradiert; vielleicht auch, weil sie niemals ins Bewusstsein gedrungen sind. So tastet sich der Forscher vor, sucht Wegpunkte, Spuren, alte Lagerstätten und Weggefährten, die Aufschluss über einen Lebensabschnitt geben können oder ihn zumindest erhellen. Doch bei allen Mühen bleibt immer noch vieles im Dunkeln. Sei es, weil keine Auskunft gegeben wurde, sei es, weil sie nicht gegeben werden konnte, sei es, weil man versäumt hat, zum richtigen Zeitpunkt am richtigen Ort zu sein.

So bleibt auch dieser Versuch, das Leben eines Menschen zu beschreiben, seinen Weg nachvollziehbar zu machen, Stückwerk. Und selbst dieses Stückwerk kann keinen Anspruch auf Objektivität erheben. Es besteht aus Ausschnitten, deren Blickwinkel von den Autoren gewählt und deren Inhalte von den Informationen der Befragten geprägt wurden: eine subjektive Aneinanderreihung vermeintlicher Fakten. Trotzdem wurde eine Geschichte daraus.

Vielleicht ist es die, die jeder früher oder später erfindet und die er für sein Leben hält, die deshalb jedoch nicht minder wahrhaftig ist.

Peter Clotten

Nachdem ich George Vithoulkas' Buch *Die wissenschaftliche Homöopathie* gelesen hatte, stand für mich fest: Bei ihm wollte ich, egal wie und unter welchen Umständen, studieren. Ich erkundigte mich, ob und wo dies möglich war, und erfuhr von einem Vierjahreskurs auf Alonissos.

Sofort nach dem ersten Seminar bei George Vithoulkas in Griechenland überfiel mich der Gedanke, man müsse eine Biografie über diesen Mann schreiben, obwohl ich ihn damals so gut wie gar nicht kannte.

Die Idee entsprang einem intensiven Gefühl, dass dies ein weiterer wichtiger Beitrag für die Homöopathie und somit für die Gesundheit der Menschen sein könnte. Damit verbunden war sicher eine gewisse Neugier, auch eine »homöopathische« Neugier. Was ist dies für ein Mensch? Welche Eigenschaften vereinigt er in sich, die so viel bewegen können? Wie wird die biografisch-homöopathische Fallaufnahme verlaufen?

Meine Vorstellung war es, möglichst viele Menschen zu erreichen, die von der Homöopathie noch gar nichts oder kaum etwas gehört hatten. Es sollte noch einen anderen Zugang zu dieser Heilmethode geben: die klassische Homöopathie zusammen mit einer äußerst spannenden Lebensgeschichte kennen lernen, der Lebensgeschichte eines außergewöhnlichen Mannes, der sein Leben fast ausschließlich der Homöopathie gewidmet hat, um sie auf der ganzen Welt zu verbreiten. Ein Mann, der von einer Vision zu einem hohen Ziel geleitet wurde, der sich nie von seinem Weg abbringen ließ und dem eine ganze Generation von Homöopathen aus aller Welt und die ganze Menschheit unendlich viel zu verdanken hat.

Es gab schon verschiedene Anläufe, eine Biografie über George Vithoulkas zu schreiben. Unterschiedliche Gründe ließen dieses Projekt nicht zu Stande kommen. Umso glücklicher bin ich, dass es nun nach zweieinhalbjähriger Arbeit beendet werden konnte. Ich wünsche mir sehr, dass dieses Buch seinen Zweck erfüllt und möglichst viele Leser in den Bann der klassischen Homöopathie zieht.

Susan Pfeifer

1
Alleine: Kindheit und Nachkriegsjahre

»George, the Greek«, nannten sie ihn in Südafrika, als er 1960 begann, seine Landsleute homöopathisch zu behandeln und zu heilen. Eigentlich müsste er sein Verhalten von damals heute als verantwortungslos bezeichnen, denn der Bauingenieur George Vithoulkas hatte gerade einmal ein paar Bücher über Homöopathie gelesen, ihm fehlte jede Ausbildung und er hatte keine Erfahrung. Aber diese Ahnungslosigkeit war gleichzeitig der Schutz, der es ihm ermöglichte, mehr seinem Gefühl als seinem Verstand folgend, mit fast traumwandlerischer Sicherheit die richtigen Mittel zu finden und zu verschreiben.

Erfahrung macht klug und vorsichtig. Beides hätte zu dieser Zeit seiner Entwicklung und der der Homöopathie im Weg gestanden. Lenkung? Fügung? Schicksal? Es ist eins von vielen Beispielen dafür, wie er einem scheinbar vorgezeichneten Weg folgend oft genug gegen alle Vernunft Entscheidungen traf, die ihn und die Homöopathie schließlich dahin brachten, wo sie heute sind: die Homöopathie ein mit wissenschaftlicher Methodik arbeitendes Medizinsystem, das weltweit immer mehr Menschen als ernst zu nehmende Alternative zur Schulmedizin verstehen – George Vithoulkas ein Mann, der gegen alle Widerstände seinem Lebenstraum treu blieb, Träger des alternativen Nobelpreises, Inhaber mehrerer Professuren und unzähliger Ehrungen und Auszeichnungen. Ein konservativer Rebell, der den wichtigsten Prinzipien seines Lebens, Unabhängigkeit und Verantwortung, konsequent den ihnen zustehenden Raum eingeräumt hat.

Georges Karten für das Leben schienen indes zunächst nicht gut gemischt. Geboren am 25. Juli 1932 in Athen, sollten der Zweite Weltkrieg und die Besatzung Griechenlands durch die Deutschen seinem Leben einen frühen und tiefe Spuren hinterlassenden Stempel aufdrücken.

Seine Großeltern waren von der ionischen Insel Zakynthos an der Westküste Griechenlands nach Athen gekommen; die Familie seiner Mutter stammte ursprünglich wahrscheinlich von italienischen Zuwanderern ab. Die Familie lebte im Athener Viertel Terma Hippocratus, und sein Vater betrieb recht erfolgreich eine Möbelmanufaktur, die zunächst das griechische Königshaus, und später während des Krieges die erfolgreichen Schwarzmarkthändler, die sich mit ihren illegalen Geschäften ein Vermögen verdienten, belieferte.

George ist sich sicher, dass sein Vater der beste Schreiner des Landes war, einer, der sein Handwerk zur Kunst erhoben hatte. Manchmal durfte der kleine Georgos mitfahren, wenn Vater Nikos die handgefertigten Stücke auslieferte. Kurz vor der Fahrt zum Königspalast wurde letzte Hand angelegt. Wenn sein Vater bei diesen Gelegenheiten ein ums andere Mal die glänzenden Oberflächen der Kommoden und Tische polierte, glänzten seine Augen vor Bewunderung und Staunen. »Ich konnte nicht verstehen, warum dieses Holz, in dem man sich bereits spiegeln konnte, immer weiter poliert werden musste. Was konnte noch damit passieren? Aber mein Vater war ein Perfektio-

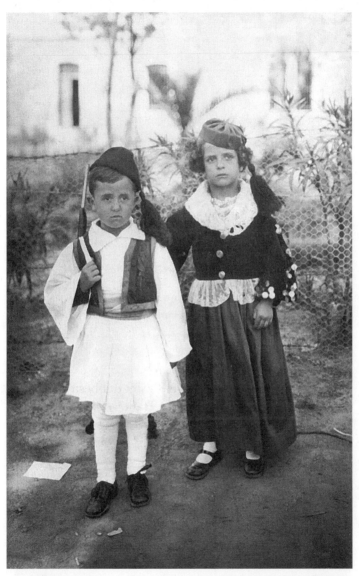

George im Alter von vier Jahren mit seiner Schwester Pigi

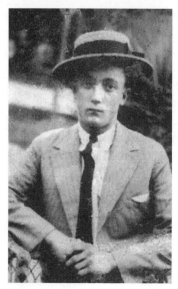 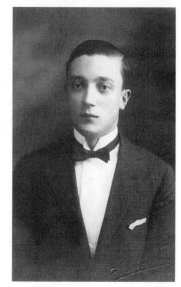

Georges Vater Nikolas

nist, der keinen auch noch so kleinen Fehler hinnehmen konnte.«

Ab dem siebten Lebensjahr musste George in der Werkstatt helfen. Von hier rühren auch seine ersten Erinnerungen. Er spielte nie draußen auf der Straße, sondern nur mit seiner Schwester im Garten des Hauses. In den Ferien rührte er den speziellen Holzleim an, musste ihn sorgfältig köcheln und war für das Feuer verantwortlich. Er bewunderte seinen Vater für die vollendeten Möbelstücke, die er herstellte, hatte aber auch große Angst vor dem cholerischen und unberechenbaren Mann. Immer wieder erzählt er, dass er häufig ohne jeden ersichtlichen Grund geschlagen wurde.

Zu welchem Anlass Nikos Vithoulkas explodieren würde, konnte niemand voraussagen. Einmal nannte George seine ältere Schwester Pigi »mein Kind«. Ohne jede Vorwarnung traf ihn ein Schlag, der ihm bis heute im Gedächtnis geblieben ist. Ein anderes Mal weigerte sich George, Brot zu holen. »Daraufhin schlug er mich, bis ich bewusstlos war.« Geliebt oder respektiert habe er ihn nicht, räumt er ein. Die Angst habe alles überwogen.

»Mein Vater war sehr streng mit allen. Mit uns Kindern, aber auch mit seinen Arbeitern. Er schrie sie an aus Gründen, die niemand verstand. Es waren sehr gute Arbeiter.« Aussagen wie »Ich will nicht« oder »Ich kann nicht« waren für Nikolas Vithoulkas nicht akzeptabel und zogen unweigerlich einen Wutausbruch nach sich.

Der Möbelschreiner war in seiner Arbeit präzise bis zur Pedanterie und verlangte das auch von allen anderen. Ehrgeiz war ein weiteres auffallendes Merkmal: »Er war ein Nux-vomica-Patient«, erklärt George heute das Verhalten seines Vaters mit dem homöopathischen Arzneimittelbild der Brechnuss, ein Mittel für sehr reizbare und unzufriedene Menschen.

Man kann nur mutmaßen, welchen Einfluss Georges Verhältnis zu seinem Vater auf sein weiteres Leben gehabt hat. Der frühe Tod, als George gerade zehn Jahre alt war, machte jedoch eine Auseinandersetzung mit dem übermächtigen Mann, ein normales Abnabeln und die schrittweise Übernahme von Verantwortung unmöglich. Auf diese Weise einer wichtigen Entwicklungsmöglichkeit beraubt, wurde er stattdessen mitten im Krieg durch den Tod ins Leben geworfen.

Als sein Vater starb, war der erste Gedanke des kleinen Jungen: »Jetzt habe ich die Verantwortung zu übernehmen.« Er hatte nur eine sehr vage Vorstellung von Verantwortung. Er wusste nicht, was in der Welt vorging. »Was sollte mit unserer kleinen Fabrik geschehen? Wer sollte sie weiter führen? Ich wurde von einem zum anderen Tag aus der völligen Unschuld gerissen. Plötzlich hatte ich das Gefühl, viele Jahre älter zu sein.« Die Verantwortung war eine Last, die schwer auf seinen Schultern lastete, die er kaum ertragen konnte, die aber ein Leben lang wie ein Schatten bei ihm blieb.

Das Verhältnis zu Autoritäten hat in Georges Leben sicher eine große Rolle gespielt. Während er sie bis zum heutigen Tag fast instinktiv ablehnt oder zumindest anzweifelt, hat man doch den Eindruck, dass er ihnen immer eine große Bedeutung zugemessen hat und von ihnen akzeptiert werden wollte. Dieser Zwiespalt blieb ihm viele Jahre erhalten und brachte ihm mancherlei persönliche Ablehnung ein. Vielleicht hat er sogar einen Einfluss auf die Entwicklung der Homöopathie gehabt.

Das Viertel Gizi, wo Verwandte von Georges Mutter lebten, hatte keinen guten Ruf und galt während des Zweiten Weltkriegs und auch später, zur Zeit der griechischen Junta, als Widerstandsnest und Unruheherd. Hier wohnten die Kommunisten, und die Partisanen rekrutierten hier ihren Nachwuchs. Der Obrigkeit war die Gegend suspekt. Die verwinkelten Straßen waren schwer zu kontrollieren. George distanzierte sich lange von der kommunistischen Tradition seiner Familie: »Es scheint so, dass ich mich dem Heilen sehr viel mehr verbunden fühlte als dem Kommunismus, obwohl ich sicher revolutionäre Anteile im Blut habe.«

1942 erschossen Untergrundkämpfer hier einen deutschen Soldaten. Die Wehrmacht hatte für solche Fälle eine bewährte Strategie entwickelt. Sie trieb alle greifbaren Männer in der in Frage kommenden Gegend zusammen und verfrachtete die in Lager, die nicht sofort den Erschießungskommandos zum Opfer fielen. In dieser Nacht wurde auch Georges Vater aufgegriffen, der bei Verwandten zu Besuch war. Er nutzte die Dunkelheit, versuchte zu fliehen und entkam schwer verletzt. Blutüberströmt erreichte er sein Zuhause. Dass ausgerechnet Georges Vater, ein offener Bewunderer der deutschen Tugenden wie Fleiß, Zuverlässigkeit und Gründlichkeit, und weit davon entfernt, sich dem aktiven Widerstand anzuschließen oder sonst wie die Untergrundbewegung zu unterstützen, ein Opfer eben dieser deutschen Gründlichkeit wurde, ist eine Ironie des Schicksals.

Bevor er weggebracht wurde, sah George, wie das Blut aus der Nase und dem Mund seines Vaters lief. Nikos Vithoulkas erlag noch in derselben Nacht seinen Schusswunden. Er habe nicht geweint, erinnert sich George. Er habe nachgedacht: »Wie kann ich meine Mutter und meine Schwester beschützen?«

Die nun folgende Zeit raubte der Familie alles, was sie über die Jahre aufgebaut hatte. Ein Geschäftspartner, der 1940 Teile des Betriebs übernommen hatte, riss sich die Firma unter den Nagel. Nach kurzer Zeit wurden plötzlich alle Maschinen abtransportiert. Der Mann gab vor, dies seien die Vereinbarungen gewesen. Ein bereits abgezahltes Grundstück fiel den Machenschaften eines findigen Rechtsanwalts zum Opfer, der sich nicht scheute, die Lage der Witwe und die Wirren des Krieges zu seinem Vorteil zu nutzen. Der Anwalt verfügte über alle Unterlagen und Urkunden und stritt den Eingang der Zahlungen schlichtweg ab. Die Unterlagen seien verloren gegangen, gab er vor. Er eignete sich das Grundstück an und verkaufte es nach dem Krieg. Es waren schlechte Zeiten für die Familie Vithoulkas und für Griechenland. Der Willkür waren Tür und Tor geöffnet. Recht und Ordnung unterlagen den Launen des Augenblicks. Viele Männer hatten sich den Partisanen in den Bergen angeschlossen und waren nicht zur Stelle, um die Interessen ihrer Familien zu wahren.

In dieser Situation sah sich der kleine George genötigt, zum Lebensunterhalt der Familie beizutragen. Ohne zu murren und zu hadern schnallte er sich einen Bauchladen um und begann, auf den Athener Straßen einzelne Zigaretten, Süßigkeiten und billiges Spielzeug zu verkaufen. Seine Einnahmen lieferte er, ohne jemals einen Pfennig für sich zu behalten, abends zu Hause ab. Die Zeiten waren hart, und der Krieg und die Besatzung hatten die Menschen unbarmherzig gemacht. Jeder war sich selbst der Nächste und viele litten Hunger. So auch George, der Jahre später unter den Folgen der Unterernährung schwer zu leiden haben sollte. Doch noch durchstreifte der 10-Jährige die Boulevards und die Gassen der Stadt auf der Suche nach Kundschaft. George legte viele Kilometer am Tag zurück. Er hielt sich da auf, wo die Leute waren: an Bushaltestellen, am Markt oder vor Kinos und Fußballstadien. An einem Sommertag des Jahres 1943 hatte der Junge einen kleinen Unfall, der ihm aber eine Lehre für sein Leben sein sollte: Das große hölzerne Gestell vor den Bauch geschnallt und in seiner Sicht stark eingeschränkt, lief er geradewegs in einen offenen Gully, fiel hinein und blieb so unglücklich stecken, dass er sich aus eigener Kraft nicht aus seiner misslichen Lage befreien konnte. Seine wertvolle Ware lag weit verstreut auf der Straße. »Die Leute«, so George, »stahlen damals alles, was nicht niet- und nagelfest war, um zu überleben. Und ein Gullydeckel aus massivem Metall stellte einen erheblichen Wert dar.« Während der verzweifelte Junge im Abfluss feststeckte, sammelten die vorübergehenden Passanten, die gerade aus einem Fußballstadion strömten, die umherliegenden Zigaretten, Süßigkeiten und Spielzeuge mitleidlos auf und steckten sie ein. Niemand machte Anstalten, George zu helfen. Er habe keinen Hass verspürt, erinnert sich George. »Ich glaube, ich habe einfach akzeptiert, dass die Welt so ist, wie sie ist. Du kannst jederzeit sterben. Die Leute stehlen und betrügen, sie können tun, was sie wollen, und niemand kann sie daran hindern. Ich sagte zu mir selbst: Okay, so ist die Welt. Aber ich war nicht böse mit den Menschen.«

George Vithoulkas verurteilt die Menschen nicht, nimmt keine Bewertungen vor. Das ist bis heute so geblieben. Eine seiner Schülerinnen, gleichzeitig Patientin und Mäzenin, Tamar Gindis aus Jerusalem, sagt über ihn: »Es ist unglaublich. Während ich noch das Verzeihen lernen muss, hat George das längst hinter sich gelassen. Er macht den Menschen keine Vorwürfe. Er verurteilt sie nicht, und deshalb braucht er ihnen auch nicht zu verzeihen.« Nicht alle nehmen George Vithoulkas so heroisch wahr. Vielmehr sehen andere darin eher ein Anzeichen von Distanziertheit, Gleichgültigkeit und Kälte, was ihm den Ruf eines unnahbaren und mitunter arroganten Einzelgängers eingebracht hat, der sich nicht um die Gefühle und Bedürfnisse anderer schert.

Doch zurück auf die Straße, in der George im Gully festhängt. Nach einiger Zeit konnte er sich befreien und zog sich hoch. Er war todunglücklich. Nicht nur war er übersät mit blauen Flecken und Abschürfungen. Vor allem der Verlust seiner gesamten Handelsware bereitete ihm große Sorgen, denn das Geld reichte kaum, um das Essen zu besorgen. Und jetzt musste sein Bauchladen neu ausgestattet werden. Traurig und weinend schlich er nach Hause.

Vielleicht wäre aus George Vithoulkas ein ganz normaler junger Mann geworden, der einen Beruf erlernt, eine Familie gründet, Karriere macht und schließlich als Rentner seinen Ruhestand in einem schmucken kleinen Haus in einem Athener Vorort genießt. Er besaß Ehrgeiz, entwickelte einen messerscharfen Verstand und ein ausgeprägtes Verantwortungsgefühl. Aber ein weiterer schwerer Schicksalsschlag traf den jungen Griechen nur anderthalb Jahre nach dem Tod seines Vaters.

Im Oktober 1944 befand sich der Zweite Weltkrieg in Athen in seinen letzten Zügen. Die Wehrmacht war auf dem Rückzug und in den Vierteln tobte bereits der Straßenkampf. Der griechische Widerstand kontrollierte einen großen Teil der Stadt. Die Menschen saßen in ihren Häusern und warteten auf das Ende der Kämpfe. Auch Maria Vithoulkas hatte sich mit ihren Kindern, ihrer Schwester Angeliki und einer Großtante in eines der großen Häuser an den Hauptstraßen zurückgezogen und im Keller in Sicherheit gebracht. Auf der Straße vor dem Haus räumten zwei unter Beschuss liegende Panzer langsam ihre Stellungen. Die Kinder saßen unter einem Tisch, und George er-

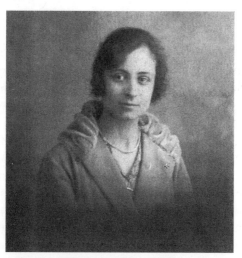

Georges Mutter Maria

innert sich, dass die Erschütterungen so schwer waren, dass sie glaubten, das Haus würde jeden Moment zusammenfallen. Plötzlich erschienen mehrere Widerstandskämpfer im Versteck der Vithoulkas. Sie schienen sehr aufgeregt. Vom Dach aus wollten sie die deutschen Panzer unter Feuer nehmen, um ihren Rückzug aufzuhalten. Jetzt waren ihnen die Granaten ausgegangen, und sie verlangten von Maria Vithoulkas, sie solle hinausgehen und in einem anderen Haus Nachschub holen. Die Frauen weigerten sich zunächst und stritten mit den Soldaten, machten sie auf die Gefahr aufmerksam, dass die Panzer bei erneuten Angriffen das Haus unter Beschuss nehmen könnten. Die Griechen ließen sich nicht umstimmen. Sie solle einfach sagen, sie hole Brot. Und außerdem würden die Deutschen schon nicht auf eine Frau schießen.

Was Maria und ihre Schwester schließlich dazu bewogen hat zu gehen, bleibt ungeklärt. Maria Vithoulkas kehrte nicht mehr zurück. Eine Kugel, eine griechische oder eine deutsche, traf sie mitten ins Herz und tötete sie auf der Stelle. Wie lange die beiden Frauen weg waren, kann George nicht mehr sagen: »Es dauerte fünf Minuten oder fünf Stunden. Ich weiß es nicht. Wir alle hatten Todesangst. Die Panzergranaten schlugen bereits ins benachbarte Haus ein.« Tante Angeliki konnte sich trotz einer Schussverletzung ins Haus retten. »Maria ist tot«, stotterte sie.

»Zuerst habe ich gar nicht gehört, was meine Tante sagte. Sie sprach mit meiner Großtante und war völlig erschöpft und außer sich. Mich hat niemand beachtet. Meine Schwester begann zu weinen, da habe ich verstanden, was passiert war. Ich habe nicht geweint. Niemals. Erst sehr viel später.« George ist sich heute sicher, dass niemand im Haus überlebt hätte, wenn es seiner Mutter gelungen wäre, die Munition zu holen: »Die Panzer hätten das Haus in Stücke geschossen.« Sie saßen unter dem Tisch. Er tröstete seine ältere Schwester und sann über das weitere Leben nach.

Der Tod war während des Krieges ein ständiger Begleiter von George. Er sah viele Freunde und Verwandte sterben. Seine Großeltern wurden von Krankheiten hinweggerafft. Seine Meinung zu jeder Form von Krieg ist seitdem eindeutig und unerschütterlich: »Krieg ist Idiotie. Warum Krieg? Ich habe einen erlebt. Und ich habe erlebt, wie sich die Leute nach dem Krieg weiter umgebracht haben. Ich habe die Gestapo in unserem Haus erlebt, als sie nach meinen Onkeln suchten. Krieg ist vollkommene Willkür. Die Gestapo konnte tun, was sie wollte. Ich zitterte am ganzen Leib. Und der Wahnsinn geht weiter. Heute verstehe ich die Hintergründe. Ich verstehe, wie Kriege produziert werden von denen, die Waffen, Munition, Panzer und Flugzeuge verkaufen wollen.«

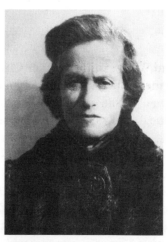

Tante Angeliki, die George und seine Schwester nach dem Tod der Eltern aufgezogen hat

Als Vollwaise ohne jede materielle Sicherheit waren die Aussichten für den jungen George Vithoulkas nicht besonders rosig. Seine Tante, eine unverheiratete Frau ohne Charme, die niemand mochte, die aber sehr zuverlässig war, nahm sich der Kinder an und zog sie groß. Sie lebten in einem Haus mit der Großtante und zwei ebenfalls unverheirateten Brüdern seiner Mutter, die sich aber nicht um die Kinder kümmerten. Georges Tante war Bankangestellte, auch seine Onkel arbeiteten, und die alte Großtante kümmerte sich um das Essen und das Haus.

Zwei Kinder durchzubringen, war nach dem Krieg keine leichte Aufgabe. Mit den Kämpfen hörte der Hunger nicht auf und die, die gestern gegen die fremden Besatzer gekämpft hatten, mussten sich erneut in den Untergrund zurückziehen. Der griechische Widerstand hatte sich zum größten Teil aus der gut organisierten kommunistischen Partei rekrutiert. Und diese wurde unter dem starken englischen und amerikanischen Einfluss nach dem Krieg sehr schnell wieder in die Illegalität getrieben. Ein Bürgerkrieg brach aus, der im griechischen Volk fast tiefere Wunden hinterließ als die deutsche Besatzung. Der griechische Schriftsteller und Widerstandskämpfer Chrónis Missios erinnert sich in seinem Buch ... *gut, bist du früh umgekommen,* dass die, die unter Einsatz ihres Lebens das Land befreit hatten, jetzt in die Gefängnisse gingen, während die Kollaborateure erneut die Macht an sich reißen konnten. Dieser Riss ging auch durch Georges Familie. Zwei seiner Onkel hatten in den Bergen gegen die Deutschen gekämpft und waren überzeugte Kommunisten. Auch seine Schwester Pigi gehörte zu den Sympathisanten. Der heranwachsende George jedoch ging in die Opposition, erlag dem Zeitgeist des Kalten Krieges und der Verteufelung des Kommunismus und lehnte ihn als menschenverachtend und ungerecht ab. Er hatte lange Diskussionen in der Familie, die ihn als Faschisten bezeichnete. Erst nach vielen Jahren war George in der Lage, diese Haltung zu relativieren.

In den Jahren nach dem Krieg beruhigte sich das Leben, und Georges Alltag verlief in geregelten Bahnen. Seine Tante Angeliki, die als gefühllos und kalt beschrieben wird, führte ein strenges Regiment und ließ ihre nörglerische Unzufriedenheit vor allem an George aus. Nichts konnte er ihr recht machen. Nichts, was er tat, war gut genug. Und wenn George trotz allen Respekts, den er für seine Tante hegte, doch einmal aufsässig wurde und widersprach, dann machte sie ihm unmissverständlich klar, wie die Rollen verteilt waren: »Vergiss nie, dass du keine Mutter hast«, war ihre wiederkehrende Drohung, die dem Jungen brutal klar machte, dass er alleine, schutzlos und abhängig war. Dann lief er auf sein Zimmer, versteckte sich unter der Decke und weinte. Es sind die einzigen Tränen, an die er sich erinnert.

»Meine Tante war eine alte Jungfer. Sie hatte nie irgendwelche Affären. Kinder lagen außerhalb ihrer Vorstellungskraft. Und dann musste sie sich plötzlich mit zwei herumschlagen. Sie konnte mit der Situation nicht umgehen.«

Sie mochte es nicht, wenn er las. Nur Schulbücher waren ihm erlaubt. So musste er sich immer neue Tricks ausdenken, um seine Leselust vor seiner Tante zu verbergen. Schon bald las er heimlich Dostojewski und Tolstoi. Die Bücher bekam er von einem Freund, der sie in der amerikanischen Bibliothek auslieh. Immer kämpfte er mit dem Unwillen seiner Tante. Selbst Pfadfinderveranstaltungen wurden ihm untersagt, weil das faschistische Organisationen seien. Aber George ließ sich nicht abhalten, stahl eine Gardinenstange als nötige Ausrüstung und machte sich

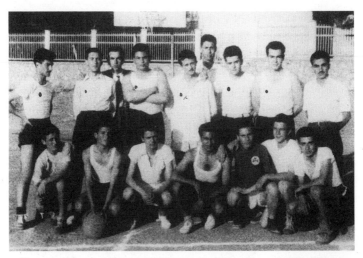

George (hinten Mitte mit Schnurrbart) in einem Fußballteam aus der Nachbarschaft

damit auf den Weg zu einem der Treffen. »Ich war so stolz«, berichtet er. »Aber als ich zurückkam, brach die Hölle los.«

George war ein Junge wie jeder andere und doch immer anders. Er hatte seine Freunde, Dimitris, Costas, Ionnadis und Nikos, mit denen er durchs Viertel streifte, Fußball spielte und raufte. Er war ein oder zwei Jahre älter als die meisten seiner Freunde und der stärkste in der Gruppe – einer, auf den man hörte und mit dem man sich nicht anlegte.

Rückblickend kann George Vithoulkas seiner Kindheit nicht viele Erinnerungen an Glück und Geborgenheit abgewinnen: »Ich hatte keine glückliche Kindheit. Erst mit 16 änderte sich das. Ich verdiente eigenes Geld und wurde unabhängig.« Aus Überzeugung hielt er sich von Altersgenossen fern, die ein in seinen Augen liederliches Leben führten. »In der Nachbarschaft waren zwei Jungen, 14 oder 15. Sie machten solche Sachen wie rauchen. Ich weiß nicht, was sie sonst noch machten. Ich wollte nichts mit ihnen zu tun haben. Wenn ich etwas sah, das ich für nicht korrekt hielt, dann habe ich es gemieden. Es war unglaublich für mich, dass man mit 14 Jahren rauchen konnte.« Dies war auch die Zeit seiner ersten intensiven Berührung mit Religion und Spiritualität. Mit einem jungen Mann von 18 oder 19 Jahren, der der griechisch-orthodoxen Kirche angehörte und den er auf einem Zeltplatz kennen lernte, wo er mit seiner Tante die Sommerferien verbrachte, führte er lange Gespräche über Gott und betete mit ihm an einsamen Stellen in den Klippen. Diese Erfahrung war sehr intensiv, und die starke Überzeugung seines Freundes beeindruckte den jungen George sehr.

George legte sich die Welt in Richtig und Falsch zurecht. Und hatte er einmal etwas als richtig erkannt, blieb er dabei – gegen alle Widerstände und Schwierigkeiten bis hin zur Sturheit und manchmal, in seinem späteren Leben, gegen alle wohlmeinenden Ratschläge und gegen jede Vernunft.

Die Schule war für George keine besondere Herausforderung. Ohne viel Interesse, aber auch ohne Anstrengung brachte er sie hinter sich. In der Grundschule immer Klassenbester, erlitt er nur beim Wechsel ins Gymnasium, eine der angesehensten und teuersten Athener Privatschulen, die Berjan-Schule in der Mavromatheon-Straße, einen Einbruch. Versehen mit einem Stipendium musste er ein Jahr lang hart arbeiten und lernen, um sich dem Niveau anzugleichen. Im zweiten und dritten kämpfte er sich weiter vor, gehörte aber erst im vierten Jahr wieder zur Spitze, als eine junge Lehrerin den Unterricht übernahm, die George sehr mochte und die er beeindrucken wollte. Mathe-

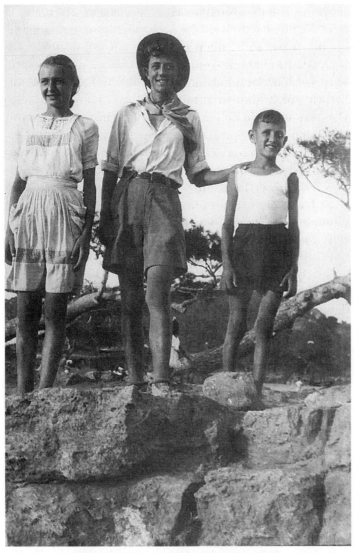

**George (Mitte) in den Sommerferien,
in denen er seine ersten religiösen Erfahrungen machte**

matik fiel ihm besonders leicht. Seine Schwester Pigi, ein Schuljahr über ihm, erinnert sich, wie sie mit Schulkameradinnen zu Hause saß und über einer schwierigen Aufgabe brütete. George kam ins Zimmer und hörte im Vorübergehen die schier unlösbare Aufgabenstellung. Noch bevor er die andere Tür erreicht hatte, rief er den Mädchen die Lösung zu: »Er war sehr intelligent. Nichts war ihm zu schwer. Für alles fand er eine Lösung, und alle liebten ihn, vor allem die Mädchen«, schwärmt seine Schwester heute noch.

Je älter er wurde, desto größer wurde seine Anziehungskraft auf das andere Geschlecht. »Die Mädchen waren wirklich verrückt nach ihm«, erzählt die heute 71-jährige Pigi. »Dauernd gab es Briefe und Zettel und Versuche, sich mit ihm zu verabreden. Eine Zeit lang hatten wir keine Ruhe. Andauernd ging das Telefon. Die Mädchen riefen an und wollten unter irgendeinem Vorwand mit George sprechen.« Bei aller Zurückhaltung war George diesem Werben um seine Person nicht abgeneigt.

Ein anderer Aspekt, der Georges frühe Jahre durchzog wie ein nimmersatter Wurm, war die ständige Geldnot. Ohne finanzielle Sicherheit und in der Armut der Nachkriegsjahre war die Familie auf jeden Pfennig angewiesen. Schon während der Schulzeit versuchte George, seinen Teil beizutragen. Außerdem gab es ihm ein Gefühl innerer Unabhängigkeit von seiner Tante. Ständig übernahm er kleinere Arbeiten, um die Not zu lindern, und beanspruchte dabei nichts für sich: »Ich musste Zugeständnisse machen. Ich wollte unbedingt arbeiten, aber es war sehr schwer, eine Arbeit zu finden, selbst schlecht bezahlte Jobs waren kaum zu haben. Es war fast unmöglich.«

Einmal arbeitete er als Straßenfotograf. George ging in den Laden, um den Inhaber zu überzeugen, ihm die Ar-

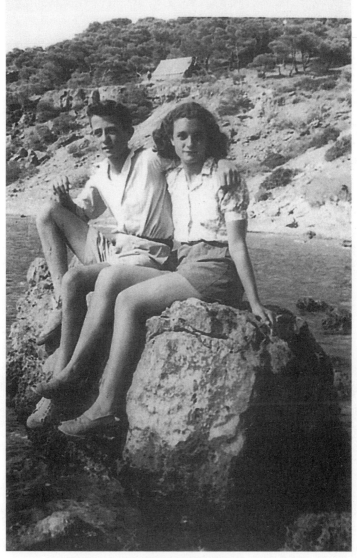

In den Sommerferien mit seiner Schwester Pigi

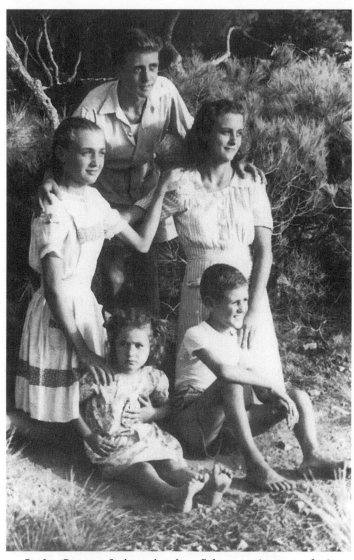

**In den Sommerferien mit seiner Schwester (vorne rechts)
sowie zwei Cousinen und einem Cousin**

beit zu geben. Der aber hielt ihn für zu klein: »Wie kann ich dir die Kamera anvertrauen? Man wird sie dir stehlen.« George blieb hartnäckig, redete und argumentierte, bis der Ladenbesitzer ihm eine Chance gab. »Ich war sehr erfolgreich. Ich überzeugte die Touristen, ein Foto machen zu lassen. Sie sahen mich an, hatten Mitleid und sagten: Okay, mach ein Foto.«

Eine andere Arbeit führte ihn mit 15 in eine Kiesgrube. Dort hatte er die Aufgabe, die an- und abfahrenden Lkws zu kontrollieren. Die Fahrer betrieben einen lukrativen Schwarzhandel, indem sie das Gewicht der Ladung falsch angaben. »Ich war ein kleiner Junge und musste mich vor diese harten Männer stellen. Sehr harte Männer, Lkw-Fahrer. Und ich erlaubte ihnen nicht, weiter zu betrügen.

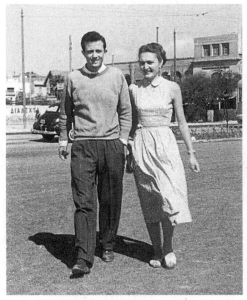

Mit einer Cousine in Athen

Eines Tages hat einer versucht, mich umzubringen. Ich hatte nicht auf ihn geachtet. Er raste mit dem Auto auf mich zu, und im letzten Moment konnte ich zur Seite springen. Sie wollten mich los werden, weil ich ihr Geschäft verdarb.« George mangelte es am Nötigsten. Anstatt mit dem Bus zu fahren, ging er zu Fuß zur Schule. Jeden Tag eine halbe Stunde hin und wieder zurück. Der Weg führte ihn von der Hippokrates-Straße durch etliche kleinere Sträßchen und Gassen zum heutigen Areos-Park. Hier öffnete sich das enge Viertel seiner Kindheit der weiten und offenen Umgebung des Parks und einer von Bäumen gesäumten Straße, an deren Ende sich seine Schule befand. Es war ein Ehrfurcht einflößendes Gebäude mit hohen Fenstern, die einen Blick in die Klassenzimmer gewährten, und mit Eulen als Symbol des Wissens am Eingang.

Bei Klassenausflügen machte sich das knappe Geld besonders bemerkbar. George schämte sich, denn seine Familie konnte die teuren Fahrten nicht finanzieren, und er erfand immer wieder irgendwelche Entschuldigungen. Da er sehr beliebt war, versuchten seine Mitschüler, ihm zu helfen, und sammelten Geld. George war das sehr peinlich, und er fühlte sich gekränkt. Solche Begebenheiten und das erdrückende Gefühl, völlig auf seine Tante angewiesen zu sein, ließen in George den unbändigen Wunsch nach Unabhängigkeit entstehen. Unabhängigkeit und Verantwortung wurden die beiden Begriffe, deren Inhalte sein Leben nachhaltig prägten. Unabhängigkeit, so wie er sie versteht, konnte er verwirklichen, obgleich ihm das sture Festhalten daran einige schwer nachvollziehbare Entscheidungen abverlangte. Die Verantwortung lastete seit seiner Kindheit wie ein Sack Zement, den man nicht ablegen kann, auf seinen Schultern. Sie zerbrach seinen Rücken und wird wahrscheinlich erst mit seinem Tod von ihm weichen.

George wuchs heran und mit ihm sein unbeugsamer Geist und sein Widerwille gegen Begrenztheit und Beengtheit. Besonders seiner Tante machte das zu schaffen, und sie stritten unentwegt über jede Kleinigkeit. George war es verboten, im Beisein von Erwachsenen seine Meinung zu äußern und sich in deren Gespräche einzumischen. Doch gerade diese Gespräche interessierten ihn, und er konnte das Redeverbot nicht länger akzeptieren. Ein ums andere Mal gerieten die beiden aneinander, bis das Fass zum Überlaufen kam. George trat in den Streik. Er weigerte sich zu sprechen. Was immer seine Tante ihm vorwarf, was immer sie ihn fragte, welche Vorhaltungen sie auch machte, George schwieg. Für sie war das nur eine neue Form der Aufsässigkeit. Für ihn war es die einzige Strategie, sich dem ständigen Druck zu entziehen. »Aha. Jetzt verstehe ich. Du willst also nicht mehr mit mir sprechen. Du wirst schon sehen, was du davon hast.« Anfangs noch siegessicher, unterschätzte die Tante seine Sturheit und Hartnäckigkeit. All ihre Versuche im Guten und im Bösen scheiterten. George blieb bei seinem Schweigen, strafte seine Tante mit Distanz und Unnahbarkeit und brachte sie damit zur Verzweiflung. Schließlich kapitulierte sie, und von diesem Tag an gehörte George zu den Erwachsenen. Seinen ersten Kampf um Unabhängigkeit hatte er erfolgreich zu Ende geführt.

2
Studium und Berufung:
Die ersten Weichenstellungen

»Mit 16 fühlte ich mich zum ersten Mal völlig unabhängig. Von da an war ich in meinem Leben glücklich.« Dieser euphorische Satz, Georges Lebenssituation nach dem Abgang vom Gymnasium beschreibend, steht im krassen Gegensatz zu einer Einschätzung, die er über die gleiche Zeit an anderer Stelle gab: »Mein Leben damals war nur lernen und arbeiten und arbeiten und lernen. Und das mit immerwährenden Schmerzen.«

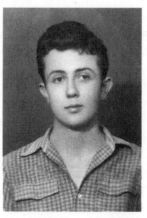

George im Alter von sechzehn Jahren

Seine ambivalente Einstellung spiegelt nichts anderes als die zwiespältige Erinnerung des heute 70-Jährigen an eine Zeit seiner Jugend, die ihm das erste Mal das berauschende Gefühl von Freiheit gab und gleichzeitig mit den harten Realitäten einer Welt konfrontierte, in der er jetzt die Verantwortung für sich selbst alleine tragen musste. Nicht zufällig traten die Rückenschmerzen, die ihn ein Leben lang begleiten sollten, im Alter von 16 Jahren zum ersten Mal auf.

George hatte das 11. Schuljahr auf dem Gymnasium absolviert, und es trennten ihn noch zwei Jahre vom Abitur. Seine Verwandten drängten ihn, auf die Polytechnische Hochschule zu wechseln. Dort sollte er den Beruf des Ingenieurs erlernen und damit schnell sein eigenes Geld verdienen. »Vielleicht wollten sie mich endlich loswerden, aber ich denke, ihr Hauptmotiv lag im finanziellen Bereich. Jedenfalls übte meine Umgebung einen enormen Druck auf mich aus.«

Um vom Gymnasium zum Polytechnikum wechseln zu können, war es erforderlich, eine Aufnahmeprüfung abzulegen, die er natürlich glänzend bestand. George Vithoulkas war mit Abstand der Jüngste seines Jahrgangs. Alle anderen hatten das Gymnasium beendet. Manche Studenten waren sogar erheblich älter, da sie am Ende der Studienzeit ihre Abschlussprüfungen nicht bestanden hatten und nun ihre Semester wiederholen mussten.

George erregte nicht nur wegen seines Alters Aufsehen am Polytechnikum. Im Griechenland der Vierzigerjahre galt ein 16-Jähriger noch als Kind. Und Kinder trugen kurze Hosen. »Als sie mich in meinen kurzen Hosen sahen, begannen sie zu lachen. Überall, wo ich hinkam, machte man sich über mich lustig.« Die Aufforderung an George war unmissverständlich: Er solle sich lange Hosen besorgen oder zu Hause bleiben. Wie üblich stand der Umsetzung dieses Vorhabens die finanzielle Misere im Hause Vithoulkas entgegen. Lange Hosen waren teuer, und es musste eine Verwandte gefunden werden, die ihm ein solches Kleidungsstück spendierte. Das Ereignis, George in langen Hosen ins Leben gehen zu sehen, wurde für so wichtig gehalten, dass es mit einem Foto in die Familienchronik einging.

Alles war zufrieden stellend bis auf die Tatsache, dass der angehende Ingenieur an seinem Studium kein Interesse zeigte. Er fand die Materie langweilig. Seine aufkeimende Suche nach etwas wirklich Wichtigem im Leben ließ ihn

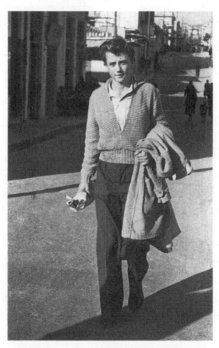

Der erste Tag in langen Hosen am Polytechnikum

den Studienalltag, der sich in mathematischen Formeln erschöpfte, noch schwerer aushalten. George hatte seine Ideale in der europäischen Literatur gefunden. Ihn bewegten tief greifende philosophische Fragen. Er konnte sich nicht vorstellen, den Rest seiner Tage als Ingenieur zu verbringen. Etwas Abwechslung und gleichzeitig eine finanzielle Verbesserung seiner Lage brachte eine Beschäftigung bei einem Bauingenieur. Er musste Pläne nach Vorlagen zeichnen, war aber sonst für alle möglichen Dinge zuständig. »Sie bezahlten sehr wenig. Aber ich blieb dabei, weil es etwas Geld brachte. Jeden Tag ging ich nach der Schule ins Büro.«

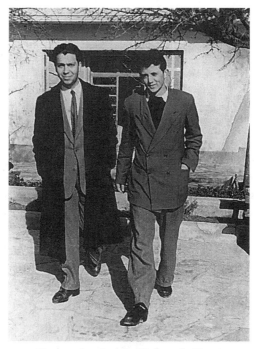

George (rechts) im Polytechnikum

Seine Begeisterung für das Ingenieurwesen wurde dadurch nicht gesteigert, aber er wurde besser und besser. Nach kurzer Zeit konnte er bereits die Arbeiten seiner Vorgesetzten erledigen. »Ich habe komplett ihre Arbeit übernommen. Ich musste Kalkulationen anfertigen und schwierige Berechnungen anstellen, während sie in einer Ecke saßen und Kaffee tranken. Sie haben mich total ausgebeutet.«

Denn obwohl seine Fähigkeiten zunahmen, gab es keine Gehaltserhöhung. Er arbeitete manchmal ohne zu wissen, wie viel er verdienen würde. »Frag nicht«, antwortete man ihm, »komm erst mal arbeiten.«

Als er nach einer Woche seinen ersten Lohn ausgezahlt bekam, standen ihm fast die Tränen in den Augen. Auf dem Nachhauseweg schenkte er alles einem Bettler, der am Straßenrand saß. »Ihm ging es noch viel schlechter als mir. Von dem Geld konnte man zwei Brote kaufen. Ich dachte: Vergiss es. Nächste Woche gibt es neues Geld.« Es ist nicht unwahrscheinlich, dass George auf diese Weise seine Missachtung vor der miserablen Bezahlung ausdrücken wollte. Außerdem war es ein Akt der Befreiung, ein Zeichen, von diesem elenden Lohn und den gesamten Umständen nicht abhängig zu sein. Solche Art innerer Befreiungsschläge entwickelten sich zum Markenzeichen des späteren Professors und Trägers des Alternativen Nobelpreises.

Trotz allem blieb er seiner Arbeitsstelle treu, und zu dem Zeitpunkt, als er sein Studium aufgab, um Schauspieler zu werden, hatte man seine Qualitäten erkannt und zahlte ihm bereits das doppelte Gehalt eines Ingenieurs.

Während all dieser Zeit plagten den jungen George höllische Rückenschmerzen. Seine physiologische Erklärung dafür lautet Mangelernährung während der Kriegsjahre:

zu wenig Eier und Milch, kein Fleisch. Das habe sein Knochenwachstum in Mitleidenschaft gezogen. Das Skelett sei anfällig geworden. Auslöser war die Zeit, in der er sich auf die Aufnahmeprüfung für das Polytechnikum vorbereitete. Drei Monate lang saß er an seinem Schreibtisch und büffelte von morgens bis abends jeden Tag zehn bis zwölf Stunden.

Dann brach plötzlich der Schmerz los. »Es war wie ein Hexenschuss, aber einer, der nicht mehr verschwand. Die Schmerzen waren nicht immer gleich stark. Es hing von meinen Bewegungen ab. Aber ich habe mich nicht darum gekümmert. Ich habe weiter gehoben, getragen und gegraben.« Wie sich bei einer Röntgenuntersuchung herausstellte, war ein Stück des Knochens der Wirbelsäule abgebrochen, hatte sich quer gestellt und drückte auf den Nerv. Zeitweise waren die Schmerzen unerträglich. Die Ärzte ließen keinen Zweifel daran, dass diese ihn für den Rest seiner Tage begleiten würden. Trotzdem kam eine Operation für George nicht in Frage. »Der Arzt sagte mir, dass ich nach der Operation gelähmt bleiben könne. Er war nicht fähig, mir in die Augen zu sehen. Da wusste ich, dass ich ihm nicht trauen konnte.« George zog es vor, weiterhin mit seinen Schmerzen zu leben. Selbst die Verschreibung von Schmerzmitteln lehnte er ab. Sein Vertrauen in die Schulmedizin bekam an dieser Stelle seines Lebens seinen ersten schweren Knacks. Seine Haltung war kompromisslos: »Sie können mir nicht helfen, also kann es mit ihrer Kunst nicht allzu weit her sein.« Auch heute noch weist er strikt jede Form von Schmerzmitteln von sich. Sogar heftige Zahnschmerzen und die daraus unweigerlich folgende Behandlung beim Zahnarzt können ihn nicht bewegen, irgendeiner Form von Betäubung zuzustimmen.

Bei seiner ersten Musterung wurde wieder eine Röntgenaufnahme gemacht, die dazu führte, dass er zwei Jahre zurückgestellt wurde. Die zweite Untersuchung führte zu einer Fehldiagnose des Militärarztes, der keine schwer wiegenden Gebrechen an der Wirbelsäule feststellen konnte. George musste zur Armee.

Niemand konnte ihm helfen, und er suchte auch keine Hilfe. Erst in Südafrika, nachdem er erste Erfahrungen mit der Homöopathie gesammelt hatte, begann er eine Selbstbehandlung. »Heute habe ich nur noch zehn Prozent der Schmerzen wie vor 40 Jahren. Man kann sagen, dass achtzig Prozent bereits während des ersten Jahres der Behandlung verschwunden sind. Für die anderen zehn habe ich die restlichen 39 Jahre gebraucht.«

Zehn Prozent sind genug, um ihn von Zeit zu Zeit mit schweren Schmerzen ans Bett zu fesseln. Dann ist er eigentlich zu nichts zu gebrauchen, es sei denn so wichtige Dinge wie das Schlachten des Osterlamms stehen an und der Metzger wartet bereits auf der Weide. Dann setzt George sich über die Schmerzen hinweg und geht seinem Freund zur Hand. Die Unvernunft ist ihm ebenso treu geblieben wie der Schmerz – und die (vermeintlichen) Wunder. Die letzte Röntgenaufnahme, die erst kürzlich erstellt wurde, erbrachte ein erstaunliches Ergebnis: Das abgesplitterte Knochenstück ist verschwunden. Nach Georges Theorie wurde es vom Körper absorbiert.

Nicht nur körperlichen Schmerz, sondern auch seelische Pein litt George Vithoulkas in den frühen Jahren. Er traf seine erste große Liebe, eine Beziehung von großer Intensität, die er bis heute nicht vergessen hat.

Sula Meindani war eine Frau, wie sie unterschiedlicher zu George nicht sein konnte: eine organisierte Kommunistin, lebenserfahren und immer zu heftigen Diskussionen

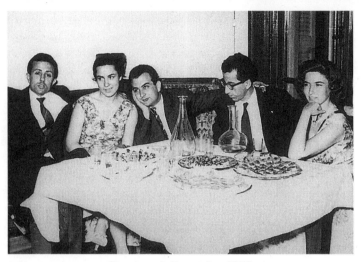

**George mit Freunden 1958.
Ganz rechts seine erste große Liebe, Sula Meindani**

mit dem erklärten Anti-Kommunisten Vithoulkas bereit. »Wir stritten jeden Tag. Ich versuchte ihr zu beweisen, dass sie Unrecht hatte. Ich hielt ihr die Gräuel des Stalin-Regimes vor Augen.« Aber in dieser Beziehung muss Sula Meindani genauso verbohrt gewesen sein wie ihr Liebhaber. Sie wollte nicht zuhören und lehnte die gesamte Argumentation als westliche Propaganda in Bausch und Bogen ab.

Anders als George, für den Sula seine erste wirkliche Liebesbeziehung war, konnte sie trotz ihrer 21 Jahre auf reichhaltige Erfahrungen mit Männern zurückblicken. Nicht alle diese Erfahrungen können besonders erfreulich gewesen sein, denn, wie sie George später einmal mitteilte, sie hatte sich, bevor sie ihn kennen lernte, geschworen, dass der nächste Mann die Rechnung bezahlen würde. Dabei ging die junge Kommunistin in die Offensive und bedrängte George, der sich nicht sicher war, ob er eine feste Bindung zu ihr eingehen sollte. Als sie die Gretchenfrage stellte, reagierte George zögerlich. »Willst du mich zurückweisen?«, fragte sie und manövrierte den unerfahrenen George in eine Ecke, aus der es kein Entkommen mehr gab.

Bereut hat er es nicht, obgleich die Beziehung von nicht enden wollenden Eifersuchtsdramen geprägt war. »Sula war sehr eifersüchtig. Sie kannte die Männer und wusste, dass sie jede Gelegenheit wahrnehmen, um mit anderen Frauen zu gehen. Sie terrorisierte mich mit ihrer Eifersucht.« Sie verbrachten jede Nacht zusammen und waren häufig aus. Gegen zwei oder drei Uhr gingen sie nach Hause. George brauchte ein paar Stunden Schlaf, denn er musste am nächsten Morgen zur Arbeit. Am nächsten Tag sahen sie sich wieder. Dann fragte sie misstrauisch: »Wer hat dich da gekratzt?« »Du hast mich gekratzt vergangene Nacht!« »Nein. Ich hab dich nicht gekratzt. Daran würde ich mich erinnern.« »Wir waren bis drei Uhr aus, dann haben wir geschlafen, anschließend bin ich zur Arbeit und jetzt sehen wir uns wieder. Wann soll ich bei einer anderen Frau gewesen sein?« Aber Sula ließ sich nicht überzeugen und drohte jedes Mal, sich nun auch einen anderen Mann zu suchen. Einmal pro Woche stand eine Trennung an. Aber keiner der beiden hielt es lange aus. Nach kurzer Zeit ging das Telefon und die obligatorische Versöhnung folgte auf den Fuß.

Sula war für George erotisch und intellektuell gleichermaßen attraktiv. Eine gefährliche Mischung für den jungen Mann, der bis dahin keinerlei Erfahrungen hatte sammeln können. Schließlich aber war die Angelegenheit so nervenaufreibend und energiezehrend, dass sie unweigerlich auf ein Ende zutreiben musste. Zunächst versuchte

Sula, George eifersüchtig zu machen, indem sie mit anderen Männern ausging. Der Versuch war erfolgreich und George litt sehr an der vermeintlichen Untreue. Wie sich jedoch später herausstellte, war es beim Flirt geblieben. Sie hatte keinem erlaubt, eine bestimmte Grenze zu überschreiten. Für George war es unmöglich, mit den gleichen Waffen zurückzuschlagen. »Ich war damals völlig unschuldig und ohne Erfahrung. Mit einer anderen Frau zu gehen, war für mich absolut unvorstellbar.« Eines Tages war es dann vorbei. Das Telefon klingelte nicht mehr. Monatelang wartete George auf den Anruf, der nicht kommen sollte. Sie hatten es zu weit getrieben.

Sula Meindani emigrierte Ende der Sechzigerjahre nach Schweden, nachdem sie nach Georges Rückkehr aus Indien noch einmal versucht hatte, Kontakt aufzunehmen. Sie schickte einen Freund, der George ihre Geschichte der vergangenen zehn Jahre erzählte. Seit ihrer Trennung hatte sie jeden Kontakt zu Männern eingestellt. Sie war der Affären überdrüssig und konnte die Trennung von George nicht verwinden.

Sie trafen sich noch einmal und verbrachten eine Nacht miteinander – vergebens. Das alte Feuer war erloschen. Zu viel Zeit war vergangen und zu unterschiedlich hatten sich die Lebenswege entwickelt. George hatte sich auf einen spirituellen Weg begeben und dem Sex vollkommen abgeschworen. Zunächst noch zu Hause, dann in Südafrika und in Indien brach er sein selbst auferlegtes Zölibat nicht. »Ich wollte leben wie ein Mönch, um Reinheit und Klarheit zu gewinnen. Aber ich lebte nicht in einem Kloster, sondern mein alltägliches Leben. Das hat mir viel Kraft gegeben.«

Kraft, die er brauchte, als er 1966 nach Athen zurückkehrte. Kraft, die es ihm ermöglichte, die Enttäuschung über seine erste große Liebe zu verkraften. George hat noch mehrere Male versucht, Sula Meindani in Schweden ausfindig zu machen. Doch auch seine guten Kontakte, die er während der Verleihung des Alternativen Nobelpreises knüpfen konnte, waren dabei nicht hilfreich. Sula Meindani blieb verschwunden.

3

Der Schauspieler:
Der Weg ins Asketische

»Ich glaube, damals habe ich mehr gefühlt als gedacht. Aber wenn ich fühlte, dass etwas richtig war, dann habe ich es getan, egal wie schwierig es war.« Und es war schwierig.

Als George 1951, also mit 19 Jahren, beschloss, sein Ingenieurstudium an der Polytechnischen Schule abzubrechen und von nun an die Schauspielschule zu besuchen, stand seine Familie Kopf. Bei seiner Arbeitsstelle in einem Ingenieurbüro, die er neben dem Studium erledigte, sagte er Bescheid, dass er von nun an nur noch für einige Stunden kommen könne. Schon während der ganzen vergangenen Jahre lag der Schwerpunkt seines Interesses nicht bei seiner Arbeit oder dem Studium. Jede freie Minute verbrachte er mit Literatur, Kunst und Theater. Als Student hatte er die Möglichkeit, für zweieinhalb Drachmen einen Platz in den letzten Reihen des Nationaltheaters zu bekommen. Er sah sich an, was immer auf der Bühne geboten wurde. Es war sein größtes Vergnügen. Es war eine Welt voller hoher Ideale mit Menschen, die etwas verändern und verbessern wollten. Er diskutierte nächtelang mit seinen Freunden die neuen Konzepte der Kunst, neue Ideen für eine neue Welt. Hier fühlte sich George zu Hause. »Die Diskussionen waren meine Passion, die Diskussionen und das Theater. Alles andere verrichtete ich ohne wirkliche Beteiligung.«

Dieses Interesse an der zwielichtigen Welt der Künste war für die Familie noch zu verkraften. Als er sich jedoch entschied, die brotlose Kunst zu seinem Beruf zu machen, glaubten sie, er habe den Verstand verloren. Ein Bauingenieur hatte Zukunft, und eine Anstellung versprach ein sicheres Auskommen. Nach dem Krieg gab es in der Baubranche viel zu tun, überall wurde gebaut. Staat und Wirtschaft investierten, und ausländische, vor allem amerikanische Firmen, kamen ins Land. Sich in dieser Situation für ein Schauspielstudium zu entscheiden, traf auf völliges Unverständnis.

Eine Familienkonferenz wurde einberufen, bei der ihm unmissverständlich klar gemacht wurde, dass er von der Familie keine Unterstützung mehr zu erwarten habe, falls er bei seiner Entscheidung bliebe. Aber George wankte nicht für eine Sekunde. Seine Entscheidung stand fest, und nichts und niemand auf der Welt hätte etwas daran ändern können. Er wurde Student am Stanislawski-Theater in Athen. George selbst dachte zu dieser Zeit nicht an eine Karriere: »Ich glaubte nicht, dass ich Schauspieler werden würde, ich wollte nur das Leben am Theater kennen lernen und sehen, was passiert.«

Die Ausbildung sollte drei Jahre dauern. Der Theaterdirektor erkannte aber schon bald Georges außergewöhnliches Talent, und im zweiten Jahr bekam er sein Diplom und einen Vertrag. Er war nun ein professioneller Schauspieler, kündigte seine Stelle im Ingenieurbüro vollends und widmete sich ganz dem Theater. Allerdings erinnert er sich, dass er die Lust verlor, als der Vertrag unterschrieben war. »Ich fühlte mich plötzlich unwohl und wusste, das dies nicht mein Weg sein würde.«

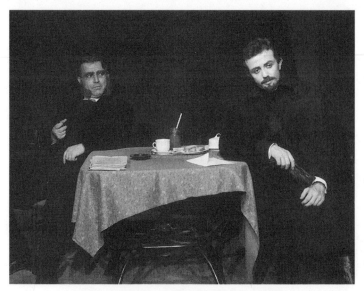

In Ibsens *Wildente* spielt George den Gregor

Er spielte Violas Bruder in Shakespeares *Was ihr wollt* und den Gregor in Ibsens *Wildente*. Eigentlich war für diese Rolle jemand anders vorgesehen. Als dem Hauptdarsteller einen Monat vor der Premiere vom Direktor gekündigt wurde, musste sein Ersatz auf die Bühne. Aber bei den Proben stellte sich heraus, dass er die Rolle nicht spielen konnte. Der Direktor versuchte es mit einem Dritten, aber auch der versagte. Dann erst, eine Woche vor der ersten Vorstellung, teilte er George die Rolle zu. Da dieser immer bei den Proben gewesen war, fiel es ihm relativ leicht, den Part zu spielen. Der Direktor kritisierte ihn nicht und kommentierte ihn nicht. Erst einen Tag vorher, bei der Generalprobe, schrie er George an: »Du bist furchtbar. Du kannst die Rolle nicht spielen. Deine Stimme kommt nicht rüber.« George verstand die Welt nicht mehr. »Er wollte mich fertig machen. Er wollte, dass alle das gleiche Niveau hatten, und verhindern, dass ich mich als etwas Besonderes fühle.«

Die Premiere allein war schon aufregend genug. Doch die Kritik, die er hatte einstecken müssen, ließ ihn die ganze Nacht nicht schlafen. Die Vorstellung wurde ein Reinfall, Georges Stimme war wirklich zu dünn. Trotzdem bekam er gute Kritiken in der Presse.

Diese Rolle brachte ihm ein Stipendium an der Yale-Universität bei dem berühmten Regisseur Elia Kazan ein. Aber um sein Studium aufzunehmen, musste George eine formale Hürde nehmen und brauchte dazu die Unterstützung seiner Familie. Die US-Einwanderungsbehörden verlangten 1500 Dollar, die garantieren sollten, dass George

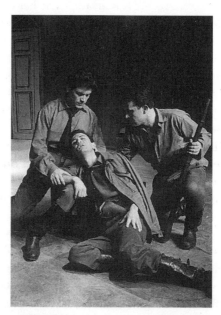

Im Theatre of Art spielt George in einem Stück von O'Ceasy

während seines Studiums finanziell abgesichert sein würde und keine Arbeit aufnehmen musste. Kein einziger seiner Verwandten in Amerika war bereit, einen kleinen Teil dieser Summe aufzubringen. Er bekam nicht einmal Antworten auf seine Briefe. Nur einer schrieb zurück und bedauerte, dass er nicht helfen könne. George hatte jeweils um 150 Dollar gebeten, die er nicht geschenkt haben wollte, sondern die lediglich als Sicherheit auf einem Konto ruhen sollten. Er war sehr enttäuscht und konnte das Studium nicht aufnehmen. »Vergiss es«, war seine Schlussfolgerung, »und erwarte nicht, dass dir irgendjemand hilft.« Die Erfahrung seiner Kindheit, als er im Kanal feststeckte, hatte sich wiederholt, und die Lektion war ein für alle Mal gelernt.

Nach diesem Rückschlag war auch das Ende seiner Karriere in Griechenland für ihn absehbar. Jeder bescheinigte ihm großes Talent, und es fehlte auch nicht an der notwendigen Unterstützung, aber nach sechs Monaten als Profi kündigte er seinen Vertrag und beschloss, wieder zu seiner Arbeit als Bauingenieur zurückzukehren. Der Direktor war entsetzt und versuchte, George umzustimmen. Er vermutete, dass er zu einem anderen Theater wechseln wolle, und hielt ihm vor, dass er vertraglich gebunden sei. »Das ist mir egal«, erklärte George schroff. »Erlaubt oder nicht erlaubt, ich komme nicht mehr.«

Nicht nur der Direktor konnte Georges Sinneswandel nicht begreifen. Auch seine Bekannten und Kollegen hielten ihn für übergeschnappt. Ein guter Freund, mit Leib und Seele beim Theater, aber ein Schauspieler, der auch die Abschlussprüfung nicht schaffte, haderte: »Ich kann das nicht verstehen. Jeder will Schauspieler werden, und du schmeißt einfach alles hin, wirfst das weg, wovon andere träumen.«

George war wegen hoher Ideale zum Theater gegangen. Die Realität, die er vorfand, war jedoch meilenweit von diesen Idealen entfernt. Der Direktor der Schule war homosexuell. George sagt, er habe mit 19 nicht gewusst, was Homosexualität bedeutet. Als eine bestimmte Dame mehrmals den Direktor im Theater besucht hatte, fragte er seine Kollegen, ob das seine Frau sei. Alle schauten ihn an und schwiegen. Nur eines der Mädchen nahm ihn bei der Hand und führte ihn in ein Nebenzimmer. »Hast du wirklich keine Ahnung?«, fragte sie. »Er ist homosexuell. Er braucht keine Frau, er braucht nur Männer.«

Das Thema Homosexualität spielt auch in Georges Leben als weltweit bekannter Homöopath eine wiederkehrende Rolle. In Seminaren und bei Vorträgen äußerte er sich dazu, definierte es als Symptom und trat dabei in so manches Fettnäpfchen.

Bei einem Seminar in den USA machte er eine Schülerin, deren Fall aufgenommen wurde, darauf aufmerksam, dass sie im Falle einer Heilung wieder »normal« werden könne. Diese Äußerung brachte die Seminarteilnehmer wie auch die Patientin heftig gegen ihn auf. Im vierjährigen internationalen Kurs hat er Homosexualität mehrmals als Symptom einer hormonellen Störung bezeichnet und Statistiken bemüht, die belegen sollten, welche Abhängigkeiten zwischen Hormonstörungen und gleichgeschlechtlicher Liebe bestehen. Zwar versucht er immer wieder, eine neutrale Position einzunehmen und das Thema wertfrei zu behandeln, aber die Prägung seiner Zuhörer und die trotz aller Anstrengungen in diesen Punkten durchblitzende erzkonservative Einstellung des Meisters lassen sofort eine angespannte Stimmung im Seminarraum entstehen. Zu schnell ist er dabei, wenn es darum geht, Drogen, allgemeine Degeneration und homosexuelle Neigungen in einen Topf zu werfen.»In den USA sind viele Männer homosexuell und nehmen Drogen«, erklärt er dem nicht geneigten Zuhörer.

Was die Welt des Theaters anging, so begann sich Georges Meinung Anfang der Fünfzigerjahre zu stabilisieren: Es wurde ein liederliches Leben gelebt, ohne Moral und Anstand. Film und Theater wurden für George zum Symbol einer degenerierten Gesellschaft. Homosexualität und die generelle sexuelle Freizügigkeit in Theaterkreisen müssen George ein Gräuel gewesen sein. Nachdem er erfahren hatte, dass der Direktor Männern zugeneigt war, beobachtete er ihn misstrauisch und führte auch den Umstand, dass er am Schluss keine Rolle mehr bekam, darauf zurück. »Er hatte eine Art Strategie. Die jungen Schauspieler hatten keine Chance auf eine Rolle, solange sie nicht zu einer intimen Freundschaft bereit waren. Deshalb stand ich psychologisch unter einem immensen Druck. Ich wusste nicht, was los war. Einmal fragte er mich, warum ich nicht wie die anderen sein könne. Er gibt mir einen Vertrag, und dann lässt er mich stehen.« George musste nun vermuten, dass er den Vertrag nicht wegen seines Talentes bekommen hatte, sondern weil der Direktor ein Auge auf ihn geworfen hatte. Dieser Gedanke war für ihn unerträglich. All dies tat seiner fachlichen Meinung über den Theaterdirektor keinen Abbruch. »Er war vielleicht der beste Regisseur, den wir hatten. Er lehrte nach den Prinzipien Stanislawskis, die besagen, dass die innere Haltung weit wichtiger ist als das, was du tust. Er war ein guter Lehrer.«

Von der Liebe zum Theater und zur Kunst ist heute nicht mehr viel zu spüren. George Vithoulkas ist ein Mensch, der keinerlei Vergnügungen zu kennen scheint. Im Theater war er seit damals noch zwei oder drei Mal. Ins Kino geht er seit Südafrika nicht mehr. Der oberflächlichen Unterhaltung kann George Vithoulkas nichts abgewinnen. Bars oder Diskotheken kennt er nicht von innen und selbst ins Restaurant geht er nur selten und unwillig. Sogar bei den regelmäßigen Abschlusspartys der internationalen Gruppen in der Akademie erscheint er mehr aus Höflichkeit denn aus Überzeugung. Spätestens um zehn verschwindet er nach Hause. Er hat das Gefühl, Zeit zu verschwenden, Zeit, die er dringend für seine Arbeit benötigt und für seine Regeneration.

Die Zeit beim Theater war nicht umsonst. Sie war ein wichtiger Baustein für sein weiteres Leben, eine Vorbereitung für seine Tätigkeit als Lehrer und für die vielen öffentlichen Auftritte vor Tausenden von Menschen und im Fernsehen. Er selbst sagt: »Ich musste lernen, in der Öffentlichkeit das klar auszudrücken, was mir wichtig ist.« Auch heute noch bezeichnet sich George als einen schlechten Schauspieler; vielleicht weil er mit dem Wort zu viel Negatives assoziiert. Andere Menschen sind zu gegenteiligen Urteilen gekommen. Wenn man ihn vor der Klasse beobachtet, sieht man sofort, welche brillanten Fähigkeiten in ihm schlummern und wie gekonnt er die Techniken einsetzt, um eine gute Performance abzuliefern. Nur selten setzt er sich zwischendurch hin. Meist geht er zwischen den Reihen auf und ab, dreht sich wieder, spricht diesen oder jenen Studenten persönlich an und lässt immer wieder humorvolle und geistreiche Fragen oder Bemerkungen in seine Rede einfließen. Niemals wird es langweilig, und keiner schläft ein. Seine Gestik und Mimik sind lebendig, seine Augen versprühen Energie.

Eine seiner Sekretärinnen las einmal einen Ratgeber für öffentliche Reden und Vorträge im Seminarbereich. Überrascht stellte sie fest, dass George alle Tipps bereits berücksichtigte und die Regeln perfekt beherrschte. Das alles sollte aber nicht zu der Annahme führen, George Vithoulkas sei nur ein versierter Showman, der mit viel Professionalität sein Publikum bei der Stange hält. Sein Erfolgsgeheimnis als Lehrer verbirgt sich anderswo. Es liegt in der Leidenschaft seiner Überzeugung, der Strenge seiner Gedanken und der Kompromisslosigkeit seines Vortrags.

Die Theaterzeit hat George Vithoulkas nachhaltig geprägt. Einerseits gab sie ihm die Sicherheit in der Öffentlichkeit, die er vorher nie gehabt hatte. Als Kind war er sehr schüchtern, eine Eigenschaft, die auch heute noch zu spüren ist, wenn er unverhofft mit fremden Situationen konfrontiert ist. Selbst wenn er die Klasse betritt, so behauptet er jedenfalls, überfällt ihn immer noch eine gewisse Nervosität. Wichtiger als das Erlernen verschiedener Techniken und der Festigung seines Selbstvertrauens waren aber die Schlüsse, die er aus seinem Leben am Theater für den Rest seines Lebens zog. Er begann, jedwede Form von Ausschweifung abzulehnen. Drogen, Alkohol, Tabak und Sex, aber auch der gedanklichen und emotionalen Degeneration kündigte er den inneren Kampf an. Er hatte gelernt, dass die Klarheit der Gedanken nicht mit der Reinheit des Herzens gleichzusetzen ist. Worte waren beliebig und Theorien auswechselbar. George suchte von nun an die Wirklichkeit hinter der Wirklichkeit. Er hatte die prächtigen, aber auch die bröckelnden Fassaden von menschlicher Schwäche und Unvermögen kennen gelernt. Er traute ihnen nicht mehr.

Und er suchte einen Weg für sich selbst, den vielen Fallen des Lebens zu entgehen. Er wollte geistige Klarheit, emotionales Gleichgewicht und körperliches Wohlbefinden und keine Krücken, mit denen die menschlichen Defizite kaschiert werden konnten. Mit seinem Gefühl nahm er damit seine spätere Theorie von den drei Ebenen menschlicher Gesundheit bereits vorweg. George glaubte, nur in der strikten Distanz zu den Schatten das Licht in sein Leben lassen zu können. Deshalb begab er sich auf den Weg in die Askese, einen Weg, den er nie ganz verlassen hat, den er aber nicht mehr so ideologisch vertritt wie in seinen jüngeren Jahren.

4

Die Armee: Das schreckliche Tor ins Leben

Nachdem George dem Theater endgültig Lebewohl gesagt hatte, wandte er sich wieder seiner Tätigkeit als Bauingenieur zu. Obwohl er das Fachstudium nie abgeschlossen hatte, nahm sein altes Büro ihn gerne wieder auf. Er galt als zuverlässiger und fleißiger Angestellter, dem man trotz seiner jungen Jahre auch schwierige Aufgaben vertrauensvoll überlassen konnte. Er arbeitete für zwei, und sein Verdienst war für seine Verhältnisse nicht schlecht.

In dieser Zeit schaffte er es, etwas Geld zurückzulegen. Es gab kein Kreditwesen, und man musste mit dem auskommen, was man hatte. Das war zwar nicht besonders viel, aber immerhin genug, um ein wenig zu sparen. Auf Rat seiner Tante investierte er seine wenigen Drachmen in einen Laden gegenüber, dessen Besitzer den Ausbau nicht aus eigener Tasche finanzieren konnte. In den kargen Armeezeiten sollte ihm diese Investition später über das Schlimmste hinweghelfen.

George wurde 21, und die Einladung zur Musterung lag pünktlich auf dem Tisch. Die Armee war eine einzige Horrorvorstellung für ihn. Das Leben dort, der Dienst, die Einschränkung seiner Freiheit – die ganze Idee einer Armee bereitete ihm Albträume, die ihn noch Jahre nach seiner

Entlassung begleiten sollten. Vithoulkas hatte wohl gehofft, aufgrund seiner starken Rückenbeschwerden vom Dienst verschont zu bleiben. Die Ärzte beim Musterungsstab sahen das jedoch anders. Zwar gab es einen Major, der ihn als untauglich betrachtete, doch konnte der sich nicht gegen die Meinung eines Colonel durchsetzen, der George durchaus für in der Lage befand, den Dienst fürs Vaterland anzutreten.

»Heute weiß ich, dass sie mich aufgrund einer Fehldiagnose eingezogen haben. Mit meinem Rückenschaden hätte ich normalerweise niemals den Armeedienst antreten dürfen.« Noch heute liegt ein leiser Vorwurf in seiner Stimme.

Er kam nicht direkt zu den kämpfenden Einheiten, dazu war seine körperliche Beurteilung nicht gut genug. Aber

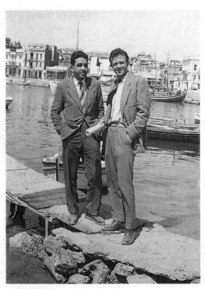

Unmittelbar vor der Einberufung mit einem Freund

Der erste Tag in der Armee

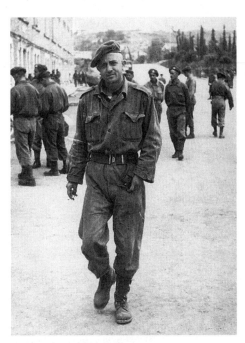

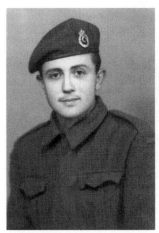

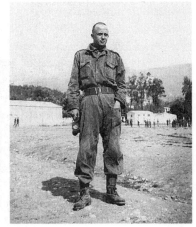

In der Armee

auch die Versorgungseinheit, der er zugeteilt wurde, entpuppte sich als die Hölle auf Erden. George dachte an Selbstmord und entwarf gemeinsam mit einem Freund, der als Journalist arbeitete, Fluchtpläne nach Athos, wo er als Mönch in einem Kloster verschwinden wollte oder nach Libyen, das sie mit einem kleinen Boot glaubten erreichen zu können. Irgendwohin, nur weg von der Armee! Er musste früh aufstehen und an feuchten Plätzen schlafen. Das hatte katastrophale Auswirkungen auf seinen Rücken. Er war steif wie ein Brett und fühlte immerzu einen starken Schmerz. Als es nicht mehr auszuhalten war, meldete er sich beim Arzt, der ihn, nachdem er die Röntgenaufnahmen gesehen hatte, für einige Monate ins Krankenhaus schickte. Danach ging das Martyrium in seiner Einheit weiter, und wieder dachte er daran zu desertieren. Doch so weit kam es nicht.

Mit der Hilfe seines Freundes schaffte er es, in eine andere Einheit verlegt zu werden. Dort war vom ersten Tag an alles anders. Seine Kameraden und Vorgesetzten waren freundlich und schikanierten ihn nicht unablässig wie bei seiner alten Einheit. George hatte noch nicht seine Sachen verstaut und wartete im Büro auf den Eingang seiner Papiere. Das war wichtig, denn wenn er ein Kommunist gewesen wäre, hätte man ihn unter besondere Beobachtung gestellt oder sogar gleich einem Strafkommando zugeteilt. Während er noch stand und wartete, erreichte eine wichtige Order aus dem Verteidigungsministerium die Einheit. Die anwesenden Offiziere diskutierten das Papier, und George, der alles mit anhörte, wurde schnell klar, dass sie mit dem Befehl nichts anfangen konnten, weil sie nicht verstanden, wie er umzusetzen war.

Der Soldat Vithoulkas bot seine Hilfe an, wurde aber zunächst nicht ernst genommen und zurückgewiesen. »Sie konnten selbstverständlich nicht eingestehen, dass sie die Anweisungen nicht verstanden, und sich erst recht nicht von einem einfachen Rekruten helfen lassen«, erinnert sich George. Die Zeit verging, und die Offiziere konnten keine Lösung für ihr Problem finden. Ein Major ergriff schließlich die Initiative und fragte George, ob er sich die Papiere einmal ansehen könne.

Der Befehl aus Athen bestand zum Teil aus mathematischen Formeln, die die Offiziere mit ihrer häufig einfachen Schulbildung nicht verstanden. Sie fragten George, ob er die Befehle verstehen und ausführen könne. Als dieser das bejahte, wurde ihm sofort sämtliche Hilfe zuteil, die er benötigte. Der Befehl wurde erledigt, und speziell der Major, der sich von nun an dem Soldaten Vithoulkas besonders zuwandte, war sehr zufrieden, auch wenn er nach der dritten Erklärung die Order immer noch nicht begriffen hatte. Es mussten Formulare ausgefüllt und das Resultat einem Verbindungsoffizier vorgelegt werden, der vom Hauptquartier kam. Georges Einheit war die einzige, die den Befehl richtig ausgeführt hatte, und die Offiziere erhielten Belobigungen.

George konnte von nun an auf einige Privilegien zurückgreifen, die ihm das Leben und Überleben in der Armee ermöglichten. Das Wichtigste für ihn war, dass er nicht mit den anderen in der Baracke schlafen musste, sondern einen privaten kleinen Raum außerhalb der Kaserne benutzen durfte. Das verstieß gegen alle Armeestatuten und war auch nicht ungefährlich, gab ihm aber ein Gefühl von Freiheit und Unabhängigkeit. Dies bewirkten auch die monatlichen Auszahlungen in Höhe von 15 bis 20 Dollar aus seiner Investition in den Ausbau des Ladenlokals. Davon leistete er sich das kleine Zimmer, das 8 Dollar Miete verschlang, und ein warmes Essen pro Tag außerhalb der Ka-

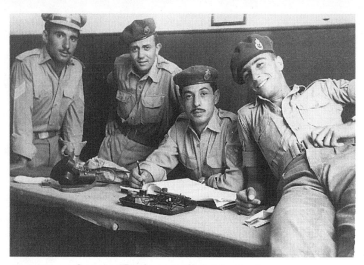

**George (Zweiter von links) in der Armee
mit seinen Vorgesetzten**

serne, weil er das Armeeessen ungenießbar fand. Und obwohl die Armee für ihn nach wie vor im Grunde unerträglich war, hatte er sich doch einen psychologischen Freiraum geschaffen, der seiner Seele den Raum zum Atmen gab.

Dieser Freiraum wäre ihm fast zum Verhängnis geworden. Als er in einer Nacht Telefonwachdienst hatte, was selten genug vorkam, entschied er sich trotzdem, die Nacht in seinem Zimmer außerhalb der Kaserne zu verbringen. Normalerweise geschah nichts, aber in dieser Nacht löste das Hauptquartier einen Probealarm aus und unterrichtete die Einheiten telefonisch über den Ausbruch eines Krieges. Der Major, der unmittelbar neben der Wachstube sein Zimmer hatte, hörte das nicht enden wollende Klingeln des Telefons, nahm die Order entgegen und rannte im Pyjama durch die Kaserne, um seine Soldaten zu wecken, während der Soldat Vithoulkas in seinem Zimmer friedlich schlummerte.

Als der treulose Soldat wie immer am nächsten Morgen um acht in der Kaserne erschien, waren die Nachtübungen bereits vorbei, aber für ihn brach die Hölle los. Er hätte vor einem Kriegsgericht leicht zu zwei Jahren Dienstverlängerung verurteilt werden können, aber sein Major stellte sich schützend vor George und bewahrte ihn vor dem Schlimmsten. »Nicht einen einzigen Tag länger hätte ich ertragen, geschweige denn mehrere Jahre Dienstverlängerung. Ich glaube, ich hätte mich auf der Stelle erschossen«, bekundete George Vithoulkas vor seinen Freunden.

Dieser Vorfall in der Armee ist typisch für den freiheitsliebenden und unabhängigen Geist Vithoulkas'. In seiner Bewegungsfreiheit oder seinen Gedanken eingeschränkt zu sein, war ihm eine ungeheuerliche Vorstellung. Mit Restriktionen konnte er nicht umgehen, er fürchtete sich davor. Besonders deshalb gehört die Zeit in der Armee zu seinen unglücklichsten Lebensabschnitten. Er fühlte sich eingesperrt. Gleichzeitig ergab sich aus der täglichen Routine des Armeealltags ein nicht erwarteter Freiraum, der ihm Gelegenheit bot, sich über sein Leben und das Leben im Allgemeinen eine Menge Gedanken zu machen. Der sonst so lebenshungrige junge Mann war sehr introvertiert geworden. Er sah keinen Sinn mehr in seinem Leben, und die Gedanken an Selbstmord, die anfänglich noch der Verzweiflung entsprungen waren, kristallisierten sich jetzt für ihn als das Ergebnis eines logischen Prozesses. Was sollte er auf der Welt noch anfangen? Kein Gedanke, bei dem er Freude empfand, kein Plan, der ihn in Erregung versetzte. Selbst der Gedanke an Frauen ließ ihn weitgehend kalt. Er hatte für sein Alter bereits viele Affären hinter sich, die letzte große mit einer verheirateten Schauspielerin am Theater. Es reizte ihn nicht mehr, brachte weder seine Fantasie noch sein Blut in Wallung. Er fühlte sich wie tot. Das Studium hatte er aufgegeben, genauso wie die Schauspielschule. Er wusste nicht, was er mit seinem Leben anfangen sollte. Dabei ging es ihm nicht in erster Linie um eine berufliche Orientierung oder soziale Sicherheit. George suchte seinen inneren Weg, eine Wahrheit, die über alle Unwägbarkeiten des Lebens hinweg Gültigkeit haben sollte, einen Weg, der nicht nur bis zur nächsten Gabelung die Richtung wies, und eine Aufgabe, die ihn vollkommen erfüllen konnte.

Doch neben allem Schrecken wurde die Armee für den späteren Nobelpreisträger ein wichtiger Gabelpunkt, an dem sich alles änderte. Er ließ sein noch von jugendlicher Unbeschwertheit getragenes Leben hinter sich, wurde zum ersten Mal mit sich selbst konfrontiert und lernte die Vorzüge der Disziplin kennen.

Vielleicht ereilte ihn auch eine Ahnung, dass Freiheit ohne Pflichten und Grenzen ins Chaos führt. Freiheit ist in Vithoulkas' Lehre ein zentraler Begriff. Seine Definition von Gesundheit lautet Freiheit. Aber er musste lernen, dass Freiheit eine Struktur braucht, weil sie sonst in willkürliche Anarchie umschlägt. Er sieht diese Tendenzen auch in unserer heutigen Gesellschaft und fürchtet sich davor: »Wir haben keine Demokratie. Wir haben keine Freiheit. Wir haben Anarchie. Jeder tut, was er will, und das ist für mich das Gegenteil von Freiheit. Jemand will Drogen nehmen, und er tut es, bis er abhängig wird. Welche Freiheit hat er dann, wenn er in der Psychiatrie oder im Gefängnis ist? Es gibt einige sehr kranke Köpfe in dieser Welt, die ein ganzes Imperium damit beschäftigen, den Menschen vorzugaukeln, wir lebten in Freiheit und Demokratie. Wir werden zugeschüttet mit Informationen und Fernsehsendungen, mit Filmen und mit Spielen. Die Kinder werden Videosklaven. Sie lesen nicht mehr, sie denken nicht mehr, denn man lässt ihnen keine Zeit und keinen Raum für eigene Gedanken. Sie werden mit fremden Bildern gefüttert.«

George war an einem absoluten Tiefpunkt angelangt, aber er wäre nicht er selbst, wenn ihm nicht genau zu diesem Zeitpunkt eine Lösung über den Weg gelaufen wäre. Vielleicht ist das gar nichts Außergewöhnliches, und alle Menschen erhalten diese Zeichen des Himmels. Der Unterschied besteht darin, dass George Vithoulkas offenbar in der Lage war, sie zu sehen und ihnen ohne einen Gedanken zu verschwenden zu folgen.

Diesmal war das Zeichen ein Buch in einer Schaufensterauslage. George hatte wahrscheinlich alles an Literatur gelesen, was ins Griechische übersetzt worden war. Aber dieses sah anders aus als alles, was er kannte. Er ging in das Buchgeschäft und las in dem Buch etwas über Wiedergeburt und vergangene Leben. Für George war das völliges geistiges Neuland. Zwar war er in jungen Jahren eine Zeit lang sehr religiös gewesen, aber das war lange her und hatte im Alter von 16 anderen Reizen Platz gemacht. Das, was er hier in Händen hielt, war anders, es war die spirituelle Autobiografie des Yogi Yogananda, ein Buch, das George heute noch besitzt.

Das Buch kostete 12 Dollar, und es waren genau die 12 Dollar, die er in der Tasche hatte, sein Lebensunterhalt für den kommenden Monat. Aber er zögerte keine Sekunde, nahm es mit nach Hause und las es von der ersten bis zur letzten Seite. Im Buch war die Rede von inneren Entdeckungsreisen, und es gab Anleitungen zu Meditationstechniken. Endlich tat sich ihm der neue Weg auf, den er so lange gesucht hatte. Sofort beschloss er, nach Indien zu reisen, um dort die Yogis und Gurus zu suchen und von ihnen zu lernen.

»Was mich damals am meisten beeindruckt hat, waren diese für mich ganz neuen Gedanken zu Leben und Tod. Es gab eine Kontinuität, der wir bereits im hiesigen Leben mehr Sinn verleihen konnten. Durch unablässige spirituelle Anstrengungen konnten Menschen noch während ihres Lebens Gott nahe kommen. Das unterschied sich wesentlich von den Lehren der Kirche, die alles Heil in ein zukünftiges Paradies verschiebt.« Dieses Buch, und es sollte nicht das Letzte sein, veränderte seine Lebenseinstellung radikal. Nach ihm las er nie wieder Romane und verschenkte seine gesamte Bibliothek.

George war von den Inhalten und neuen Ideen des Buches fasziniert. Er wollte mehr erfahren, Menschen kennen lernen, die sich in dieser für ihn neuen Welt auskannten. Sein Wissensdurst war unermesslich. In Athen fand er die Theosophische Gesellschaft und suchte das Gespräch mit ihrem Vorsitzenden. Aber was ihm auf seiner spirituellen Reise noch häufiger passieren sollte, geschah auch hier: Er war von dem Mann bitter enttäuscht, denn er hielt die Idee der Wiedergeburt für ein reines Fantasieprodukt. Der weitere Weg führte ihn zur Self-Realisation-Fellowship in Kalifornien, die von Yogananda gegründet worden war. Dort wurden Fernkurse angeboten. George verschlang die Informationen, musste aber bald ernüchtert feststellen, dass reine Theorie ihn nicht befriedigen konnte: »Das waren nicht die Wahrheiten, die ich suchte.«

Die spirituelle Suche sollte von nun an sein gesamtes Leben wie ein roter Faden durchziehen. Zunächst konzentrierte sie sich auf Indien, nahm aber später verschiedene Wendungen und endete schließlich in einer ebenso offenen wie demütigen Haltung dem Göttlichen gegenüber, wie immer es jeder Einzelne für sich auch definiert. Er selbst beschreibt seine Haltung so: »Das menschliche Bewusstsein kann auf verschiedenen Ebenen funktionieren, und diese Ebenen sind zahllos. Das heißt, dass man auf den Bewusstseinsebenen immer höher und höher steigen kann. Der Wechsel von einer Ebene zur nächsten ist wie ein Quantensprung. Von einer Sekunde zur nächsten kann man eine andere Bewusstseinsstufe und ein tieferes Verständnis erreichen. Für mich ist das nicht der Glaube. Es ist etwas, das ich sehr gut kenne und das ich fühle, wenn ich mit Gott oder der Natur oder der Menschheit in Kontakt trete. Auf dieser Ebene komme ich zu Gott, ein Individuum in Kontakt mit einer höheren Intelligenz oder wie immer man es nennen mag. Für mich ist es nicht zu trennen. Für mich ist Gott nicht irgendwo außerhalb von mir, sondern er ist mein Bewusstsein, wenn ich in Verbindung stehe. Es kommt darauf an, auf welcher Ebene wir uns bewegen. Das ist Gott, und deshalb ist für mich die Frage: Glaubst du an Gott? eine dumme Frage. Ich sehe einen Menschen, und ich kann wahrnehmen, ob er ein religiöser Mensch ist oder ob ihn das alles nicht interessiert. Alles hängt davon ab, auf welcher Ebene er sich bewegt, was er tut, was seine Handlungen sind und was sie bewirken. Ich habe sehr einfache Menschen getroffen, bei denen man es nicht glauben würde, die Gott sehr nahe waren.«

Auch mit seinem Major in der Armee verbindet George sehr angenehme Erinnerungen. Dieser hatte erst unlängst seine Frau verloren, die er sehr liebte. Für George war der Major ein Mann mit hohem Bewusstseinsstand. »Er war sehr weise, eine Weisheit, die aus seinen Worten drang. Er hatte viel gelitten und war darüber zu einem tiefen Verständnis gelangt, obwohl er nach wie vor seinen Dienst in der Armee tat. Aber solche Leute bringen es da nicht sehr weit.«

George war jetzt 23, die Armee hatte er hinter sich und sein Ziel lag klar vor ihm: Indien. Aber George Vithoulkas war nicht der Mensch, der sich jetzt mit Schlafsack und einem geplünderten Sparstrumpf auf den Weg in den Osten gemacht hätte, obwohl er heute seinen Entschluss, nach Indien zu reisen, als Flucht bezeichnet. Die Idee von Indien öffnete sich ihm wie ein großes Tor im Osten, ein Weg, der ihn aus einem für ihn unerträglichen und sinnentleerten Alltag führen sollte. George Vithoulkas kehrte zurück zu seiner Arbeit im Büro des Bauingenieurs und begann systematisch und organisiert, seine Reise vorzubereiten.

Er lebte damals in der Asklepiou-Straße 153. Jahre vorher wohnte er in der Fanarioton 23, einer Querstraße der Asklepiou. Auch die Jahre seiner Kindheit verbrachte er nicht weit weg. Das Haus seiner Tante lag auf der Hippocratous-Straße. George hält es für keinen Zufall, dass er so lange Zeit seines Lebens in Straßen wohnte, die nach den beiden Vätern der klassischen Medizin benannt waren. Ein anderer Aspekt dieser Bodenständigkeit ist sein Bedürfnis nach klarer Orientierung. Bis er nach Südafrika ging, wohnte er, die Armeezeit ausgeschlossen, immer im gleichen Viertel, das nicht geprägt war von überschäumendem Leben. Es liegt relativ nah am Regierungsviertel und nicht weit von der Universität.

Georges Verdienst war mittlerweile seiner größeren Lebenserfahrung und seinem Alter angepasst worden. Während seiner Zeit in der Armee hatten zwei Mitarbeiter seine Arbeit gemacht: ein Architekt und ein Ingenieur. Beide wurden gefeuert, als George zurückkam, und er erhielt ihr Gehalt. Mit dem neuen Ziel vor Augen ging ihm die Arbeit leichter von der Hand. Er konnte sein Leben wieder genießen, ohne in alte Strukturen zurückzufallen. Für ihn ging es jetzt nur darum, möglichst viel Geld zu sparen, um in Indien leben zu können. Er legte jeden Pfennig beiseite. Da kam plötzlich das Angebot, in Südafrika als Ingenieur zu arbeiten. Es war eine verlockende Vorstellung und eine Chance, die George nicht ungenutzt vorübergehen lassen wollte.

Sein Chef hatte andererseits ein reges Interesse, sich die Arbeitskraft des jungen Ingenieurs langfristig zu sichern, und machte ihm deshalb, als er von seinen Südafrikaplänen erfuhr, ein fast unausschlagbares Angebot. George solle in jedem Haus, das die Firma baute, neben seinem normalen Gehalt ein Einzimmer-Apartment bekommen. Bei einem Haus pro Jahr machte das fünf Apartments in fünf Jahren, genug, um anschließend sorgenfrei von den Mieteinnahmen zu leben. Die Versuchung war immerhin so groß, dass George, der seinem Chef misstraute, einen regulären Vertrag über die Abmachung verlangte. Als sein Chef die schriftliche Abmachung immer wieder verschob, war die Sache für ihn entschieden. Sein Weg nach Indien würde über Südafrika führen. Der Arbeitsvertrag war ausgehandelt.

5

Südafrika: Durch die Isolation zur Homöopathie

Südafrika war für George die Hölle. Er hatte die Anstellung angenommen mit dem Ziel, in fünf Jahren genügend Geld zu verdienen und danach ohne finanzielle Probleme nach Indien gehen zu können. Indien war für ihn der Traum und das Ziel. Er strebte nach spiritueller Vollkommenheit und Erleuchtung.

Die Stelle hatte er durch Vermittlung seiner Tante gefunden, die mit der Frau eines griechischen Unternehmers in Südafrika befreundet war. Die hatten in ihrer Baufirma schon zwei Griechen in leitender Position beschäftigt und suchten einen weiteren Ingenieur zur Leitung und Organisation ihrer Baustellen. Sein Gehalt war dreimal so hoch wie das in Griechenland, und die Lebenshaltungskosten waren geringer, ganz besonders für ihn, der ohne besondere Ansprüche auf der Suche nach spiritueller Weiterentwicklung sehr bescheiden lebte, nicht rauchte, keinen Alkohol trank, nach kurzer Zeit Vegetarier wurde und sich viereinhalb Jahre lang fast ausschließlich von Reis und Yogurt mit Tomaten ernährte.

Er lebte anfangs in Klerksdorp in der Nordwest-Provinz. Wechselnde Baustellen zwangen ihn jedoch zu mehreren Umzügen. Trotzdem fand er schnell Kontakt zu anderen

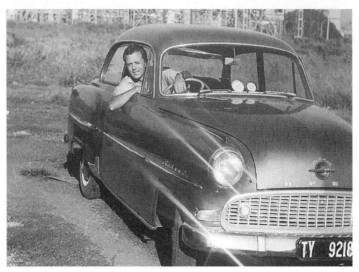
George in seinem ersten eigenen Auto in Südafrika

Griechen in Südafrika. Aber je näher er seine Landsleute kennen lernte, desto unangenehmer wurden sie ihm. »Die Leute waren total materialistisch. Sie waren ungebildet. Sie hatten nur zwei Vergnügungen. Über Tag arbeiteten sie, abends spielten sie Karten und am Wochenende gingen sie zu Pferderennen.«

Fast noch schlimmer waren für ihn die burischen Arbeiter auf seinen Baustellen. »Die schwarzen Arbeiter kamen manchmal einfach nicht, aber die Weißen waren eingebildet, arrogant und verwöhnt. Man konnte nicht mit ihnen arbeiten.« George geriet mehr und mehr in die Isolation. Einmal pro Woche kam sein Chef aus Johannesburg und blieb über Nacht. Abends ging er dann ins Kino, und er überredete George, ihn zu begleiten. Beim ersten Mal sah George sich noch den gesamten Film an. Beim zweiten Mal verließ er bereits nach zehn Minuten die Vorstellung.

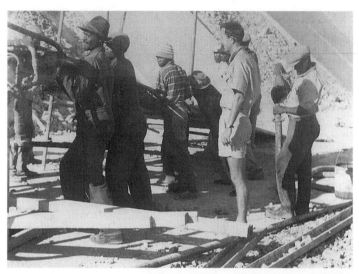

Auf einer Baustelle in Südafrika

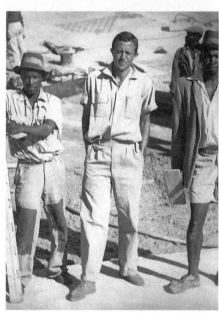

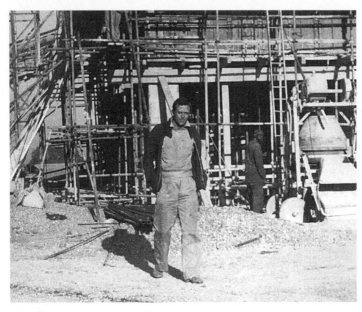

Auf einer Baustelle in Südafrika

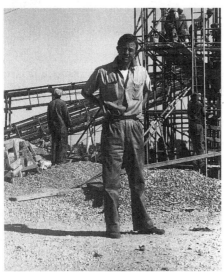

»Danach hat er mich nicht mehr gefragt. Die Filme waren so schlecht, es langweilte mich und dort zu sitzen war reine Zeitverschwendung. Kino interessierte mich nicht.«

George war lieber allein zu Hause, hörte Beethoven und las an esoterischen Büchern, was immer er bekommen konnte. Besonders interessierten ihn spirituelle Bücher, die von abenteuerlichen Pilgerfahrten handelten und den inneren Zustand der Gottessucher beschrieben, zu denen er sich auch selber zählte. Aber auch Bücher über Yoga und Meditation gehörten zu seiner Lektüre. In seinem ersten Urlaub reiste er von Südafrika zum Berg Athos, der griechischen Mönchsrepublik, um dort die Technik des inneren Gebetes des Herzens zu erlernen. George gab sich meditativen Übungen hin und nahm die Herausforderung einer aufs Materielle fixierten Gesellschaft an. Für einen jungen Mann, der sich soeben von der heimatlichen Scholle losgerissen hatte, sicher keine einfache Übung. Aber George war sich seines Zieles sicher. Die eher abstoßende Wirklichkeit der Apartheid in Südafrika tat ein Übriges. So wollte und konnte er nicht leben. Auch dem Sex schwor er weiterhin ab. Nachdem er bereits zu Hause zwei Jahre lang abstinent gelebt hatte, führte er diese Enthaltsamkeit am Kap fort. Sex war für ihn eine Verschwendung von Zeit und Energie und ein Hemmnis auf dem Weg zu Gott.

Bei einem seiner gelegentlichen Besuche im Café fragten seine Landsleute: »Spielst du mit uns Karten? Du wirst Kartenspielen, denn in Südafrika gibt es nichts anderes zu tun. Warte nur ab, früher oder später spielst du mit uns.«

In Momenten wie diesen brach die Welt für George Vithoulkas zusammen. Er konnte nicht akzeptieren, dass man sein Leben so sinnlos vergeuden konnte. Er fühlte sich wie in einer unendlichen Wüste. Der erste Brief, den er an seine Schwester schrieb, war von Verzweiflung durchtränkt.

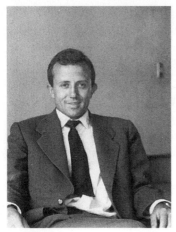 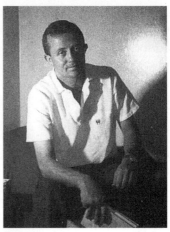

In Südafrika

In Griechisch heißt Afrika »Africi«. Er betrieb ein Wortspiel: »Africi ist das, was bleibt, wenn du das A weglässt. Frici – Terror.«

Er begann, Albträume zu haben. Er befand sich auf einer großen ebenen Fläche, die bis zum Horizont reichte, und es begann zu regnen. Er war dort völlig allein und ungeschützt. Es gab keinen Platz, an dem er sich verstecken konnte, wo er Schutz finden konnte. Der Regen strömte unablässig, und George geriet in Panik. In Südafrika gab es für ihn keine Geborgenheit und Sicherheit. Das Einzige, was ihn aufrecht hielt, war der Gedanke an Indien, an sein großes Ziel, die Hoffnung, all das hinter sich lassen zu können und im Himalaja mit weisen Gurus den Weg der Erleuchtung zu gehen. Südafrika war ein einziger Albtraum. Nach kurzer Zeit hasste er das Land und zog sich immer mehr zurück.

In dieser Situation stieß George wie zufällig auf die Zeitungsannonce des Gurus Brabananda in Pretoria, der für seine Meditationskurse warb. George zögerte nicht lange. Bei nächster Gelegenheit fuhr er in die zwei Busstunden entfernte Regierungsstadt und schrieb sich ein. Seinem Ziel Indien fühlte er sich ein kleines Stück näher. Brabananda war ein Weißer und hatte einige Jahre in Indien gelebt. In der Gruppe traf er einen jungen Mann namens Alain Naudé, einen weltgewandten und tiefsinnigen Musiker. Zwischen den beiden entwickelte sich schnell Sympathie, und sie blieben in ständigem Kontakt, der auch später nicht abbrechen sollte.

Das Zusammentreffen mit Brabananda war für George weit mehr als die lebende Brücke in das Land seiner Träume. Durch ihn sollte auch die entscheidendste Wendung seines Lebens eintreten: »Dieser Mann benutzte eine Medizin, die ich nicht kannte. Sie hieß Homöopathie. Homöopathische Mittel ... Ich habe anfangs da überhaupt nicht drauf geachtet. Aber dann hatte ich Heuschnupfen, und ich fragte den Guru nach einer Medizin. Er gab mir eine Flasche und sagte, davon müsse ich jeden Tag über mehrere Monate eine Dosis nehmen.«

George nahm das Mittel und sein Heuschnupfen verschwand – und mit ihm jegliche Lebensenergie. Er schleppte sich durch die Tage und verlor jede Lust an dem, was er tat. Dass diese kraftlose Lethargie Folge der verabreichten Medizin sein könnte, kam ihm nicht in den Sinn. Erst einige Zeit später, als er die ersten Bücher über Homöopathie gelesen hatte, wurde ihm klar, was das Mittel bewirkt hatte.

Der selbst ernannte Guru lehrte eine Form der Homöopathie, die George Vithoulkas sein Leben lang bekämpfen sollte: die Verschreibung von so genannten Komplexmitteln. In diesen Mitteln werden viele verschiedene Arzneien in der Hoffnung zusammengemischt, damit das Richtige zu treffen. Im besten Fall geschieht gar nichts, aber es kann

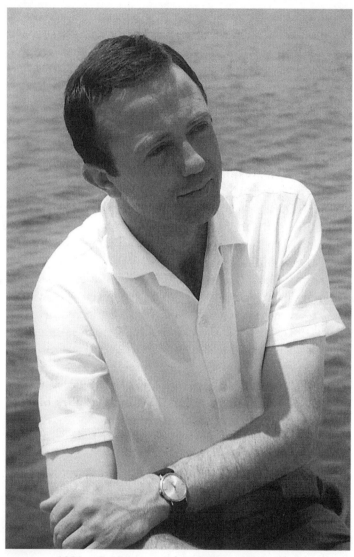

**1961 auf seinem ersten Urlaub von Südafrika
auf dem Weg zum Berg Athos**

passieren, dass die Krankheitssymptome, ähnlich wie durch Antibiotika oder andere allopathische Medizin, unterdrückt werden und sich der Gesamtzustand des Patienten verschlechtert, weil sich die Krankheit einen anderen Weg sucht und neue, schlimmere Symptome entwickelt. George erfuhr an sich selber das, was er viele Jahre später seine Schüler auf der ganzen Welt lehrte: die Verschiebung der Symptome von der körperlichen auf die emotionale und geistige Ebene.

»Brabananda benutzte die schlimmste Form der Homöopathie. Er hatte keine Ahnung von Pathologie und von Medizin. Du fragtest ihn, und er gab dir eine Flasche mit Komplexmitteln. Fertig.«

George fuhr einige Monate lang regelmäßig nach Pretoria. Anfangs mit dem Bus, später leistete er sich ein Auto, einen alten Opel Rekord. An einem Tag war er schon sehr früh auf dem Weg von der Arbeit nach Hause. George leitete mehrere Baustellen für »National Construction«, eine Firma, die unter anderem Dämme für die Goldminen baute. Er machte seine Arbeit sehr gut, und seine Vorgesetzten waren äußerst zufrieden mit ihm. Nicht nur blieb er immer im gesteckten Zeitrahmen, sondern konnte oft genug sogar den Kostenrahmen unterschreiten. Das alles brachte ihm viele Sympathien und Freiheiten ein.

An diesem Tag regnete es in Strömen, und George schickte die Arbeiter nach Hause. Er selbst nahm seinen Wagen und machte sich auf den Weg. Als er sich der Nationalstraße näherte, versagten plötzlich die Bremsen ihren Dienst. Er trat das Bremspedal immer wieder, aber das Fahrzeug rutschte nur weiter und bekam auf dem nassen Untergrund zusätzliche Fahrt. Sich schon auf der Kreuzung befindend, sah er von rechts ein Fahrzeug auf sich zukommen. George trat aufs Gas, um dem drohenden Zusammenstoß doch noch zu entgehen. Aber aus der anderen Richtung kam ein weiteres Fahrzeug, und durch den Aufprall wurde Georges Wagen ins Schleudern gebracht und mehrmals um die eigene Achse gedreht. Dann kam er zum Stehen. Niemand war verletzt, auch ein kleines Kind im anderen Auto hatte die Kollision heil überstanden, doch der Opel war nicht mehr fahrtüchtig, und George musste das Wochenende zu Hause verbringen, anstatt nach Pretoria zu fahren.

Noch am selben Tag verständigte er seinen Freund Alain Naudé von dem Unfall und fragte, da er nichts zu lesen fürs Wochenende hatte, nach dem dicken schwarzen Buch, das immer auf seinem Schreibtisch liege. Irgendwas mit Homöopathie. Ja, das sei Boerickes *Materia medica*, ein Standardwerk der Homöopathie. Naudé sagte, dieses Buch könne er in Johannesburg kaufen. Am nächsten Morgen fuhr George nach Johannesburg und kaufte die *Materia medica*. Bis dahin hatte er nie das Bedürfnis verspürt, sich näher mit der Homöopathie oder der Medizin zu befassen. Auch mit Alain Naudé, seinem engsten Freund, gab es keinen Austausch über das Thema. George bezeichnet das heute als Schutz, denn Naudé hätte ihm allen möglichen Unsinn über Homöopathie erzählt. Unmittelbar nach dem Unfall jedoch fiel ihm das schwarze Buch ein, und er wollte es unbedingt lesen. Schon im Bus auf der Rückfahrt von Johannesburg schlug ihn die *Materia medica* in ihren Bann.

»Ich las zuerst die Einführung, dann die Beschreibung der Arzneien. Ich geriet in einen Zustand von absolutem Glück und Ekstase. Es war so aufregend. Ich kann es kaum beschreiben, aber ich erinnere mich an das Gefühl, das mich völlig ausfüllte. Das war eine Medizin, die mich überzeugte. Plötzlich verstand ich die Zusammenhänge zwischen den Symptomen, konnte die Komplexität erkennen. Es war wie ein guter Kriminalroman, wo du nach Spuren suchst, Motiv und Täter finden willst. Noch eine Geschichte und noch eine. Das ganze Wochenende hindurch. In ein paar Tagen hatte ich das ganze Buch gelesen.«

George las sich in einen Rausch. Sobald er die *Materia medica* beendet hatte, begab er sich wieder in die Apotheke, wo sie homöopathische Arzneien und Bücher verkauften. Er fragte den Apotheker, welche Bücher er lesen solle. Buch für Buch nahm er aus dem Regal und blätterte darin. Er hatte die Namen Hahnemann oder Kent noch nie gehört und wusste auch sonst nicht, was wichtig oder unwichtig war. Aber er blieb den ganzen Morgen in der Apotheke, bis er in jedes Buch einen Blick geworfen hatte, und entschied sich schließlich für Hahnemanns *Organon*, für *Die chronischen Krankheiten*, für Kents *Materia medica* und für dessen philosophische Abhandlungen.

Der Apotheker riet ihm dringend ab, all das zu lesen, und sagte, dass er kein Wort davon verstehen werde. Aber George Vithoulkas war wie in einen Bann geschlagen. Die homöopathischen Bücher übten einen fast magischen Reiz auf ihn aus. »Es war, als ginge eine Kraft von ihnen aus, eine Kraft, die von mir Besitz ergriff, sobald ich ein paar Zeilen gelesen hatte.«

George las von morgens bis abends. Er konnte sich diese Freiheit nehmen, da er als verantwortlicher Ingenieur keine direkten Vorgesetzten hatte und den ganzen Tag in seinem kleinen Büro zubrachte, wo er selten gestört wurde. Hin und wieder unterbrach er seine Lektüre, wenn jemand etwas fragte oder um einen Rundgang über die Baustelle zu machen. George las beim Essen, und er las im Bett. Er hatte das Gefühl, etwas völlig Neues entdeckt zu haben, etwas Wichtiges, etwas, das über ihn selbst hinausging.

Voller Enthusiasmus versuchte er seinen Freund Alain Naudé davon zu überzeugen, dass Brabananda die Homöopathie falsch anwende. Sie bekamen fast Streit miteinander, aber schließlich siegte Georges Überzeugungskraft und Naudé begann zu verstehen. Das war 1960, und nach einigen Monaten prophezeite Naudé seinem Freund, er werde eines Tages der größte Homöopath der Welt sein.

Vorläufig kannte ihn jedoch niemand, und George Vithoulkas fiel höchstens dadurch auf, dass er unentwegt las und die Bücher selbst im Restaurant nicht aus der Hand legte. Es ging so weit, dass besorgte Arbeitskollegen und Nachbarn sich nach seinem Befinden erkundigten. Einer, ein italienischer Landsmann, riet ihm dringend, sich wieder unter Menschen zu mischen. Bei einem Bekannten habe es genauso angefangen und der sei schließlich in der Irrenanstalt gelandet. George winkte nur ab und steckte seine Nase immer tiefer in die Bücher.

Auch der griechische Restaurantbesitzer, bei dem er ab und an aß, erkundigte sich nach einigen Tagen, was er denn da so Wichtiges lese, dass er es nicht mal zum Essen weglegen könne. George antwortete, es sei ein Buch über Homöopathie, und erklärte ihm auch sogleich die wichtigsten Prinzipien.

Offenbar beeindruckt bat ihn der Grieche, ob er vielleicht etwas gegen seine chronische Nasennebenhöhlenentzündung tun könne. Er war bereits operiert worden und konnte ohne ein bestimmtes Spray kaum mehr atmen. Er werde es versuchen, erwiderte George. Bis dahin hatte er fast drei Monate lang ununterbrochen gelesen und sich sehr weit in die Materie vertieft. »Ich fand sofort das richtige Mittel. Es war Sulphur. Nach zwei Tagen war seine Nase vollkommen frei und so viel ich weiß, hatte er nie mehr Beschwerden.«

Selbst George kann heute nicht eindeutig seine außergewöhnlichen Heilerfolge erklären. Anfängerglück mag beim Spiel zutreffen, bei der Medizin sicher nicht. Auch mit Intuition lässt sich die richtige Wahl der Mittel nicht erklären, jedenfalls nicht, wenn man George Vithoulkas glaubt, der die ihm zugeschriebene Intuition immer weit von sich weist. Intuition, so wiederholt er ein ums andere Mal, sei nichts anderes als die Ansammlung und sekundenschnelle Abrufbarkeit von jahrzehntelanger Erfahrung nach der Behandlung von abertausenden Fällen. Aber wenn nicht auf Intuition, worauf waren die Erfolge dann zurückzuführen?

Ein möglicher Grund liegt darin, dass die Menschen zu Beginn der Sechzigerjahre noch nicht mit Antibiotika und Cortison behandelt wurden und die Symptome deshalb klarer zu Tage traten. Der Organismus der meisten war noch nicht mit Chemie »vergiftet«, sie waren kaum geimpft und nahmen auch sonst wenig Medikamente. Auch heute ist es so, dass Menschen aus der so genannten Dritten Welt besser auf homöopathische Behandlung ansprechen als etwa Mitteleuropäer oder Amerikaner. George Vithoulkas führt das auf einen insgesamt besseren Gesundheitsstatus zurück, den er wiederum mit der geringeren Menge an chemischen Medikamenten und nicht erfolgten Impfungen erklärt.

Besonders die Impfungen sind nach Ansicht der Homöopathie verantwortlich für viele Krankheitsdispositionen und die zunehmende Degeneration großer Bevölkerungsteile der hoch zivilisierten westlichen Welt. Führende Homöopathen erklären dies damit, dass dem Organismus ohne Rücksicht auf individuelle Unterschiede ein Krankheitserreger zugeführt wird, der den körpereigenen Abwehrmechanismus beeinflusst und negativ verändern kann. Als

Beispiel führt George Vithoulkas in seinem 1986 veröffentlichten Buch *Die wissenschaftliche Homöopathie* eine in den USA an 50 Millionen Menschen durchgeführte Grippeimpfung an, in deren Folge 581 am so genannten Guillain-Barré-Syndrom, einem von Lähmungen begleiteten Nervenleiden, erkrankten. 581 erscheinen wenig im Vergleich zu 50 Millionen. Die Zahl bekommt erst Relevanz, wenn man berücksichtigt, dass dies eine siebenfache Erhöhung der Häufigkeit der seltenen Krankheit innerhalb der Gesamtbevölkerung bedeutet.

Georges homöopathische Erfolge sprachen sich schnell herum. Als Panayiottis, ein Freund des Restaurantbesitzers, anfing, chronisch Blut zu spucken, wandte auch er sich an den jungen griechischen Bauingenieur. George nahm seinen Fall beim Essen auf und befand, dass Sepia das richtige Mittel sein müsse. Sepia ist ein typisches Mittel für Frauen, aber dadurch ließ er sich nicht irritieren. George hatte keinen Lehrer und niemanden, den er fragen konnte, also vertraute er seinem Urteilsvermögen. Am nächsten Tag erschien Panayiottis nicht im Restaurant, und George erkundigte sich nach ihm. Er sei krank, wurde ihm berichtet, seine Lymphknoten seien plötzlich angeschwollen. George wusste mittlerweile um das Phänomen der heftigen Reaktionen, die ein homöopathisches Mittel nach der Einnahme hervorrufen kann. In manchen Fällen tritt eine schwere Erstverschlimmerung ein, die aber, wenn es das richtige Mittel ist, bald wieder abklingt. Seine Familie hatte den Arzt gerufen, aber der wusste auch keine Erklärung für Panayiottis' Zustand. Man erinnerte sich an das von George verabreichte Mittel und mutmaßte, dies könne die Ursache für seine schlimme Verfassung sein. George wurde unsicher und stritt einen Zusammenhang ab. Nach ein paar Tagen erholte sich Panayiottis. Er fühlte sich besser als je zuvor. Die nächsten Jahre blieb er in Georges Obhut und musste nie mehr Blut spucken. Die Neuigkeit verbreitete sich schnell in der kleinen griechischen Gemeinde in Südafrika, zumal er für seine Behandlungen kein Geld nahm. Die Leute kamen von weit her und suchten »George, the Greek«.

George behandelte schwere Fälle wie Nieren- und Herzkrankheiten. Er heilte einen Mann mit schwerer Akne, der immer eine Pistole mit sich herumtrug, weil er sich deswegen erschießen wollte. Er hatte schon alles versucht, sogar seinen eigenen Urin getrunken, um der Krankheit Herr zu werden. Nichts hatte geholfen, bis er auf George Vithoulkas traf.

Aus dem Ingenieur wurde in kurzer Zeit ein Arzt – eine wunderliche Entwicklung, die sowohl seine Mitmenschen als auch ihn selbst in Erstaunen versetzte. Schließlich begann Vithoulkas, sich selbst zu behandeln. Sein schweres Rückenleiden hatte ihm seit seiner frühen Jugend keine beschwerdefreie Zeit mehr gelassen. Ständig plagten ihn Schmerzen. Als erstes Mittel verschrieb er sich selbst Nux vomica oder Calcium phosphoricum. Hier lässt George seine Erinnerung im Stich. Die Selbstbehandlung dauerte lange, aber im Laufe der Jahre stellte sich eine stetige Besserung ein.

George hatte seine Berufung gefunden. Die Homöopathie fesselte ihn wie noch nie etwas in seinem Leben. Freunde, wie der New Yorker Geschäftsmann und Autor Barry Sax, sind der Meinung, Vithoulkas' fast unerklärliche Heilerfolge in Südafrika seien kein Zufall, sondern Teil einer Fügung – das unverzichtbare Puzzlestück, ohne das er seinen Weg nicht hätte gehen können und ohne das die Homöopathie nicht aus ihrem Dornröschenschlaf erweckt worden wäre.

Nachdem George fast alles gelesen hatte, was über Homöopathie erhältlich war, suchte er nach Möglichkeiten, mehr zu lernen, suchte eine Schule oder Universität. In Südafrika machte er einige heilkundige Lehranstalten ausfindig, befand aber ihre Lehrinhalte und Methoden als schlecht. Mittlerweile hatte er einen Fernkurs in England bei Noel Puddhepath und Phyllis Spade aufgenommen und bekam 1962 ein Diplom der Schule. Als Puddhepath nach Südafrika reiste, um dort eine eigene Gruppe zu unterrichten, meldete sich auch George an. Er kam mit Puddhepath ins Gespräch, und dieser entschied, dass der junge Vithoulkas nichts mehr bei ihm lernen könne. Stattdessen bat er ihn, den Unterricht der Gruppe zu übernehmen. George willigte ein und legte damit den Grundstein für seine überaus erfolgreiche Lehrtätigkeit in späteren Jahren.

Die Gruppe bestand aus zehn Teilnehmern, nur einer von ihnen war Arzt, und keiner hatte eine homöopathische Vorbildung. George nahm die Fälle auf, seine ersten »Livecases«, und seine Behandlungen waren allesamt erfolgreich. »Die Ergebnisse waren phänomenal. Ich wurde immer enthusiastischer und war absolut überzeugt, dass es genau das war, was ich tun musste.«

Er nahm Kontakt zu Universitäten in aller Welt auf und musste enttäuscht erfahren, dass Homöopathie so gut wie nirgendwo gelehrt wurde. George konnte nicht verstehen, dass diese großartige Medizin an den medizinischen Fakultäten nicht vertreten war. Die meisten seiner Briefe blieben unbeantwortet. Eine der wenigen positiven Reaktionen kam aus den USA. Die Universität von Kalifornien schrieb, dass Homöopathie nicht mehr unterrichtet werde, verwies aber auf eine unabhängige Schule für Homöopathie in Mexiko. Dort hätte er seine Studien aufnehmen können, doch der Unterricht fand ausschließlich in Spanisch statt. Da er fast gleichzeitig von Studienmöglichkeiten in Indien erfuhr, entschied er sich, seinem ursprünglichen Plan, nach Indien zu gehen, treu zu bleiben. Er meldete sich beim homöopathisch-medizinischen College in Bombay an.

Bis er einen Fuß auf indischen Boden setzen sollte, hatte das Leben jedoch noch einige Hürden aufgebaut. Vielleicht waren es Prüfungen. Auf jeden Fall waren es Scheidewege, an denen Vithoulkas' hohe Überzeugungen und Ideale noch einmal einer harten Bewährungsprobe unterzogen wurden. Kurz vor seiner Abreise nach Indien unterbreitete ihm die Goldminengesellschaft ein lukratives Angebot: Sie wollte ihm direkt die Aufträge geben, die sonst »National Construction« bekam. Er solle sich selbstständig machen, lautete die Aufforderung. In fünf Jahren sei er reich und ein gemachter Mann. Die Gesellschaft hatte gute Gründe für ihr Vorgehen.

George hatte sich in der Vergangenheit als überaus zuverlässig und belastbar erwiesen. Seine Projekte blieben immer im Zeitrahmen, und einmal konnte er ein äußerst dringendes Bauvorhaben, das mit einem Monat veranschlagt war, sogar in nur 17 Tagen fertig stellen. Und wieder befand sich George in dem Dilemma, in dem er bereits in Athen gesteckt hatte, als er seine Reise nach Südafrika plante. Sollte er bleiben, finanziell unabhängig werden oder mit dem bisschen Geld, das er gespart hatte, seine Pläne in Indien verfolgen?

»Die dunklen Mächte arbeiten gut. Geh nicht, flüstern sie dir ins Ohr. Nimm, was du brauchst. Es steht dir zu. Unabhängigkeit! Reichtum! Ich habe alles abgelehnt.«

Seine Freunde erklärten ihn für verrückt, als er verkündete, er werde das Angebot nicht annehmen und doch nach Indien gehen. Behilflich bei der Entscheidung war sicher der Umstand, dass George kurze Zeit zuvor einen Tipp bekommen hatte und scheinbar wertloses Land für einen Spottpreis erwerben konnte. Das Land war Planungsgebiet der Goldminengesellschaft, und als die Baupläne bekannt wurden, stieg der Wert von einem Tag zum anderen um das Zehnfache.

Er beschloss, dass er mehr Geld nicht brauche. Außerdem erhielt George jedes Jahr eine Bonuszahlung seiner Firma. Mit seinem Chef hatte er die vorzeitige Zahlung im Falle seiner Abreise ausgehandelt. Als es so weit war, weigerte der sich jedoch, das Geld zu überweisen. George war sehr verärgert und verfasste einen äußerst scharf formulierten Brief an seinen Arbeitgeber, in dem er ihn des Diebstahls bezichtigte und ihn aufforderte, den Bonus auf sein Konto zu überweisen. Wie George später von seiner Tante erfuhr, bekam sein Chef aufgrund des Briefes Albträume. »Es war sein schlechtes Gewissen, das ihn nicht hat schlafen lassen. Erst als er seine Schuld beglichen hatte, hörten sie auf.«

Diese erste Klippe war leicht und ohne Schaden zu umschiffen gewesen. Eine andere sollte sich als tückischer und gefährlicher erweisen. Und sie hatte einen Namen: Eleni.

Eleni war gebürtige Südafrikanerin aus einer griechischen Familie – aus einer sehr reichen griechischen Familie, die unter anderem eine Supermarktkette betrieb. Die kleine griechische Gemeinde in Südafrika fühlte sich den Traditionen sehr verpflichtet. Die Menschen kannten sich untereinander und schnell hatte sich herumgesprochen, dass ein junger, erfolgreicher Ingenieur aus Athen Dämme für die Goldminengesellschaft baue. Ebenso schnell galt Vithoulkas als begehrter Anwärter auf eine der schönen jungen Damen aus reichem Haus.

Eleni war 35 oder 36 Jahre alt, hatte drei Schwestern und einen Bruder und war die eigentliche Schaltzentrale des Geschäfts in Kimberley. George beschreibt sie als äußerst intelligent und geschäftstüchtig. Sie traf die Entscheidungen in der Firma. »Ich mochte sie sehr. Wir diskutierten viel miteinander und ich begann, mit ihr zu flirten. Wir hatten keine Affäre, es war ein harmloser Flirt.« George besuchte die Familie häufiger. Die beiden lernten sich besser kennen. Eines Tages, einer Laune folgend, wie er erklärt, bat er Eleni, seine Frau zu werden. »Ich hätte nie gedacht, dass sie zustimmen würde. Sie hatte bisher jeden zurückgewiesen, weil sie in dem Glauben lebte, alle wollten nur ihr Geld.«

Doch hier irrte George Vithoulkas. Seine sonst so unfehlbare Urteilskraft hatte ihn verlassen und war einer koketten Laune zum Opfer gefallen. Zuerst wollte Eleni dem Heiratsantrag nicht trauen. »Meinst du das wirklich ernst?« George beteuerte seine ehrlichen Absichten. »Dann geh zu meinem Bruder und sage es ihm.« Der Bruder war seit dem Tod von Elenis Vater das Familienoberhaupt. Seine Zustimmung war unabdingbar. Der Bruder war skeptisch, hielt aber große Stücke auf George und gab seine Einwilligung. Der junge Vithoulkas konnte nicht mehr zurück. »Es war ein Spiel, in dem ich plötzlich gefangen war, in dem ich mich selbst gefangen hatte.« Alle nötigen Vorbereitungen wurden getroffen und bald auch ein Hochzeitstermin festgelegt. »Ich konnte nicht mehr anders. Ich hatte sie gefragt und sie hatte Ja gesagt. Ich war an mein Wort gebunden.«

Sein einziger enger Freund in Südafrika, Alain Naudé, beschwor ihn, die Hochzeitspläne zu verwerfen und die Beziehung zu Eleni zu beenden. »Tu das nicht. Vergiss einfach die ganze Geschichte«, war sein nicht akzeptabler Rat.

George sah sich unumstößlich an sein Wort gebunden, auch wenn das tägliche Miteinander der beiden sehr bald in Streitereien mündete.

Es muss eine ungeheure Spannung zwischen George und Eleni gelegen haben. George sah keinen Ausweg aus der Situation, die all seine Träume und Pläne zu vernichten drohte. Er sah seine Zukunft an der Seite einer Frau, die er nicht liebte, und mit einer Arbeit, die ihn nicht ausfüllte. Sie war durch und durch Geschäftsfrau und hatte nur die Interessen der Firma im Kopf. Je mehr sich die Situation zuspitzte, desto kompromissloser wurde er.

George und Eleni fanden eine Lösung. Sie einigten sich darauf, dass die Hochzeit vollzogen werden solle, um das Gesicht zu wahren. Immerhin wusste sozusagen ganz Südafrika von den Heiratsplänen. Dann sollte die Ehe nach einem Monat geschieden werden.

Der große Tag rückte heran, und als George aufwachte und auf die Uhr sah, legte er sich einen Zeitplan zurecht. Um 10 Uhr wollte er abfahren, denn bis 12 Uhr seien es dann noch vier Stunden, und das würde gut reichen. Auch heute noch behauptet er, sich mit seiner Rechnung völlig sicher gewesen zu sein. Die Fahrzeit betrug etwas über drei Stunden. Wenn er etwas schneller fahren würde, war er sogar zu früh dran. Um 10 Uhr wurde ihm dann schlagartig klar, dass er nur noch zwei Stunden Zeit hatte. Er würde mit anderthalb Stunden Verspätung zu seiner Hochzeit kommen, die zunächst im Haus des Bürgermeisters standesamtlich vollzogen werden sollte. Das Standesamt schloss um 1 Uhr. Es war nicht mehr zu schaffen. Unterwegs stoppte er an einer Werkstatt und bat den Mechaniker, Eleni anzurufen und auszurichten, er habe eine Panne und würde sich etwas verspäten. Er selbst brachte es nicht übers Herz, ihr die Wahrheit zu sagen. Die Hochzeit war erst einmal geplatzt, und Eleni glaubte ihm kein Wort. Aber man legte einen neuen Termin fest, es wurden wieder Einladungen versandt und erneut Vorbereitungen getroffen.

Was immer George auch tat, Eleni gab schließlich nach und stimmte seinen Bedingungen zu. Vierzig Jahre später kann George die Ereignisse nicht mehr nachvollziehen, eigentlich so wenig, wie er es damals in Südafrika konnte. »Das war alles unbegreiflich für mich. Ich verstand es nicht. Sie trägt wirklich keine Schuld. Sie hat bis zu meinem Heiratsantrag nichts getan, mich an sie zu binden.«

Schließlich kam der Wendepunkt. Nach einem heftigen Streit überschüttete Elenis Schwester Kimberley George mit Beschimpfungen. »Fahr zur Hölle« war das Letzte, was sie ihm nachrief, bevor er das Haus in der Absicht verließ, es niemals wieder zu betreten.

George fuhr nach Hause. Er wohnte zu dieser Zeit bei einer alten Frau zur Untermiete. George erklärte ihr die Situation und bat sie, nicht ans Telefon zu gehen, denn er wusste, dass die Familie versuchen würde, sich mit ihm in Verbindung zu setzen. Das Telefon klingelte eine Woche lang, dann gab George Entwarnung. Er war der Meinung, dass die Aufregung sich wohl gelegt habe, und schließlich konnte er nicht das Telefon seiner Vermieterin auf Dauer lahm legen.

Der erste Anruf kam vom Bezirkspostvorsteher, der mit Elenis Familie befreundet war. Er beschimpfte Georges Vermieterin und sagte, es sei nicht erlaubt, eine Woche nicht ans Telefon zu gehen. Die Familie wünschte eine Versöhnung, aber George war zu keiner Verständigung mehr bereit. Sie hatten ihn zur Hölle gewünscht. Für ihn gab es kein Zurück.

Noch 40 Jahre später war Eleni, die sechs Monate nach

dem Desaster mit George schließlich einen reichen südafrikanischen Geschäftsmann heiratete, nicht zu einem Gespräch über die Vergangenheit bereit. »Ich werde kein einziges Wort über George Vithoulkas sagen. Aber wenn man wirklich ein vollständiges Bild von ihm zeichnen will, dann wird es vollkommen schwarz sein.«

Wie tief muss die Frau verletzt worden sein, wenn nach so langer Zeit der Schmerz und die Verbitterung nicht verheilt sind. Als George ihr nach Jahren einmal Fotos schicken wollte, verweigerte sie die Annahme mit der Bemerkung. »Ich sammle keine Fotos. Ich sammle Erinnerungen.« Die Spuren, die George bei Eleni hinterlassen hat, sind in Stein gemeißelt, und sie gehört zweifellos zu den Menschen, die ihn nach wie vor zur Hölle wünschen.

George verließ Südafrika 1963. Eine letzte Schwierigkeit tauchte auf, als er ein indisches Visum beantragen musste. Die Inder begegneten jedem Weißen, der aus Südafrika kam, mit Misstrauen, denn in den Jahren der Apartheid zählten Inder dort zu Menschen zweiter Klasse. Indien unterhielt keine Botschaft in Südafrika. George wandte sich daher an die indische Botschaft in Nairobi, erhielt aber monatelang keine Antwort. Die Zeit lief ihm davon, denn das Schuljahr in Bombay hatte bereits begonnen und sein Pass lag immer noch in Nairobi. Schließlich erreichte ihn die endgültige Absage. George war verzweifelt und beschloss, mit einem normalen Touristenvisum nach Indien zu fahren, das ihm die englische Botschaft ausstellen konnte – eine Entscheidung, die ihm noch einige Schwierigkeiten bereiten sollte.

Drei Umstände sind, was Südafrika betrifft, besonders bemerkenswert: Einmal natürlich, dass ein griechischer Bauingenieur wie zufällig über die Homöopathie stolpert, sie sich ohne Anleitung aneignet und binnen kurzer Zeit zum erfolgreichen Heiler mutiert. Die Frage, wie George Vithoulkas ohne Erfahrung und ohne grundlegende medizinische Ausbildung nahezu auf Anhieb immer das richtige Mittel auch in schweren Fällen finden konnte, bleibt auch dann ungeklärt, wenn man die sicherlich bessere Gesamtkonstitution seiner damaligen Patienten berücksichtigt. Es widerspricht jedenfalls allem, was George heute in seinen Seminaren lehrt und was er seinen Schülern empfiehlt. Die einzige Erklärung, die bleibt, ist, dass er eine besondere und außergewöhnliche Begabung mit einem scharfen Verstand und einer auch heute noch immensen Gedächtnisleistung zu kombinieren vermochte. Betrachtet man sein Leben als Ganzes, dann kommt man auch mit der größten Skepsis nicht umhin, so etwas wie Bestimmung oder ein Geleitetsein darin zu erkennen.

Der zweite Umstand ist politischer Natur. Warum Südafrika? Warum ein Land, von der internationalen Gemeinschaft weitgehend isoliert, in dem die Menschenrechte täglich mit Füßen getreten wurden? Schlimmer hätte es für George Vithoulkas nicht sein können. Aber vielleicht war auch dies Teil seiner Vorbereitungen, Teil seines Weges. Spiritualität, Friede und Erleuchtung waren im Südafrika der Sechzigerjahre nur schwer zu finden. Das Gegenteil beherrschte den Alltag: Geld, Macht und Gewalt. Nur hier konnte George das Elend der Welt schmerzhaft und konkret erfahren. In dem isolierten Land lernte er, was Isolation bedeutet, was Terror bedeutet. Depressionen und Albträume waren die Folge. »Ich wäre keinen Tag länger geblieben als unbedingt notwendig. Jeder Tag war eine Last.«

Die Beziehung zu Eleni, obgleich sie nur von kurzer Dauer war, bedarf ebenfalls der Erwähnung. Es war kein Ruhmesblatt für den jungen Mann. Und so wie bei Eleni sind auch bei George, der den Fehler ohne Umschweife eingestehen kann, die Wunden nicht verheilt. Wie konnte dem fast jungenhaft wirkenden Vithoulkas ein solch menschlich schwer wiegender Fehltritt passieren? George selbst weiß keine Antwort. Die Geschichte ist eine Episode in Georges Leben, wie es sie in fast jedem Leben gibt. In ihr spiegeln sich die Unausgegorenheiten eines noch jungen Lebens ebenso wie die hohen Ideale eines klaren Geistes, und beides war in manchen Situationen nicht deckungsgleich. Aber es bleibt eine Episode, die in der Gesamtbetrachtung der Jahre in Südafrika nur eine untergeordnete Rolle spielt. Entscheidend war die schicksalhafte Begegnung mit der Homöopathie und Georges täglicher innerer Kampf mit einem der hässlichsten Gesichter, die der Kolonialismus hinterlassen hat, der Apartheid.

6
Indien: Der spirituelle Weg

Indien war für den jungen George Vithoulkas das Land seiner spirituellen Träume. Niemals mehr wollte er nach Griechenland zurückkehren, sondern im Himalaja die Erleuchtung suchen. Dafür hatte er seine berufliche Karriere und die Aussicht auf finanzielle Sicherheit schon in Athen und auch jetzt wieder in Südafrika aufgegeben. Allerdings stand bei seiner Entscheidung für Indien mittlerweile ein anderer Aspekt im Vordergrund: das Studium der Homöopathie. Doch manchmal ist es im Leben wie verhext. Man sucht das eine und findet schließlich etwas anderes, bis man das eine fast aus den Augen verliert, um es dann am Ende doch zu finden.

Als George 1963 nach Bombay kam, wo er sich am College für Homöopathie bereits aus Südafrika eingeschrieben hatte, war das Schuljahr fast vorbei. Nur noch wenige Wochen trennten die Studenten von den Prüfungen und von den Ferien. Er verspürte nicht die geringste Lust, ein weiteres Jahr zu vertun und mit Semesterbeginn ins erste Jahr einzusteigen. Stattdessen beschwor er die Schulleitung, ihn an den Prüfungen für das zweite Jahr teilnehmen zu lassen. Sie wollten seine Zeugnisse und Unterlagen sehen. Außer einem Diplom aus Südafrika konnte er allerdings nichts vorweisen. Vielleicht wurde das Komitee von seiner europäischen Schulbildung überzeugt. Jedenfalls ließen sie ihn die Prüfungen ablegen. Es ging vor allem um naturwissenschaftliche Fragen in Chemie und Biologie. Das waren zwar nicht seine bevorzugten Fächer, aber nachdem er sich einen Monat lang mit den Büchern zurückgezogen hatte, legte er den Test als Klassenbester ab. Innerhalb eines Monats war aus dem unbekannten Neuankömmling der Klassenprimus geworden und ein Student im zweiten Jahr. Kein Wunder, dass George voller Vorfreude auf die nächsten drei Monate blickte, die ihm Gelegenheit geben würden, Indien auf eigene Faust zu erkunden und in den Himalaja zu reisen und den Kontakt zu Yogis zu suchen.

Die Freude wurde sehr getrübt, als ihn ein Brief der Polizei erreichte, in dem er aufgefordert wurde, Indien binnen sieben Tagen zu verlassen, da er kein gültiges Visum habe. Völlig irritiert begab sich George zur Polizeistation, sicher, dass es sich um irgendeine Art von Missverständnis handeln müsse.

Die Beamten in Bombay erklärten ihm, dass er gegen die Einreisebestimmungen verstoßen habe, da er mit einem Touristenvisum eingereist sei und sich anschließend als Student habe einschreiben lassen. George versuchte, seine Vorgehensweise zu erklären, beschrieb das monatelange Warten in Südafrika. Die Polizisten zeigten wenig Verständnis für seine Situation. »Sie haben einen schweren Fehler begangen. Jetzt müssen Sie das Land verlassen.«

Es war eine Katastrophe für den jungen Studenten. Jahrelang hatte er sich auf seinen Aufenthalt in Indien vorbereitet, alle verlockenden Angebote ausgeschlagen, und als er endlich am Ziel seiner Träume angelangt war, verwies ihn die Polizei des Landes. Darüber hinaus war ihm klar, dass er nirgendwo anders ein Studium der Homöopathie würde aufnehmen können.

George begab sich in seiner Verzweiflung zu einem Tabakladen, der von einem griechischen Landsmann betrieben wurde, und erzählte ihm seine Geschichte. Der Grieche war freundlich, ließ sich aber kaum von dem stören, was George erzählte, und blickte nur gelegentlich von seinen Aufzeichnungen auf. Es schien ihn überhaupt nicht zu interessieren. Als George fast zu Ende gekommen war, betrat ein Mann den Laden. »Das ist Moses. Erzähl ihm deine Geschichte. Er kann dir vielleicht helfen«, meinte der Ladenbesitzer zu Georges Desaster.

George begann von neuem, seine Leidensgeschichte zu erzählen, und Moses hörte aufmerksam zu. Dann lud er ihn ein, mit ihm zur Polizeistation zu fahren. Der Polizeichef war sehr überrascht, George so schnell wieder zu sehen, aber da Moses ein guter Freund von ihm war, war er bereit, sich der Sache erneut zuzuwenden. Moses brachte die Sache schnell auf den Punkt: »George ist ein guter Junge. Es muss möglich sein, dass er in Indien bleibt und seine Studien abschließen kann.« Nach außen ungerührt, aber sehr zuvorkommend riet der Polizeichef George, einen Brief an den Innenminister in New Delhi zu richten, bei dem er ein Studentenvisum beantragen solle. Er erklärte ihm sehr genau, was er zu schreiben habe und wie es am vorteilhaftesten zu formulieren sei. »Wenn der Innenminister eine Zustimmung empfiehlt und die Empfehlung akzeptiert wird, dann können Sie bleiben«, lautete der wohlwollende Rat des Polizeichefs.

»Es war kaum zu fassen«, erinnert sich George. »Moses war wahrscheinlich der einzige Mensch auf dem gesamten indischen Subkontinent, der mir in dieser Situation hatte helfen können. Dass er genau im richtigen Augenblick in den Tabakladen kommt, ist schon sehr bemerkenswert.«

George war nicht sicher, ob er aufgrund der veränderten Lage nun vorläufig im Land bleiben könne oder nicht. Auch der Polizeibeamte wusste darauf keine eindeutige Antwort und riet ihm weiter, sich möglichst auch persönlich an den Innenminister zu wenden, falls er jemanden kenne, der den Kontakt herstellen könne. Zunächst fiel George niemand ein, der den Innenminister kennen könnte, aber die unglaubliche Verkettung glücklicher Umstände sollte mit Moses noch kein Ende gefunden haben.

Ein Guru, den George mittlerweile in Bombay kennen gelernt hatte und der sehr zufrieden war, einen griechischen Schüler zu haben, war der nächste Glücksbote: »Der Innenminister ist auch einer meiner Schüler. Fahr dorthin, sage ihm, dass ich dich schicke, und sprich mit ihm. Er wird dir helfen.«

George hatte nichts zu verlieren, kaufte ein Flugticket nach Delhi und schaffte es tatsächlich, mit dem Minister zu sprechen. Allerdings war das Gespräch nicht von Erfolg gekrönt. Die Auskunft des Ministers war eher ernüchternd: »Wir müssen die Gesetzeslage berücksichtigen. Diese schreibt vor, dass man sein Visum nicht ändern kann, wenn man sich im Land befindet. Ein Studentenvisum muss aus dem Ausland beantragt werden.« George gab sich nicht so schnell geschlagen, argumentierte, bettelte und stellte seine gesamte Existenz zur Disposition. Er könne nichts tun, war die abschließende Antwort, aber er werde die Angelegenheit dem Gouverneur von Maharashtra vortragen, dem auch Bombay unterstehe. Sollte dieser zustimmen, könne man vielleicht eine Ausnahme erwirken.

Es war Ferienzeit, und für George hörte sich der Vorschlag des Ministers nicht sehr Erfolg versprechend an. Da er auch nicht genau wusste, ob er nun sofort abreisen musste, entschloss er sich, von einer Art jugendlichem Fatalismus beseelt, sich nicht weiter um die Angelegenheit zu kümmern und von Delhi aus direkt in den Himalaja zu reisen, um seine Suche nach Erleuchtung und Wahrheit intensiv aufnehmen zu können.

Nach zehn Wochen kehrte George nach Bombay zurück. In der Zeit in den Bergen hatte er viele Yogis besucht, tiefe Gespräche geführt und erste spirituelle Erfahrungen gesammelt. Jetzt war er gespannt, welche Neuigkeiten die Stadt für ihn bereithielt.

In Bombay lebte George bei einer persischen Witwe mit drei Kindern, deren Mann vor wenigen Jahren verstorben war und die sich deshalb durch die Vermietung von Zimmern ein paar Rupien nebenher verdiente. Die Vermieterin konnte mit einer weiteren unglaublichen Geschichte aufwarten: Während George im Himalaja war, hatte der Gouverneur von Maharashtra ein Fest gegeben, zu dem sie als alte Bekannte der Familie eingeladen war. Der Gouverneur erkundigte sich im Laufe des Abends nach ihrem Befinden und ihren wirtschaftlichen Umständen. Sie erzählte, dass sie von Zeit zu Zeit Zimmer vermiete und dass jetzt gerade ein junger griechischer Student der Homöopathie bei ihr wohne, der aber zurzeit auf Reisen im Himalaja sei. Der Gouverneur erinnerte sich sofort an den Brief des Innenministers und an die von ihm vorgetragene Angelegenheit eines jungen griechischen Studenten. »Wie heißt der junge Mann?«, wollte der Gouverneur wissen. »George Vithoulkas.« Von diesem Zufall selbst überrascht, ließ der Gouverneur die Unterlagen holen, um sicherzugehen, dass sie beide von derselben Person sprachen. Die Witwe legte ein gutes Wort für Vithoulkas ein, beschrieb seinen Lerneifer und seine charakterlichen Vorzüge.

Die indische Regierung änderte daraufhin die Gesetzeslage insofern, als sie es dem griechischen Studenten George Vithoulkas erlauben konnte, seine Studien in Indien fortzusetzen und abzuschließen. George bewahrt diesen

Brief immer noch auf. Er ist ein historisches Dokument, denn nach ihm haben etliche Ausländer, die in vergleichbaren Situationen waren, von Georges Glück profitiert und konnten auch solche Visa erlangen.

»All diese Umstände sind eigentlich nicht mehr durch den Begriff Zufall zu erklären. Es sind Dinge am Rande dessen, was man Wunder nennt. Der Tabakladen, Moses, dann die Einladung meiner Vermieterin. Es ist unerklärlich.« George kann auch nach 40 Jahren nicht begreifen, was damals geschehen ist. Er spricht von göttlicher Fügung und einer Vorbereitung für sein weiteres Leben. »Die Dinge im Leben geschehen nicht zufällig. Alles hat einen Sinn, auch wenn wir ihn meist nicht verstehen, solange wir in unseren alltäglichen Belangen gefangen sind. Jede Kleinigkeit in meinem Leben hatte sein Ziel im heutigen Tag.«

Das zweite Jahr am College in Bombay verlief für George nicht sehr zufrieden stellend. Schnell bemerkte er, dass die Standards der Ausbildung nicht das Niveau erreichten, das er sich erhofft hatte. Das Wissen war lückenhaft, und es wurde auf eine wenig eingehende Art vermittelt. Selbst die Lehrer der Schule konnten mit Georges Wissen nicht mithalten. Sie fühlten sich unwohl, wenn er in einer Klasse anwesend war, denn er untergrub ihre Autorität. Gleichwohl suchten sie ihn nach Unterrichtsschluss auf und wollten seine Meinung zu verschiedenen Problemen hören. Auch die anderen Schüler suchten nicht länger den Rat ihrer Lehrer, sondern wandten sich an George Vithoulkas, wenn sie Fragen hatten. Das konnte nicht lange gut gehen. Die Unzufriedenheit auf beiden Seiten wuchs und George wusste, dass er eine andere Art von Homöopathie suchte. Das, was er hier vorfand, hatte mit den Lehren Hahnemanns und Kents nur sehr bedingt etwas zu tun. Er hatte alle Bücher studiert, hatte bereits ein immenses Wissen angehäuft und konnte die Zustände in der Schule kaum ertragen: »All der Unsinn, den ich mir Tag für Tag anhören musste, machte mich ganz krank. Die meisten Lehrer kannten nicht einmal die Materia medica zur Genüge.« Der Vorschlag der Schule, er solle an das College von Kalkutta wechseln, kam ihm daher mehr als gelegen.

Die Lehrer erzählten ihm, ein direkter Schüler Kents unterrichte dort. Bei einem solchen Mann zu lernen, davon erhoffte sich George Vithoulkas mehr, als weiter seine Zeit in Bombay zu vertun.

Was er in Kalkutta vorfand, übertraf jedoch seine Enttäuschung über das Bombayer College um Längen. Der Schüler Kents war bereits 84 Jahre alt, völlig senil und kaum noch in der Lage, Unterricht zu halten. Außerdem war das Niveau in Kalkutta insgesamt noch schlechter als in Bombay. George fand sich damit ab, dass er in Indien seine Kenntnisse der Homöopathie nicht sehr erweitern konnte. Wie bewusst ihm dieser Vorgang war, ist nicht zu klären. Jedenfalls wandte er sich wieder mehr und mehr der spirituellen Suche zu, dem ursprünglichen Grund seiner Reise nach Indien. Seine Studien schloss er formal später an einer dritten Schule ab, wohl wissend, dass die indischen Diplome in Griechenland keine Anerkennung finden würden. Danach hatte er sich schon frühzeitig bei der griechischen Botschaft erkundigt. Seine Anfrage erreichte dort einen Mann, der Jahrzehnte später in seinem Leben noch eine Rolle spielen sollte: Anthony Nomikos war der Stellvertreter des Botschafters in New Delhi und war mit einer Anfrage über Homöopathie konfrontiert. Er hatte den Begriff noch nie gehört und fragte deshalb in Athen nach. Die Antwort war, dass die Diplome nicht anerkannt würden und George Vithoulkas die Homöopathie in Griechenland auch nicht praktizieren dürfe. Nomikos durchlief die

Diplomatenkarriere mit Aufgaben unter anderem in Ägypten, den Niederlanden und Deutschland, wo er seine Frau kennen lernte. Erst als er in Pension ging, sollte er wieder Vithoulkas' Weg kreuzen. »Wir waren schon lange bei einer homöopathischen Ärztin, einer guten Freundin meiner Frau, in Behandlung. Als wir nach der Pensionierung nach Athen übersiedelten, fragte ich sie, ob sie mir einen guten Homöopathen in Athen empfehlen könne. Sie sagte: Ihr habt den besten Homöopathen der Welt bei

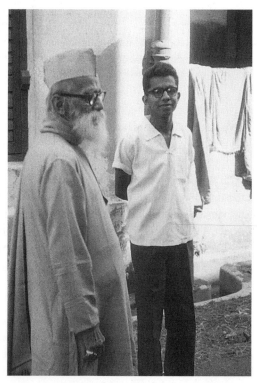

B. K. Bose, im Vordergrund, ein direkter Schüler Kents in Kalkutta

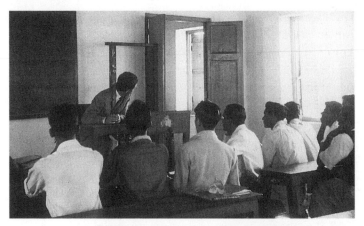

**Das Homöopathische College in Kalkutta.
George hinter dem Lehrerpult**

euch, George Vithoulkas.« Sofort fiel Nomikos der Name wieder ein, der ihm 1963 in Indien begegnet war. In Griechenland setzte er sich mit ihm in Verbindung, und George empfahl ihm die Behandlung beim Center in Maroussi, womit Nomikos bis heute sehr zufrieden ist. Vor George hat er große Hochachtung und bezeichnet ihn als den Hahnemann des 20. Jahrhunderts. Er unterstützt ihn und seine Arbeit, wo er kann. Denn zwar ist George Vithoulkas heute Träger des Alternativen Nobelpreises, aber am Tatbestand, den Nomikos 1963 in Athen erfragt hatte, hat sich bis heute nichts geändert: George Vithoulkas darf offiziell in Griechenland nicht praktizieren.

Aber um diese Form materieller Sicherheit ging es George damals nicht. Wären ihm solche Dinge wichtig gewesen, hätte er einen anderen Lebensweg einschlagen müssen. So aber genoss er in Indien seine Freiheit, sein Leben als Lernender, der noch keine Verantwortung zu tragen hat, die über ihn hinausgeht. Vielleicht war seine Zeit in

Indien die einzig wirklich unbeschwerte und glückliche Periode seines Lebens, in der er sich von der schweren Last seiner Kindheit vorübergehend verabschieden konnte. Es gab nichts zu entscheiden, und niemand war von ihm abhängig. Keinerlei Verpflichtungen zwangen ihn, irgendwo zu bleiben oder irgendetwas zu tun, das ihm nicht behagte. Der Bonus jugendlicher Leichtigkeit verlieh ihm Kraft und Energie.

George lebte zölibatär und ernährte sich konsequent vegetarisch. Er fühlte sich erfüllt von seiner Suche nach den endgültigen Wahrheiten des Lebens, nach den spirituellen Erfahrungen, die die Bürde des Alltags vergessen lassen und zur Nebensache degradieren. Niemals wieder fühlte er sich unabhängiger als während seiner Zeit in Indien, wo ihm die Welt entgegenfloss. Er liebte das Land, sein Klima und seine Menschen, und er liebt es bis heute.

George ging wieder auf Reisen und machte sich auf die Suche nach Yogis und Gurus, Menschen, von denen er sich Wissen und Erleuchtung versprach. Dabei fielen ihm die inneren Wege deutlich leichter als die äußeren. Georges Orientierungssinn hat die Qualität eines defekten Kompasses mit einer tanzenden Nadel. Er kann sich keine Wege und keine Straßen merken. Fährt er zu einem Seminar, so muss ihn jemand am Flughafen abholen, denn selbst mit einem ihm fremden Telefon zu telefonieren, wäre für ihn eine Zumutung. Einmal fuhr er in Indien mit dem Zug in eine andere Stadt, um einen Bekannten aufzusuchen. Vom Bahnhof aus nahm er ein Taxi. Nach etwa einer halben Stunde Fahrt setzte ihn der Taxifahrer vor dem Haus ab. Nachdem er seinen Besuch beendet hatte, trat George aus dem Haus und ging auf der Suche nach einem Taxi in Richtung der nächsten größeren Straße. Nach nur hundert Metern stand er vor dem Bahnhof. »Dieser Bastard ist mit mir durch die ganze Stadt gefahren, und ich habe es nicht gemerkt. Mein Bekannter wohnte nur hundert Meter vom Bahnhof entfernt. Mit mir kann man solche Sachen machen.«

George Vithoulkas achtet nicht auf seine Umgebung. Ständig ist er mit irgendwelchen Gedanken beschäftigt; die Außenwelt spielt nur eine untergeordnete Rolle, verursacht allerdings manchmal eine nicht zu unterschätzende Unsicherheit.

Bis heute hat sich daran nichts geändert. Die kleine Insel Alonissos mit ihrer einen Hauptstraße ist leicht zu überschauen. Doch schon in Athen, wo Vithoulkas immerhin aufgewachsen ist und die meiste Zeit seines Lebens verbracht hat, ist es mit der Orientierung vorbei. »Ich muss immer die gleiche Straße nehmen, wenn ich nach Athen hineinfahre. Sonst bin ich hoffnungslos verloren.« Und das ist nicht übertrieben. Wenn George sich einmal verfahren hat, irrt er im Auto durch die Straßen, fährt ohne erkennbaren Plan mal links und mal rechts, bis ihn das Schicksal in etwa dahin leitet, wo er hin wollte. Die Frage, wie er es bei all seinen Reisen geschafft hat, sich zu orientieren, beantwortet er eindeutig: »Ich habe es nicht geschafft.«

Seine innere Orientierung funktioniert dafür umso besser. Mit traumwandlerischer Sicherheit fand er in Indien die für ihn wichtigen Menschen. Bei keinem blieb er länger. Die indische Tugend des unterwürfigen Gehorsams eines Schülers gegenüber seinem Lehrer war ihm wesensfremd. Er selbst bezeichnet seinen damaligen Zustand als ruhelos, und die Frage ist, ob diese innere Unruhe, dieses Getriebensein, ihn jemals wirklich verlassen hat.

1964 traf George mehrere für sein weiteres Leben entscheidende Menschen: unter anderem einen Yogi, der seit

12 Jahren seine sitzende Position nicht verändert hatte. Seine Gelenke waren so geschädigt, dass er sich nicht mehr bewegen konnte und sogar von Anhängern gefüttert werden musste. Diesem Mann wurden übernatürliche Fähigkeiten nachgesagt. George wollte mit ihm sprechen, aber sein Wunsch fand bei dem Yogi kein Gehör. Zusammen mit etwa 50 anderen Pilgern wollte er den Tempel soeben verlassen, als er von einer Sekretärin zurückgerufen wurde. Sie gab ihm eine Frucht und sollte ihm ausrichten, dass er sich beim Essen der Frucht etwas wünschen solle, was sich erfüllen werde.

»Das war ein kritischer Moment in meinem Leben. Ich stand da auf der Straße und aß die Frucht, die der Yogi mir gegeben hatte. Unmittelbar kam mir in den Sinn, dass ich mir wünsche, dass ich die Homöopathie über die ganze Welt verbreiten würde. Kurz darauf hatte ich die ganze Geschichte vergessen. Aber man muss sich vorstellen, wie vermessen dieser Wunsch war. Es gab keine vernünftigen Schulen, die Aussichten auf eine eigene Praxis waren verschwindend gering, und ich hatte keine Ahnung, was noch alles auf mich zukommen würde. Trotzdem stand ich da und stellte mir vor, die Homöopathie auf der ganzen Welt zu verbreiten.«

1987 sollte George Sri Balayogi, die männliche Fee, die ihm einen Wunsch gewährt hatte, wiedersehen. Auf einer Seminarreise in den Süden überkam ihn plötzlich der Wunsch, diesen Mann, der vielleicht mit seiner Frucht für den Erfolg der Homöopathie gesorgt hatte, wiederzusehen. Da er sich nicht mehr an den Namen erinnern konnte, fragte er im Hotel bei einem der vielen Bediensteten nach einem Yogi, beschrieb ihn, nannte aber einen anderen Namen. »Sie meinen bestimmt Sri Balayogi«, war die Antwort. Bei dem Glück eines George Vithoulkas fast schon selbstverständlich, konnte der Mann natürlich auch erklären, wo Sri Balayogi zu finden sei. Widrige Umstände hinderten George an diesem Tag daran, seinen Besuch zu machen.

Am nächsten Tag ließ er sich eine Bahnfahrkarte besorgen und kam zu seiner Verwunderung zu einem reich geschmückten Ashram. Es war Sri Balayogis Geburtstag, den George sich für seine Visite ausgesucht hatte. Er erzählte ihm seine Lebensgeschichte, erinnerte ihn an die Frucht und den damit verbundenen Wunsch, ließ alte Erinnerungen wieder wach werden. »Der Yogi war sehr zufrieden mit meiner Geschichte, und ich war froh, ihn noch lebend angetroffen zu haben.« Im gleichen Jahr besuchte George auch den Direktor der Bombayer Schule, der immer noch lebte. Er erinnerte sich gut an George und erzählte ihm, was ihn damals an ihm besonders beeindruckt hatte. Es war eine einfache kleine Geschichte, die dem alten Mann nicht mehr aus dem Sinn gegangen war: »Eines Tages kamen Sie zu mir und fragten, ob Ihr Regenschirm irgendwo aufgetaucht sei. Ich fragte, wo er gestanden habe, und Sie sagten: da und da. Dann hat ihn jemand mitgenommen, antwortete ich. Sie schauten mich verdutzt an und fragten: Wie kann jemand den Schirm mitnehmen, wenn er nicht sein Eigentum ist? In der völligen Naivität dieser Frage lag für mich der Schlüssel zur Weisheit.«

Schon bevor er 1964 Sri Balayogi traf, hatte er in Benares die Bekanntschaft eines Engländers gemacht, der ihm dringend riet, seinen Guru kennen zu lernen. Zusammen mit einem amerikanischen Freund fuhren sie zu seinem Tempel, wo sie ihn meditierend vorfanden. Die drei jungen Männer warteten respektvoll, bis der Yogi aus seiner Versenkung wieder erschien. Fast übergangslos sprach er den Amerikaner auf eine Begebenheit aus seiner Vergangenheit an, die dieser bestätigte. Das Gleiche wiederholte er mit dem Engländer und schließlich mit George. »Er beschrieb sehr genau einen Vorfall, von dem nur ich etwas wissen konnte.« Der Yogi setzte sein Spiel mit Ziffern fort, die die drei jungen Männer sich ausdenken sollten und die er immer richtig nannte. »Für meine beiden Freunde wurde das zu viel. Sie bekamen Furcht und verließen den Tempel. Ich aber blieb, weil ich weiter mit ihm sprechen wollte. Er fragte mich, was ich wissen wolle, und ich antwortete, dass meine Frage sei, weshalb ich in Indien sei.«

George erinnert sich, dass der Yogi daraufhin in eine Trance versunken sei. Aber die Antwort ließ nicht lange auf sich warten. Wieder aufgewacht, erklärte ihm der Yogi, dass er hier sei, um das »Sidi« zu erlangen, eine von den Göttern verliehene Heilfähigkeit, die ihn auf der ganzen Welt berühmt machen werde. George wurde sehr skeptisch und vermutete in seinem Gegenüber eher einen Kartenleser, der es den Leuten recht machen wollte, denn einen weisen, erleuchteten Yogi. »Der Yogi muss meine Zweifel gespürt haben, denn er fragte mich, wohin ich von hier aus fahren würde. Ich antwortete: Nach Bombay. Er sagte: Du wirst nicht nach Bombay fahren.«

George gab überhaupt nichts auf die Vorhersagen des Yogi. Er hatte seine Rückfahrkarte in der Tasche, und die war schwer zu bekommen gewesen. Natürlich würde er sie benutzen. Aber der Yogi beharrte auf seiner Meinung und wiederholte mehrmals seine Voraussage: »Du wirst in den Himalaja fahren, wo die Mahatmas sind.«

Schon in den Tagen vorher hatte George zur Kenntnis genommen, dass alle Yogis und heiligen Männer, nach denen er sich erkundigte, nicht in Benares, sondern in Almora waren. Viele Menschen waren jetzt auf dem Weg dorthin, um den Geburtstag von Anandamayi Ma, einer indischen Heiligen, zu feiern, die von allen nur »Mutter« genannt wurde. Kurz darauf sprach er mit einem Universitätsprofessor. Der fragte ihn: »Wenn Sie einen Mann von höchstem Bewusstseinsstand finden wollen, sollten Sie meinen Lehrer aufsuchen, Sri Krishna Brem. Aber Sie werden ihn nur treffen, wenn er das so will.« George fragte, wo dieser Lehrer zu finden sei. »In Almora«, war die Antwort.

»Das beeindruckte mich. Ich hatte das Gefühl, dass der Mann wusste, worüber er sprach. Alle waren in Almora. Plötzlich hatte ich das Gefühl, auch dorthin zu müssen. Ich beschloss, nicht nach Bombay zurückzukehren, sondern die Lehrer in Almora aufzusuchen.«

Der Weg dorthin gestaltete sich äußerst abenteuerlich. In einem Jeep mit 20 anderen Personen machte er sich auf die zehnstündige Fahrt und erreichte nach einem Tag die Himalaja-Stadt in etwa 3000 Meter Höhe. Er fand eine Bleibe, allerdings ohne warmes Wasser und ohne Toilette. Seinem Rücken ging es seit seiner Eigenbehandlung zwar entschieden besser, aber er konnte sich nicht vorstellen, sich mit dem eisigen Wasser in der kalten Bergluft zu waschen. Zwar war George ziemlich anspruchslos, aber das Leben im Outback, nur mit einem Schlafsack und viel Optimismus versehen, war nicht das Richtige für ihn.

Sofort nach seiner Ankunft machte er sich auf, um Lama Govinda, einen aus Tibet emigrierten Mönch, zu treffen. Es war ein zweistündiger Fußmarsch durch den Bergwald. Unterwegs traf George einen anderen Yogi, und sie gingen eine Weile schweigend nebeneinander her. Schließlich fragte er: »Wohin gehst du?« »Zu Lama Govinda«, antwortete George. »Geh nicht«, war die ohne weitere Erklärung bleibende Antwort. George wollte wissen, warum er Lama Govinda nicht aufsuchen solle, und erwartete einen wichtigen Grund. Die triviale Antwort aber lautete: »Vor vier

Uhr öffnet Lama Govinda niemals die Tür.« George fragte weiter, ob er wisse, wo Sri Krishna Brem zu finden sei. Doch auch von diesem Besuch riet der Yogi ihm ab. Brem sei zurzeit nicht in seinem Ashram. Die 30 Kilometer dorthin seien ein unnützer Weg. Lama Govinda, mit dem er später sprach, bestätigte, dass Brem nicht anzutreffen sei.

Trotzdem setzte George seinen Weg fort und kam in ein kleines Dorf. Es gab dort nur eine kleine Anzahl Läden, und als er an ihnen vorüberging, bekam er den Impuls, sich in einem von ihnen nach Brem zu erkundigen. Ohne weiter nachzudenken, ging er in einen Laden und fragte den Besitzer: »Kennen Sie Sri Krishna Brem?« Der Mann bejahte die Frage, und George fragte weiter, ob er auch wisse, wo Brem zu finden sei. »Natürlich«, antwortete der Ladeninhaber abermals. »Er ist bei meinem Sohn. Mein Sohn ist Zahnarzt und Sri Krishna Brem ist dort, um seine Zähne behandeln zu lassen.«

George war sprachlos, aber mittlerweile zu sehr an diese kleinen Wunder gewöhnt, um aus der Fassung zu geraten. Ob es möglich sei, mit dem Sohn Kontakt aufzunehmen, wollte George weiter wissen. Völlig selbstverständlich stimmte der Mann zu und ging in eine Ecke seines Ladens, wo ein uraltes Telefon stand. Kurz darauf stand die Leitung und George verabredete sich mit Sri Krishna Brem für den nächsten Tag. »Das Treffen mit ihm sollte der Höhepunkt meiner spirituellen Suche in Indien werden. Er war englischer Abstammung und lebte seit 40 Jahren im Himalaja. Sein untadeliger Ruf beeindruckte jedermann.«

Brem bereitete George einen warmen Empfang, und sie unterhielten sich stundenlang. Was George am meisten beeindruckte, war die Tatsache, dass Brem ein klassischer Homöopath und Kentschüler war. Das meiste, so räumte Brem ein, was die Leute hier als Wunderheilung bezeichneten, sei in Wirklichkeit auf das Wirken der Homöopathie zurückzuführen. Er bescheinigte George, dass er nicht die Hälfte seines homöopathischen Wissens habe.

Sie sprachen und sprachen und auch Georges Vergangenheit war Thema der Diskussion. George erzählte aus seinem Leben, von seiner Kindheit, seiner Liebe zu Sula Meindani, der überzeugten Kommunistin, von seinen Träumen und Zielen. Zu Georges Überraschung nahm Brem Bezug auf seine Beziehung zu Sula. Er hätte sie nicht verlassen sollen, war die Meinung Brems. Eine solche Liebe verdiene mehr Aufmerksamkeit und Durchhaltevermögen. Auf der Suche nach Liebe wäre die Beziehung zu Sula sehr vorteilhaft für seine spirituelle Entwicklung gewesen – ein Gedanke, der George zehn Jahre zuvor während der täglichen Streitereien wohl kaum gekommen ist.

Sri Krishna Brem und George befanden sich auf einem ähnlichen Weg. Vielleicht spürte das auch Brem, denn es ist nicht anzunehmen, dass sich solch ein berühmter und angesehener Mahatma mit jedem europäischen Heilssucher stundenlang in tiefe persönliche Gespräche einließ. Hier der junge Grieche mit seinem unbändigen Drang nach Wissen und Erleuchtung, der noch ein ganzes Leben vor sich hatte, dort der alte englische Lehrer, der in der Abgeschiedenheit der Bergriesen sein Heil gefunden hatte und wohl eine Ahnung davon bekam, dass dieser noch so jungenhaft aussehende Mann eine Mission zu erfüllen hatte.

George fand bei Brem, was er bis dahin bei niemandem gefunden hatte: keine Theorie, keine Lehrsätze, keine großen Worte, sondern einfache Wahrheiten, praktische Erfahrungen und direkt vermittelbares spirituelles Wissen. Brem wies George in einige Techniken ein und hieß ihn in der kommenden Nacht in einer bestimmten Position schlafen und festgelegte Atemübungen machen. In dieser Nacht machte George Vithoulkas nach eigenen Angaben seine erste außerkörperliche Erfahrung. »Es war sehr real. Kein Traum oder so etwas. Ich entfernte mich aus meinem schlafenden Körper, und meine Seele begab sich in eine andere Dimension. Dort traf ich Krishna Brem. Wir trafen uns so, wie wir uns jetzt treffen, zwei real existierende Personen.«

Drei Tage verbrachte George bei dem großen Lehrer. Tage, die er niemals vergessen wird, denn sie brachten ihm die wirkliche, die unmittelbare spirituelle Erfahrung, nach der er so lange gesucht hatte. George wollte weder Tricks noch Techniken, keine Theorie und keine Weisheiten mehr. Er wollte es spüren, und Brem begriff, worum es seinem Besucher ging. Am dritten Tag schickte Brem ihn mit dem Versprechen nach Almora zurück, dass sie sich dort in wenigen Tagen treffen würden.

Zurück in Almora fand George keinen Platz mehr in einem Hotel. Alle Betten waren belegt. Tausende von Menschen waren in die kleine Himalajastadt gekommen, um den Geburtstag der Mutter zu feiern. Es war bereits später Nachmittag, als George schließlich eine Frau fand, die ihm ein Haus weit außerhalb der Stadt vermieten konnte. Eine amerikanische Frau habe dort bis vor kurzem gewohnt, die auf der Suche nach Sri Krishna Brem gewesen sei, lautete die Auskunft. Aber sie habe die Gegend wieder verlassen, da sie Brem nicht habe finden können. »In diesem Moment dachte ich an den Professor in Benares, der mir gesagt hatte: Sie werden ihn nur treffen, wenn er das will. Ich hatte ihn getroffen, die amerikanische Frau nicht.«

Es dauerte anderthalb Stunden, bis George das Haus erreichte, und es war fast dunkel, als er dort ankam. Während des ganzen Weges begleitete ihn ein großer Hund, der sich aber nicht heranlocken ließ. Auch das Angebot, das Abendbrot miteinander zu teilen, konnte seine Meinung nicht ändern. George hatte zunächst etwas Angst, aber dann verstand er den Hund als brauchbaren Wächter in einer Wildnis, die für George voller Gefahren steckte. Der Hund schlief draußen und war auch am nächsten Morgen noch da. Wieder ließ er sich nicht herbeilocken und nahm kein Futter an. Dann verschwand er plötzlich. »Ich mochte das Haus nicht und fühlte mich sehr unsicher. Es war ein dunkles und unheimliches Haus. Ich habe keine weitere Nacht dort verbracht.«

Später am Tag traf George auf eine Gruppe Leute, die zur Geburtstagsfeier von Amanda Moyi unterwegs waren. Er schloss sich ihnen an, und als sie ihr Haus erreichten, fanden sie sich in einer Menge von vier- oder fünftausend Menschen wieder, die alle darauf warteten, von der Mutter begrüßt zu werden oder sie wenigstens kurz zu sehen und ihren Segen in Empfang zu nehmen. George rechnete nicht damit, mit ihr sprechen zu können, und ließ sich irgendwo in der Menge nieder, aber nicht ohne vorher seine Anmeldung bei Amandas Sekretärin abgegeben zu haben. Neben ihm saß ein Chemiker mit guten Englischkenntnissen, und die beiden begannen eine Unterhaltung. Sie sprachen über die Mutter und ihr Wirken und über die Möglichkeit, sie zu treffen. Der Chemiker war sich vollkommen sicher: »Wenn die Mutter dich sehen will, wird sie einen Weg finden.« Er hatte soeben den Satz vollendet, als Amandas Sekretärin durch die Menge rief. »Wo ist der Grieche? Die Mutter will dich sehen.« Ungläubig erhob sich George und wurde ins Haus gebracht. »Die Sekretärin ermahnte mich, nur wenige Minuten zu bleiben, und öffnete die Tür.« George sprach mit dieser außergewöhnlichen Frau, die schon zu Lebzeiten den Status einer Heiligen hatte. Nach fünf Minuten stand er auf, um zu gehen, aber Amanda Moyi bat ihn, noch zu bleiben. Sie bot ihm Früchte an und legte ihm einen Blumenkranz um den Hals. George begann zu erzählen. Auch ihr offenbarte er sein ganzes Leben und verbrachte anderthalb Stunden in ihren Privatgemächern.

George hatte kein klares Ziel zu dieser Zeit. Zwar spürte er bereits die Berufung durch die Homöopathie, aber das Leben in Indien gefiel ihm gut. Hier schien er der Wahrheit näher zu sein, und er schöpfte das Leben in vollen Zügen aus jedem Tag. Von einer Zukunft als Homöopath hatte er nur sehr vage Vorstellungen, obgleich er während seiner gesamten Zeit in Indien jeden Tag ohne eine Ausnahme die Bücher studierte und sein Wissen vervollständigte. Aber wie sollte er als Homöopath leben? Wie sollte er die Homöopathie in der Welt verbreiten? Er spürte seine Mission, war aber noch nicht bereit, sie anzunehmen. Die Chinesen sagen: Solange der Regen dich stört, wirst du dich nicht auf den Weg machen. Solange du mit der Kälte haderst, wirst du das Haus nicht verlassen. Solange dir die kleinen Steine in den Schuhen drücken, wirst du nicht losgehen. Erst wenn der Weg sich mit dem Ziel vereint, bist du bereit. George fragte die Mutter nach seinem weiteren Leben. Überrascht und noch ungläubig musste er hören, dass er erst zu Hause in Griechenland seine wahren Lehrer finden werde. Dorthin müsse er zurück, um seine Mission zu erfüllen.

Als George das Haus verließ, hatte sich der Samen einer Entscheidung in seinem Herzen niedergelassen. Die Leute jubelten ihm zu. Noch nie hatten sie erlebt, dass jemand so lange mit der Mutter gesprochen hatte. George verteilte die Früchte und den Blumenschmuck und suchte die Abgeschiedenheit.

George verließ kurz darauf den Himalaja und kehrte zu

seiner Schule zurück. Mittlerweile hatte er ein weiteres College im Süden Indiens ausfindig gemacht, das an Studienqualität aber auch nicht mehr zu bieten hatte als seine beiden Vorgänger. Dort tat er nicht viel mehr als seine Prüfungen abzulegen, um am Ende sein Diplom zu erhalten, von dem er wusste, dass es nichts wert war. Einen Lehrer, der eine Homöopathie lehren konnte, von der George wusste, dass es sie gab, konnte er in Indien nie finden. So verbrachte er seine Zeit mit seinen Studien und versuchte sich selbst mit Hilfe von Büchern so gut es ging zu unterrichten. Immer wieder aber nahm er Patienten an und erreichte nach wie vor überragende Heilerfolge.

1964 oder 1965, die Erinnerung ist nicht mehr so präzise, trifft George einen Guru, den er eigentlich nicht treffen wollte. Er hatte Krishnamurti bereits einmal bei einem Vortrag gesehen und war sich sicher, dass er von diesem Mann nichts lernen könne. Er sah alt und verbraucht aus, verstrahlte keine Energie und machte einen senilen Eindruck auf George. Aber das Treffen schien vorherbestimmt, so wie fast alles, was ihm in Indien zugestoßen war.

Krishnamurti war sehr krank. Auf Vermittlung seines alten Freundes aus Südafrika, Alain Naudé, der inzwischen Krishnamurtis Privatsekretär geworden war, kam der Kontakt zu Stande. Die besten Homöopathen des Landes hatten ihn ohne Erfolg behandelt, sodass er mittlerweile starke allopathische Mittel nehmen musste. Krishnamurti war offenbar überzeugt davon, dass George Vithoulkas ihm helfen würde. »Er wird mir meine Lebenskraft zurückgeben«, soll er gesagt haben und bestand auf der Behandlung durch den jungen griechischen Studenten, obwohl viele seiner Schüler und Anhänger ihn warnten und sich fragten, wie ein Student dem Meister helfen könne, wo doch die berühmtesten Ärzte bisher versagt hatten.

George bekam eine Einladung von Krishnamurti, versehen mit einem Erste-Klasse-Ticket nach Benares. Er nahm die Behandlung auf und schon bald stellte sich eine Besserung ein. Nach sechs Monaten war Krishnamurti wieder voller Energie und fühlte sich kerngesund. Er erlaubte auch wieder, dass Fotos von ihm gemacht wurden, was er lange Zeit untersagt hatte. »Ich fühle mich wieder wie 16«, soll er damals gesagt haben.

Der Kult um Krishnamurti war zwar noch nicht auf seinem Höhepunkt angekommen, trieb aber bereits viele absonderliche Triebe. Menschen aus aller Welt wollten ihn sehen und hören, zahlten astronomische Summen, um seinen Rat zu bekommen, und flogen um die halbe Welt, um eine Stunde mit ihm sprechen zu können, nachdem sie diese Verabredung ein halbes Jahr vorher getroffen hatten. Krishnamurti war Georges Sprungbrett in die finanzielle Unabhängigkeit als Homöopath, die er später dringend brauchte, um seine weltweite Arbeit verrichten zu können. Durch ihn traf er die wichtigen und einflussreichen Leute dieser Welt und machte sich einen Namen als Heiler, indem er sie behandelte.

Anderthalb Jahre sollte George bei Krishnamurti bleiben und sein Leibarzt werden. In Wahrheit aber war er mehr. Er verbrachte jeden Tag viel Zeit mit ihm, kannte all seine Gebrechen, Schwächen und Ängste und teilte seine tiefsten Gedanken. George genoss eine Reihe von Privilegien, von denen viele nur träumen konnten und die ihm einige Neider in der engeren Umgebung des Meisters einbrachten. Als Krishnamurti 1966 in die Schweiz ging, bat er George, ihn zu begleiten. Dort bekam er eine akute Bronchitis, die ihn an den Rand des Todes bringen sollte. So sehr er sich auch anstrengte, George konnte das richtige Mittel nicht finden. Er probierte dieses und jenes, aber

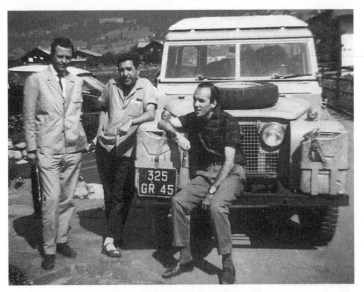

1966 mit Freunden in Gstaad

nichts zeigte die erhoffte Wirkung. Krishnamurtis Zustand verschlimmerte sich zusehends. Zum Schluss bekam er kaum noch Luft, und die Leute fragten George, was er zu tun gedenke.

Es war George klar, dass man ihn an den Pranger stellen würde, falls Krishnamurti während einer homöopathischen Behandlung sterben sollte. Er war eine weltbekannte und wichtige Persönlichkeit, die viel Medieninteresse auf sich zog. George war verunsichert, konnte nicht mehr schlafen und beschloss deshalb, die Notbremse zu ziehen. Er ging zu Krishnamurti und teilte ihm mit, dass er das richtige Mittel nicht finden könne. »Wir müssen einen Arzt aus Lausanne kommen lassen, der Sie untersucht.« – »Wird er das richtige Mittel finden?«, wollte Krishnamurti wissen. »Nein, Sir. Er wird Ihnen Antibiotika geben.«

Krishnamurti verweigerte die Behandlung mit allopathischen Mitteln und verlangte von George, er solle weiter nach dem richtigen Mittel suchen.

In dieser Nacht fand George Vithoulkas keinen ruhigen Schlaf. Er träumte, Krishnamurti falle zu Boden, ein Körper, in dem kaum noch Leben steckte. Jedes Mal, wenn er fiel, hob George ihn im Traum wieder auf und sagte: »Sir, ich bin da. Es geht Ihnen gut.« Angsterfüllt wachte er auf und fragte sich, ob sein Patient jetzt wirklich gestorben sei. »Ich wollte sofort zu ihm und ihn sehen, aber es war erst fünf Uhr morgens, und ich konnte vor acht nicht hinein. Ich wartete voller Nervosität und las wieder und wieder im Repertorium auf der Suche nach dem Detail, das ich bisher übersehen hatte. Plötzlich fiel es wie Schatten von meinen Augen, und ich sah das Mittel so klar vor mir, dass ich mich fragte, wie ich es bisher übersehen konnte. Es war ein Phosphor-Fall.«

Als George sein Zimmer betrat, fand er den Meister in einem sehr bedenklichen Zustand. Er gab ihm Phosphor und verließ seinen Patienten, um ihm die nötige Ruhe zur Heilung zu geben. Am Nachmittag kehrte er zurück und fand Krishnamurti nicht in seinem Zimmer vor. Sein erster angstvoller Gedanke war: Er ist tot. Doch dann kam Krishnamurti aus dem angrenzenden Bad ins Zimmer zurück. Die Atemnot war gewichen. Alle Zeichen standen auf Genesung. Am nächsten Tag war er bereits ein völlig anderer Mensch, voller Kraft und neuem Lebensmut. Er fragte: »Was haben Sie mir gegeben?« George antwortete, dass es Phosphor gewesen sei. Krishnamurti beugte sich zu Boden und berührte aus Dank die Füße seines Arztes – eine Geste, die seine Biografie ansonsten nicht mehr aufweist.

George ist sich sicher, dass Krishnamurti gestorben wäre, wenn in dieser Nacht ein allopathischer Arzt gerufen wor-

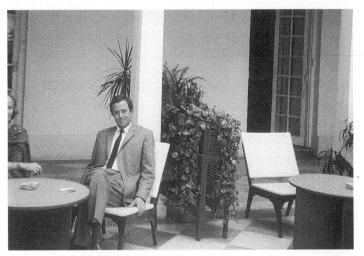

Im Haus von Krishnamurti in Gstaad

den wäre. Er war zu dieser Zeit 71 oder 72 Jahre alt und berichtete, dass noch niemand aus seiner Familie älter als 50 geworden sei. Krishnamurti starb 1986 ungefähr 90-jährig an Bauchspeicheldrüsenkrebs.

Besonders in der Schweiz behandelte George auch viele andere prominente Patienten. Barone und Comtessen, aber auch Industrielle gingen bei Krishnamurti ein und aus und wurden so zu Georges Patienten. In Gstaad, Yehudi Menuhin ebenso wie Mitglieder des Jetset verkehrten, bewohnte er ein eigenes Chalet. Krishnamurti vermittelte Honorare in für George astronomischen Höhen. Er selbst bezahlte nie einen Pfennig und machte, was George besonders verletzt hat, in der Öffentlichkeit ein Geheimnis aus seiner homöopathischen Behandlung. Einer Bekannten aus den USA, die sein blendendes Aussehen bemerkte, stimmte er zu, als sie vermutete, die Engel selbst müssten sich um seine Gesundheit kümmern. Niemals gestand er in der Öffentlichkeit, dass es ein Homöopath war, dem er seine stabile Gesundheit verdankte.

Die Schwierigkeiten zwischen den beiden waren vorprogrammiert, brachen aber erst aus, als George eines Tages, als sie schon wieder zurück in Indien waren, den Wunsch äußerte, eine Zeit lang zu einem anderen Guru in den Himalaja zu fahren. Alleine das Ansinnen stellte für Krishnamurti eine Sünde dar. Aber George hatte sich die Sache in den Kopf gesetzt und diskutierte mit seinem Patienten und Lehrer. George Vithoulkas, dem die Unabhängigkeit in seinem Leben fast mehr bedeutete als alles andere, hatte sich zu keinem Zeitpunkt auf eine der so gefährlichen spirituellen Liebesbeziehungen eingelassen. Er war emotional nicht abhängig von Krishnamurti, und das Schicksal, das später Alain Naudé ereilen sollte, als Krishnamurti seine Dienste nicht mehr benötigte, blieb George erspart. Er lebte sein eigenes Leben, dachte seine eigenen Gedanken und zog seine eigenen Schlüsse. Er blieb, solange er es für richtig hielt, und ging, wenn er wollte.

Krishnamurti allerdings wollte ihn nicht so ohne weiteres gehen lassen. Was er bei einem anderen Guru wolle? Bei ihm könne er alles haben, was er brauche. Wie viel Zeit pro Tag müsse er ihm geben, damit er bleibe? Eine Stunde? Zwei? George blieb hart. Krishnamurti erfreute sich bester Gesundheit und brauchte zu dieser Zeit keine ärztliche Betreuung. Für George war die Sache klar. Er würde fahren. Auch sein Patient stimmte nach langer Diskussion zu – allerdings eher der Form halber, denn es war klar, dass er George nicht gehen lassen wollte.

Solche verdeckten Botschaften konnten George jedoch nicht umstimmen. Er blieb bei seinem Vorhaben und reiste in den Himalaja.

Als er zurückkam, war nichts mehr so, wie es vorher gewesen war. Das Vertrauen war gestört und äußerte sich darin, dass Krishnamurti begann, den schon lange kursierenden Gerüchten und Verleumdungen über George Glauben zu schenken. Es wurde erzählt, George habe Affären, er würde die Lehren des Meisters kritisieren und sogar behaupten, die Anhänger Krishnamurtis seien ihm verfallen. George war außer sich und stellte ihn darüber zur Rede: »Sie werden doch all diese Geschichten nicht glauben, Sir?«, begann George. Krishnamurti konnte seine Antwort nicht mehr ausführen, denn nachdem er mit seiner Antwort eine Sekunde zögerte, ließ George ihn stehen und verließ auf der Stelle das Haus. Er kehrte nicht mehr zurück.

Die Parallelen zu den Vorkommnissen in Südafrika sind augenscheinlich. George befand sich auch mit Krishnamurti in einer selbst gelegten Falle. Er hatte dem kranken Mann seine Behandlung und Unterstützung zugesagt und fühlte sich an sein Wort gebunden. Es gab für ihn keinen Weg, dieses Versprechen zu brechen oder zurückzunehmen. Erst der Vertrauensbruch durch die andere Seite ermöglichte es George, sich aus der Beziehung zu verabschieden. Krishnamurti versuchte ihn noch im Hotel abzufangen und bat Freunde, ihn aufzuhalten. Aber George hatte seine Entscheidung getroffen und wusste, dass er diesen Weg nehmen musste, um nicht wieder in die gleichen Bedingungen zu verfallen, die ihm eine Trennung unmöglich machen würden.

George flog von Bombay nach Athen – zurück in seine Heimat, wo er von nun an seiner wirklichen Bestimmung nachgehen sollte: der kompromisslosen Verbreitung der klassischen Homöopathie auf der ganzen Erde. Und bereits in der Schweiz hatte er dafür eine erste Mitstreiterin gefunden. Irene Bachas, eine Neurologin aus Athen, hatte sich in Gstaad an George gewandt und ihn um eine Unterredung gebeten. Sie war in der Schweiz, um Krishnamurti zu sehen, und hatte von dem griechischen »Arzt« erfahren, der ihn so erfolgreich behandelte. George lehnte zunächst ab, da er in Irene eine weitere Patientin vermutete. Als sie sich jedoch als Ärztin vorstellte, willigte George ein, sich mit ihr in einem Café zu treffen. Die beiden unterhielten sich mehrere Stunden, und nach dem Gespräch hatte er sie von der Homöopathie überzeugt. Aus dem ersten Kontakt in der Schweiz wurde eine langjährige und intensive Beziehung, vielleicht die wichtigste, die George jemals auf der Arbeitsebene mit jemandem hatte. Sie wurde seine erste Schülerin, seine Kollegin und seine Freundin. Nur seine Geliebte ist sie nie geworden, auch wenn das viele vermuten. Noch heute ziert ein Gemälde mit ihrem Porträt Georges Arbeitszimmer im Homöopathischen Zentrum im Athener Stadtteil Maroussi. Sie besaß alle Eigenschaften, die jemand zu dieser Zeit an diesem Ort brauchte: einen eisernen Willen, einen klaren Verstand, ein umfassendes medizinisches Wissen, den Willen zur Veränderung, die Sehnsucht nach der Wahrheit, ein grenzloses Gerechtigkeitsempfinden und auch das Wichtigste – großen Mut. Seine Verehrung für sie ist ungebrochen.

7
Die Anfänge: Heilen unter der Junta in Athen

Als George 1966 aus Indien nach Griechenland zurückkehrte, fand er ein Land vor, in dem Homöopathie keine Rolle spielte und vollkommen unbekannt war. Nach seinen Angaben gab es nur einen einzigen Arzt, der in Paris studiert hatte und homöopathisch behandelte. Doch der war bereits 90 Jahre alt und wollte nicht, dass jemand von seiner Tätigkeit erfuhr. »Er praktizierte nicht mehr und zeigte mir einige Fläschchen mit homöopathischen Arzneien. Es war die französische Art der Homöopathie, lauter Komplexmittel.«

Es soll seit der Jahrhundertwende einige Homöopathen in Griechenland gegeben haben, aber keiner hatte ein Erbe hinterlassen, einen Samen gelegt, aus dem sich eine Pflanze hätte entwickeln können.

George Vithoulkas aber war von einer Idee getrieben. Seine Berufung erkennend, war er in seine Heimat gekommen, um der Homöopathie zu einem weltweiten Siegeszug zu verhelfen. Er hatte nicht vor, sich ins Private zurückzuziehen. In ihm entwickelte sich eine Vision, die er umsetzen wollte. »Mir war sehr klar, was ich zu tun hatte. Ob ich dazu fähig sein würde, war eine andere Frage.« Anfangs spürte er auch nicht die Verantwortung, die damit verbunden war. Das kam erst später, Mitte der Siebzigerjahre, als er die Schwierigkeiten und das Ausmaß seiner Mission erkannte, als er spürte, dass außer ihm keiner die Aufgabe auf sich nehmen würde. »Mir wurde klar, dass ich es tun musste, was immer es kosten würde, dass ich keine Hilfe zu erwarten hatte, weder von offizieller Seite noch von irgendjemand sonst.«

Auch anerkannte Homöopathen dieser Zeit waren nicht bereit, George in seinen Anstrengungen und in seiner Mission zu unterstützen. Bei einer Unterhaltung mit dem bekannten Schweizer Homöopathen Pierre Smith fragte George: »Was können wir tun, um die Homöopathie zu verbreiten?« »Nichts«, war die Antwort. »Wir heilen die Menschen, und die Homöopathie verbreitet sich von selbst.« Eine solche Haltung, die auch heute noch von nicht wenigen Vertretern der Zunft geteilt wird, machte George wütend. »Keiner schien zu verstehen, welche Gabe die Homöopathie für die Welt sein könnte. Im Gegenteil, sie wurde ignoriert und unterdrückt.« George Vithoulkas war der Verzweiflung nahe. Er beschloss, eine Strategie zu entwerfen, einen Plan, nach dem er seine Vision in die Tat umsetzen konnte.

Doch zunächst galt es zu überleben und kleine Schritte zu machen. Um seinen Lebensunterhalt zu sichern, arbeitete er halbtags in einem Ingenieurbüro und eröffnete zusammen mit Irene Bachas, die er in der Schweiz kennen gelernt hatte, eine Praxis in einer Wohnung in der Homer-Straße 57. Dort empfingen sie nach der Arbeit Patienten und behandelten sie kostenlos.

Irene Bachas war Ärztin an einem Athener Krankenhaus. George beschreibt sie für sich als genau die richtige Person zum richtigen Zeitpunkt am richtigen Ort. »Sie war jemand, dem ich absolut vertrauen konnte. Sie war wie ein

Fels und immer bereit zu helfen. Aber das Wichtigste war: Sie tat niemals etwas hinter meinem Rücken. Wenn sie mich kritisieren wollte, tat sie es direkt und ohne Umschweife. Gleichzeitig unterstützte sie mich.«

George war von Irenes Charaktereigenschaften sehr beeindruckt. Seine Erfahrung war, von den Menschen hintergangen zu werden, die ihm im direkten Kontakt schmeichelten. So wie seine erste große Liebe, Sula Meindani, war auch Irene Bachas überzeugte Kommunistin und vertrat vehement die Idee der Gleichheit aller Menschen. »Einmal war ein hoher Regierungsbeamter in der Praxis. Ich widmete mich ihm länger als für gewöhnlich den anderen Patienten. Unter dem Tisch trat sie mir gegen das Bein und sah mich viel sagend an. Sie konnte so etwas nicht aushalten.« Irene machte ihm Vorwürfe. Aber George war Realist genug, um zu wissen, dass das, was sie taten, illegal war. Außerdem lebten sie in unsicheren Zeiten. Das Land wurde von einer Militärjunta beherrscht, die nicht nach rechtsstaatlichen Prinzipien verfuhr. »Wir müssen uns schützen«, argumentierte er. »Es kann sein, dass wir diese Leute eines Tages brauchen, wenn wir in Gefahr geraten. Wir müssen freundlich mit ihnen umgehen.« Irene konnte das nicht verstehen und noch weniger akzeptieren. Für George hingegen stand seine gesamte Mission auf dem Spiel. Er betrachtete die Situation aus einem übergeordneten Standpunkt und sah nur, was der Homöopathie dienlich war. Deshalb war sein Statement klar und unmissverständlich: »Wenn ein Minister der Regierung anruft, dann kann er kommen, wann er will.« Irene wurde wütend und sagte: »Dann behandle ihn in der Küche.« »Dann eben in der Küche«, war Georges Antwort.

Etwa zu dieser Zeit erhielt die Praxis einen Anruf der Schwester des damaligen Präsidenten Karamanlis. Sie fragte nach einem Termin. Die Sekretärin, vielleicht beeinflusst von der Haltung Irene Bachas', vertröstete sie mit dem Hinweis, im Moment sei sehr viel zu tun und gab ihr einen Monat später einen Termin. An diesem Tag sagte sie am Morgen zu George: »Heute kommt die Schwester von Karamanlis.« »Warum erfahre ich das erst jetzt?«, wollte George wissen. »Wann hat sie den Termin gemacht?« Die Sekretärin erinnerte sich nicht mehr so genau, meinte aber, es könne so einen Monat her sein. »Wieso, was hast du ihr gesagt?« »Nun ja, im Moment seien wir sehr beschäftigt.« Karamanlis' Schwester kam an diesem Tag nicht, so wie George befürchtet hatte. Heute nimmt er die Geschichte mit viel Humor, scherzt über das in seinen Augen unvorstellbare Verhalten der Sekretärin, aber damals war ihm die Sache sehr ernst, denn sie ging zu einem anderen Homöopathen, dessen Behandlung nicht erfolgreich war. »Natürlich hat sie danach die Homöopathie abgeschrieben. Eine große Chance war vertan.«

George betrachtete damals alles im Interesse der Sache. Was der Homöopathie dienlich war, war gut, was ihr schaden konnte, lehnte er ab. Irene teilte diesen Standpunkt nur bedingt. Für sie stand die Behandlung der Patienten im Vordergrund, und deren Gleichbehandlung hatte für sie absolute Priorität. »Wenn wir keine Zeit haben, dann haben wir keine Zeit, egal wer kommt«, war ihre Haltung, die auch George nie ändern konnte.

Irene Bachas starb Mitte der Achtzigerjahre in Athen an Krebs. Es war ein großer Verlust für George, der in ihr den Rückhalt gefunden hatte, den er während dieser Zeit so dringend brauchte: eine ehrliche Gefährtin ohne Hintergedanken und voller Enthusiasmus für die gemeinsame Sache. In einer Beziehung war sie George sehr ähnlich. Hatte sie einmal etwas als richtig erkannt, konnte sie keine

Macht der Welt wieder davon abbringen. Nachdem sie sich der Homöopathie zugewandt hatte, gab es Versuche, sie aus der griechischen Ärztekammer auszuschließen und ihren Ruf zu zerstören. Die Leute nannten sie Hexendoktorin, aber Irene lachte nur darüber. George beschreibt sie als Ausnahmeerscheinung. »Eine solche Person findest du nur einmal unter 50 Millionen. Sie war wie ein Diamant.« Auch ihre spirituellen Wege verliefen parallel. Sie war sehr offen und wie George ständig auf der Suche nach den Wahrheiten des Lebens.

Ihr Tod kam nicht unerwartet und doch plötzlich. Sie litt an Krebs, seitdem sie sich kannten. Nach Georges Behandlung ging das Leiden zunächst zurück. Bei ihrer letzten Begegnung teilte sie ihm mit, dass der Befund einer Untersuchung in London negativ gewesen sei. Danach flog George zu seinen Seminaren in die USA, wo er auch war, als sie starb. Seit einiger Zeit hatte sie selbst ihre Behandlung übernommen, auch weil sie im Zuge von Georges internationalen Aktivitäten langsam aus seinem Lebenszentrum verschwand.

Nachdem George dieses Mal in die USA abgereist war, brachen für Irene Bachas mehrere Katastrophen auf einmal los. Sie trennte sich von ihrem Mann, ihr spiritueller Lehrer entpuppte sich als Betrüger und auch ihre alte Liebe aus der Schule, ein Mann, mit dem sie sich sehr verbunden fühlte, wollte seinen Weg nicht weiter mit ihr teilen.

Dieser massive emotionale Stress erweckte das Krebsleiden wieder zum Leben und innerhalb kurzer Zeit explodierte das Geschwür förmlich. Der ganze Körper steckte voller Metastasen. Der sie behandelnde Arzt, auch ein Schüler, wollte in die USA telefonieren, um George zu informieren. Irene aber nahm ihm das Versprechen ab, ihrem alten

Freund nichts zu sagen. Sie hatte, so glaubt George, mit dem Leben abgeschlossen.

Während ihrer gesamten Tätigkeit in den ersten Jahren in Athen hatten Irene und George nie Geld von ihren Patienten genommen. Die Homöopathie war in Griechenland als Heilberuf nicht anerkannt, und darüber hinaus war es generell illegal, als Laie eine Heiltätigkeit auszuüben. Kein Geld zu nehmen, war nicht nur sehr menschenfreundlich und trug sicher zum Erfolg der ersten Jahre bei, sondern stellte sich auch als eine kluge Entscheidung heraus, als die beiden Pioniere der Homöopathie zum ersten Mal mit der Obrigkeit aneinander gerieten.

Eines Tages tauchte ein junger Mann in Begleitung seines Onkels in der Praxis auf, die durch kein Schild gekennzeichnet war. Er gab vor, ein Geschwür am Zwölffingerdarm zu haben, und George machte sich im Beisein von Irene Bachas, die neben ihm saß, um zu lernen, an seine übliche Fallaufnahme. Schon nach kurzer Zeit beschlich ihn ein Gefühl, dass mit dem Patienten irgendetwas nicht stimmen konnte. Er sagte dem Patienten, dass er korrekte Antworten auf seine Fragen brauche, um ihm helfen zu können. Der aber bestand auf dem Wahrheitsgehalt seiner Ausführungen. Das ungute Gefühl wollte George nicht verlassen, und er nahm ihn in eine Art Kreuzverhör, verstrickte ihn in widersprüchliche Aussagen und kam zu der Erkenntnis, dass der Neffe es mit der Wahrheit nicht so genau nahm. George machte den beiden deutlich, dass er unter diesen Umständen nicht bereit sei, die Behandlung weiterzuführen.

Der Onkel bedauerte dies, gab sich aber zufrieden und wollte wissen, wie viel er schuldig sei. »Nichts«, war die Antwort. Damit wollte er sich jedoch nicht abfinden und bestand auf einer Zahlung. Als George wiederum ablehnte, wurden die beiden aufdringlich und beharrten darauf, etwas zu bezahlen. Es entwickelte sich eine heftige verbale Auseinandersetzung, in deren Verlauf George sie aus der Praxis wies.

An dieser Stelle zückte der vermeintliche Onkel seinen Dienstausweis, der ihn als Polizeichef von Athen zu erkennen gab, und fragte George, ob er Arzt sei. George verneinte, wies aber darauf hin, dass Irene Ärztin sei, was sie mit ihrem Ausweis des Krankenhauses belegen konnte. George holte sein indisches Diplom hervor, von dem er wusste, dass es in Griechenland keine Bedeutung hatte, und präsentierte es dem Polizisten.

Der nahm nicht nur George, sondern auch gleich alle anderen anwesenden Patienten mit auf die Wache, um sie dort weiter zu verhören. Zugleich beschlagnahmte er alle homöopathischen Medikamente, deren er habhaft werden konnte. Nur Irene Bachas durfte in der Praxis bleiben. Sofort griff sie zum Telefon und benachrichtigte alle einflussreichen Patienten, die sie gemeinsam in den vergangenen anderthalb Jahren behandelt hatten. Griechenland war eine Diktatur, und solchen Polizeiaktionen waren normale Menschen schutzlos ausgeliefert. Nur Beziehungen konnten hier helfen.

Bereits auf dem Weg ins Polizeipräsidium ging die Befragung los. Ob Irene wirklich Ärztin sei und wieso sie dann kein Honorar erheben würde, wollte der oberste Athener Polizist wissen. Für ihn war es ein Mysterium, ein völlig unklarer Fall, den er lösen und verstehen wollte. Die ganze Sache ging über seinen Verstand. Vielleicht stimmten die Vermutungen doch, dass es sich bei der Praxis um eine getarnte Bewegung gegen die Regierung handelte, eine subversive Aktion.

Während seine Patienten verhört wurden, musste George

im Flur warten. Jeder machte trotz gehörigen Drucks der Polizei die gleiche Aussage: »Wir haben nie einen Pfennig bezahlen müssen.« Eine Dame, deren Alter ihr die nötige Courage gab, antwortete auf die Frage nach der Bezahlung: »Ich habe genauso viel bezahlt wie Sie. Und ihr solltet euch schämen. Das sind so nette Leute. Was tut ihr ihnen nur an. Eines Tages, wenn ihr mal krank seid und keiner kann euch mehr helfen, werdet ihr auch zu ihnen laufen.«

Schließlich wurde George hereingerufen und verhört. Der Polizeichef wollte wissen, was es mit der Homöopathie auf sich habe. George erklärte ihm die Prinzipien und versuchte zu erklären, dass es sich um eine völlig harmlose Art der Behandlung handle, um eine Medizin, die keinen Schaden anrichten könne. Er erfuhr, dass alle eingesammelten Medikamente zum Gesundheitsministerium zur weiteren Untersuchung im dortigen Labor geschickt worden seien. Während des Verhörs erhielt der Polizeichef mehrfach Anrufe, die sich offensichtlich auf George bezogen. Es ist zu vermuten, dass seine Beziehungen sich an diesem Abend bezahlt gemacht hatten. George konnte gehen.

Aber die Sache war noch nicht ausgestanden. Kurze Zeit später erhielten Irene und George ein Schreiben des Gesundheitsministeriums, in dem ihnen eine hohe Geldstrafe auferlegt wurde, weil sie direkt Medikamente an Patienten ausgegeben hatten. Das war verboten, denn die Medikamentenvergabe war das Privileg der Apotheken. Das Labor kam selbstverständlich zu keinem Ergebnis, da die Wirkstoffe in homöopathischen Verdünnungen nicht mehr nachgewiesen werden können.

Umso mehr war George erbost. Die Geldstrafe war so hoch, dass sie vier Monatsgehälter der beiden Beschuldigten verschlang. Völlig aufgebracht und ohne die ihm sonst eigene Umsicht und Vorsicht, machte sich George zum Justizministerium auf, wohin der Polizeichef befördert worden war, um ihn zur Rede zu stellen. Er fragte ihn, wessen sie sich schuldig gemacht hätten. Als der Beamte darauf keine Antwort fand, fuhr George fort: »Und warum müssen wir dann eine so hohe Geldstrafe bezahlen?« Er forderte sein Gegenüber auf, ihm die Summe aus eigener Tasche zu geben. Der ehemalige Polizeichef, ein einflussreicher und sicher auch gefährlicher Mann, lehnte das Ansinnen irritiert ab und erwiderte, dass sein Bericht über den Vorfall für George sehr positiv ausgefallen sei und dass er sich jederzeit bei zukünftigen Problemen darauf berufen könne. Doch George war außer sich. Der sonst eher schüchterne Mann ließ sich auf keine Diskussion ein, bedankte sich vielmals für den guten Bericht und verließ den verdutzten Beamten mit der Aufforderung, er solle ihm lieber verraten, wo er eine solche Menge Geld auftreiben solle.

Es war das einzige Mal, dass George Schwierigkeiten mit der griechischen Junta hatte. Er verhielt sich sonst immer ruhig, um die Sache der Homöopathie nicht zu gefährden.

Der Vorfall brachte George zum Nachdenken. Seine bis dahin ruhig und erfolgreich verlaufende Karriere als Homöopath und seine Vision von der weltweiten Verbreitung dieser Medizin hatten einen Riss bekommen. Aber es war nicht nur diese äußere Bedrohung, mit der er sich und seine Mission so plötzlich konfrontiert sah. Es war mehr das tiefe menschliche Unverständnis darüber, wie eine Gesellschaft das Gute bestrafen und das Schlechte belohnen konnte. Irene und er hatten großartige Erfolge. In der Anfangszeit behandelten sie viele so genannte hoffnungslose Fälle, Patienten, die von ihren Ärzten aufgegeben worden waren. Irene und George waren in einer euphorischen Stimmung, die sich auch auf die ihrer Patienten ausdehnte.

»Es war eine wunderbare Zeit. Zwischen uns und unseren Patienten herrschte eine enge Beziehung. Es war ein vielschichtiges und beiderseitiges Geben und Nehmen.« Die Praxis lief so gut, dass George nach dem Zwischenfall mit der Polizei seine Halbtagstätigkeit als Ingenieur aufgab. Allerdings hatte das zur Folge, dass sie von nun an Honorare erhoben. Die Praxis bekam einen offiziellen Status. Das tat ihrem Erfolg jedoch keinen Abbruch. Der Patientenstrom blieb ungebrochen, was allerdings nicht weiter verwunderlich war. Die Heilerfolge waren unerhört, und die Patienten hatten das Gefühl, ernst und wichtig genommen zu werden. Aus einer Nummer in einem überfüllten Wartezimmer wurde in Irenes und Georges Apartmentpraxis wieder ein Mensch, mit dessen Leiden sich der Arzt aufmerksam auseinander setzte. Vielleicht können Georges eigene Worte den Erfolg am besten erklären: »Wenn man heilen will, gut und erfolgreich heilen will, muss man das mit ganzem und reinem Herzen tun. Jeder Hintergedanke und jedes mit dem Heilen verbundene Streben nach Macht oder Geld vereitelt den Erfolg. Das muss jeder Homöopath berücksichtigen.«

George Vithoulkas war nie der Mensch, der lange in Verzweiflung verharren konnte. Die Konfrontation mit dem Gesetz machte ihm klar, dass etwas geschehen musste und rief gleichzeitig seinen Widerstandswillen wach. »Ich sprach mit Irene und teilte ihr meine Idee mit. Ich wollte den für das nächste Jahr geplanten internationalen Kongress der LIGA, einer Vereinigung homöopathisch tätiger Ärzte, nach Athen holen. ›Dann können wir ihnen zeigen, dass wir nicht irgendein geheimer Mob sind. Das wird eine internationale Angelegenheit.‹«

Es ist schwer zu sagen, wie die Entwicklung der Homöopathie und insbesondere Georges Engagement ohne diesen schicksalsträchtigen Zwischenfall mit der Athener Polizei verlaufen wäre. Viele Weggefährten Georges sehen hier den Auslöser für seine weltweite Tätigkeit und seinen unermüdlichen Einsatz für die Anerkennung der Homöopathie. Sicher kann man sagen, dass es in diesen Tagen einen auslösenden Funken gab, der die geballte Energie und den Willen dieses Mannes in Bewegung setzte. Die feste Entscheidung, der Homöopathie weltweit Reputation zu verschaffen, fiel jedoch wesentlich früher. Er hatte den Wunsch bereits 1964 in Indien geäußert und 1966, als er seine spätere Frau Sissula kennen lernte, die auch viele enge Bekannte nur unter ihrem Kosenamen Tati kennen, erklärte er ihr, dass es nicht sein vornehmstes Anliegen sei, ein guter Homöopath zu werden. Für ihn zähle nur seine Mission, die Verbreitung der Homöopathie auf der ganzen Welt.

Man sagt, hinter jedem erfolgreichen Mann steht eine starke Frau. Und wenn es eines lebendigen Beispiels für diese Behauptung bedürfte, dann wäre diese Frau Sissula Vithoulkas. Auch sie stammt aus Athen und besuchte dort das heute noch existierende deutschsprachige Dörfeld-Gymnasium, was ihr später eine Anstellung bei einer griechischen Behörde einbrachte, die für die in Deutschland lebenden Gastarbeiter zuständig war.

Frau Vithoulkas lernte George auf dem einzig möglichen Weg kennen. Sie war seine Patientin und kam zu ihm mit einem Körper, der übersät war mit Akne. Die Ärzte hatten sie 12 Jahre lang mit Penicillin voll gestopft, aber es war immer nur noch schlimmer geworden. Eine ihrer Kolleginnen war eine Cousine Georges. Sie erzählte ihr von seiner Praxis und der neuen Heilmethode, die er aus dem Ausland mitgebracht habe. »Ich hatte sofort das Gefühl, dass er mich heilen würde«, erinnert sich Frau Vithoulkas.

»Aber nach zwei Tagen rief er mich an und teilte mir mit, dass er meinen Fall nicht annehmen könne. Er sei zu schwierig.« Sissula bat ihre Kollegin um Hilfe. Die übertrieb ein wenig und erzählte, wie Sissula geweint habe und wie verzweifelt sie jetzt sei. Es wirkte, und George erklärte sich bereit, seine zukünftige Frau ein zweites Mal zu sehen. »Er erklärte mir, wie kompliziert mein Fall sei und dass ich erst nach vielen Jahren mit Heilung rechnen könne. Ich fragte nach, wie viele Jahre es sein könnten. Fünf war die Antwort.« Für Sissula war es eine einfache Rechnung. Sie war erst 21 und hatte Aussicht, mit 26 geheilt zu sein. Ohne Bedenken stimmte sie der Behandlung zu, die George bereits nach zwei Jahren erfolgreich abschließen konnte. Sie lernten sich näher kennen und heirateten 1970.

Sie wusste, dass sie sich auf eine nicht einfache Partnerschaft eingelassen hatte. George wollte keine Kinder, sondern sich ganz auf seine Arbeit konzentrieren können. »Es war nicht immer einfach, mit diesem Mann zu leben. Aber ich habe es von ganzem Herzen getan, denn ich glaube an ihn und an die Homöopathie. Wir führen ein sehr erfülltes Leben.«

Georges Alltag lässt nicht viel Zeit für das Privatleben, auch wenn er fast den ganzen Tag zu Hause ist. Sie sehen sich, aber sie verbringen kaum Zeit miteinander. George arbeitet von frühmorgens bis zum Abendessen, das ihm seine Frau jeden Abend in Fünf-Sterne-Qualität serviert. Dabei hasst sie Kochen, wie sie sagt. Auch George legte kein sehr großes Gewicht auf die Kochkünste seiner zukünftigen Frau, als sie sich kennen lernten. »Ich hatte immer Angst, dick zu werden und fand es gut, dass Sissula damals nicht kochen konnte. Wenn es sein muss, esse ich jeden Tag ein Ei mit Brot.« Dieser bescheidene Anspruch ist meilenweit entfernt von dem, was Frau Vithoulkas Abend

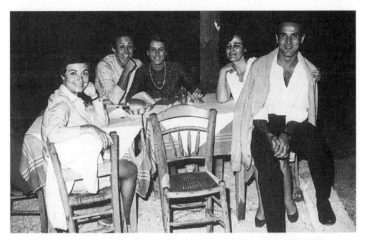

Kurz vor der Hochzeit mit Sissula in Athen (1968/69)

für Abend aus dem Garten auf den Tisch des Hauses zaubert. Dabei stammt fast alles aus der eigenen Produktion. Selbst die Tiere werden eigenhändig aufgezogen und versorgt, auch wenn sie später dem Metzger zum Opfer fallen. Alles ist ökologisch einwandfrei, und nur selten kommt es vor, dass die Vithoulkas ihre Vorräte aus dem Laden ergänzen müssen. George hegt und pflegt gemeinsam mit seinem bulgarischen Gärtner die Pflanzen, die Hühner, Schafe, Ziegen, Kaninchen, Wildschweine und seine letzte Errungenschaft, drei Emus. Ohne seine täglichen Inspektionen, wie er sie nennt, seine Rundgänge über das etwa zwei Hektar große Gelände und die Gartenarbeit, hätte er nach eigener Aussage nicht die Kraft und Energie, seine vielfältigen Aufgaben zu erledigen.

»George hat die Seele eines jungen Mannes«, urteilt Sissula, »er ist noch sehr vital.«

Neben der konsequenten Verfolgung seiner Mission verlor George nach seiner Rückkehr aus Indien auch seinen spirituellen Weg nicht aus den Augen. Es war ihm immer ein tiefes Anliegen, in Kontakt zu bleiben mit Menschen, die wie er auf der Suche nach Erleuchtung und Vervollkommnung waren. Und es sollte sich eine weitere Vorhersage aus seinen Zeiten auf dem indischen Subkontinent erfüllen: Die als »Mutter« bekannte indische Heilige hatte ihm prophezeit, dass er erst in der Heimat, in der Nähe seines Geburtsortes, seinen wahren spirituellen Lehrer finden würde.

»Ich habe immer nach Gott gesucht, aber auf eine sehr pragmatische Weise. Es ging mir nicht um die Idee, religiös zu sein. Diese Suche habe ich auch in Griechenland fortgesetzt.« Er hatte eine Patientin, die mit Brustkrebs zu ihm kam. Er lehnte die Behandlung zunächst ab. Aber die Frau war sehr hartnäckig und ließ sich nicht von ihrem Vorhaben abbringen. Sie sagte, sie werde sich nirgendwo anders behandeln lassen. Und wenn ihre Brust amputiert werden müsse, wie die Ärzte sagten, oder sie gar sterben würde, dann trage er die Verantwortung. Solchem moralischen Druck konnte George immer nur schwer widerstehen. Er übernahm die Behandlung und konnte sie heilen. Aus der Patientin wurde eine Bekannte, mit der George sich hin und wieder traf. Bei einem seiner Besuche sah er ihr offenes Tagebuch, das sie mit sehr viel Akribie führte. Sie war eine sehr religiöse Frau mit vielen regen Kontakten zu spirituellen Kreisen. Da George allein im Zimmer war, warf er entgegen seiner ansonsten strengen Diskretion einen verschämten Blick in das Tagebuch. »Ich las dort einen Namen, der mich wie ein Blitz traf. Als sie aus der Küche zurückkam, fragte ich sie, zu wem dieser Name gehöre, den ich in ihrem Tagebuch gelesen hatte. Daraufhin las sie mir die gesamte von ihr festgehaltene Unterhaltung vor.« George war sicher, dass er es hier mit einer eso-

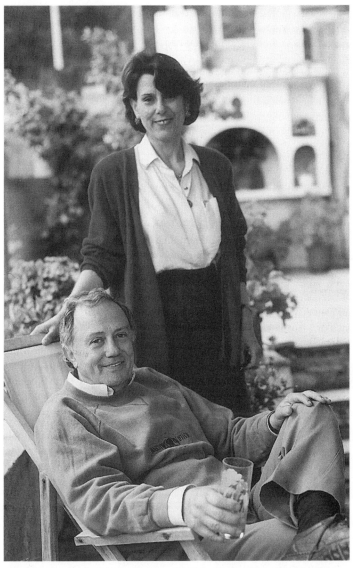

George und seine Frau Sissula 1994 in ihrem Haus in Alonissos

terischen Schule zu tun hatte. Seine Bekannte teilte diese Auffassung nicht und beharrte darauf, dies seien lediglich tief gläubige Christen. »Aber ich werde sie fragen, wenn ich sie wieder treffe«, versicherte sie George. Die Antwort, die sie bekam, blieb für sie unverständlich. George aber verstand die Botschaft und hatte seine spirituellen Führer gefunden, denen er auch heute noch eng verbunden ist, deren Identität er aber aufs Strengste behütet. Ihnen gilt die Widmung in seinem Buch: *Die wissenschaftliche Homöopathie,* das in Deutschland 1986 erschienen ist.

Diese Begegnung brachte ihm nicht nur neue und tiefe Einsichten in die Fragen nach dem Sinn, dem Leben und dem Tod, sie bewahrte ihn auch vor einer Reise, die er 1969 schon fest geplant hatte. Er wollte sein Apartment in Athen verkaufen und, so teilte er damals seiner zukünftigen Frau mit, für drei Monate in den Mittleren und Fernen Osten reisen, um Kontakt zu den Sufis zu suchen, immer in der Hoffnung, dort könne der Schlüssel für einen noch engeren und erfahrbaren Kontakt mit Gott zu finden sein.

In seinem Heimatland, dem er einst am Anfang seiner Suche unter Schmerzen auf immer Adieu sagen wollte, schloss sich der Kreis, und George fand die spirituelle Tiefe und Unmittelbarkeit, die er immer gesucht hatte: »Indien gab mir die Erfahrung, Griechenland das Wissen.« Nach eigenen Worten genoss er dort, was er »esoterische Bildung« nennt: die Konfrontation mit seinen eigenen Defiziten, seinen Schwächen und seinem Egoismus. Nur so, erklärt er, habe er sich nach vielen inneren Kämpfen spirituell so entwickeln können, dass er ein Gefühl der Ganzheit bekam. »Je weiter sich das Bewusstsein entwickelt, desto leichter wird es, mit Gott in Kontakt zu treten und an ewigen Wahrheiten teilzuhaben.« In Indien, dem Land, das er

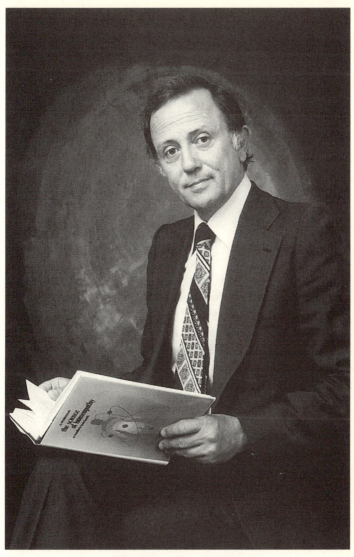

Athen 1978 bei der Erstveröffentlichung
von *Science of Homeopathy*

liebt, war es ihm als junger Mann möglich, Spiritualität auf eine sehr angenehme Weise kennen zu lernen und zu praktizieren. In Griechenland warteten die schwierigeren Lektionen auf ihn. »Hier hatte ich eine Schlacht mit mir selbst zu führen. Ich musste mich ernsthaft und ohne Ausflüchte meiner Aufgabe widmen, mich hinsetzen und arbeiten. Es war die endgültige Vorbereitung auf die vor mir liegende Bestimmung und die Schwierigkeiten, mit denen ich konfrontiert werden sollte.«

Probleme und ständige Kämpfe sollten seinen Erfolgsweg von nun an begleiten. Zwar funktionierte nach wie vor ein schier wunderbarer Mechanismus, der es ihm ermöglichte, die unglaublichsten Vorhaben in die Tat umzusetzen, aber die Widerstände, gegen die er zu kämpfen hatte, mehrten sich.

Die Pharmaindustrie zählte ebenso wenig zu seinen Freunden wie das medizinische Establishment. Auch staatliche Stellen erwiesen sich nicht immer als sehr hilfreich. Nicht zuletzt blies ihm der Wind auch aus den eigenen Reihen entgegen. Die homöopathische Ärzteschaft konnte sich oft genug von einem gewissen Standesdünkel nicht befreien. Mit dem Vorwurf »Sie sind doch kein Arzt«, wurde er fast immer dann konfrontiert, wenn seine Gegner in der Diskussion nicht weiter wussten.

8
Aufbruch: Der erste Kongress

1969 war das Jahr, als George Vithoulkas die internationale Bühne betrat. Bis dahin hatte er sich mit Irene Bachas darauf beschränkt, im Stillen Patienten zu behandeln, und keinen Ansatz gefunden, seine Mission in die Tat umzusetzen. Die Auseinandersetzung mit der Justiz änderte für George die Situation schlagartig. Ihm wurde klar, dass der erste Schritt sein müsse, die Homöopathie in Griechenland aus der Illegalität zu befreien. »Der Polizeichef hat den Stein ins Rollen gebracht. Wer weiß, wie lange es sonst gedauert hätte.«

Die auf den ersten Blick völlig aussichtslose, aber geniale Idee, die er gebar, war, den für 1969 geplanten Kongress der LIGA, der internationalen Vereinigung homöopathischer Ärzte, nach Athen zu holen. Er unterrichtete Irene von seinem Plan, und sie schrieben einen Brief an das Organisationskomitee in Paris. Wie abzusehen, war die Antwort negativ. Die Vorbereitungen für Paris waren in vollem Gange. Die Erinnerungsmedaillen mit dem Konterfei Hahnemanns waren bereits geprägt. Es täte ihnen Leid, war die Antwort, aber zum jetzigen Zeitpunkt sei an einen Kongress in Athen nicht zu denken. George gab nicht auf und richtete sich mit einem zweiten Brief an das Komitee, ausführlich die Gründe darlegend, weshalb der Standort Athen von vitaler Bedeutung für die Homöopathie sei. Er erklärte die Situation in Griechenland und machte vor allem darauf aufmerksam, dass sich die Homöopathie hier noch immer in der Illegalität befinde. Doch trotz aller guten Gründe blieben die Entscheidungsträger in Paris bei ihrem Nein.

George ist der festen Überzeugung, dass wichtige Vorhaben immer dann eine Chance zur Realisation haben, wenn die Zeit dafür reif ist. »Wenn man nur gegen verschlossene Türen läuft, wenn der Widerstand zu groß ist und es für die Idee keine Unterstützung gibt, dann sollte man das Vorhaben besser vergessen. Die Natur arbeitet mit Synchronizität.«

Die nötige Synchronizität kam in diesem Fall von den Pariser Studenten, die 1968 dafür sorgten, dass Paris nicht zu den sichersten Orten der Welt zählte. Die Studentenrevolte brach los, Straßenschlachten tobten in der Pariser Innenstadt, Schaufenster gingen zu Bruch und es gab Verletzte. Das Organisationskomitee bekam kalte Füße und erinnerte sich an das Ersuchen des unbekannten griechischen Homöopathen George Vithoulkas. Sie fragten an, ob die Organisation des Kongresses in Athen noch möglich sei, und überließen Irene und George alle für Paris vorbereiteten Materialien, einschließlich der schönen Medaillen.

So glücklich die beiden nach der unerwarteten Zusage gewesen sein mögen, so unüberwindlich schienen auch die ganz praktischen Probleme, mit denen sie sich jetzt konfrontiert sahen. Zwei Kernpunkte kristallisierten sich schnell heraus. Für einen internationalen Kongress brauchte man Unterstützung von offizieller Seite und eine nicht unerhebliche Menge Geld. Abgesehen von einer bescheidenen Summe, die von der LIGA zur Verfügung gestellt wurde, war beides nicht vorhanden.

Die offizielle Unterstützung hatte für George Priorität. Gemeinsam mit Irene Bachas ging er zum Gesundheitsministerium, um beim Minister vorzusprechen. Sie zogen eine Nummer und reihten sich in die Schlange der Wartenden ein, die ihre unterschiedlichen Anliegen beim Minister vortragen wollten. Schließlich waren sie an der Reihe.

Irene als Medizinerin sollte das Wort führen und erklärte das Anliegen. Ein internationaler Kongress mit Medizinern aus aller Welt sollte im nächsten Jahr in Athen stattfinden. Der Minister fragte: »Wer sind die Organisatoren?« Irene erfasste die Wichtigkeit der Frage und wandte sich mit einem Blick Hilfe suchend an George. »Nun, wir zwei sind die Organisatoren«, antwortete er wahrheitsgemäß. »Sie sind nicht zwei, Sie sind anderthalb. Und jetzt gehen Sie«, lautete der niederschmetternde und abschließende Bescheid des Gesundheitsministers. Sie gingen nach Hause und wussten, dass sie so schnell wie möglich ein Organisationskomitee mit möglichst namhafter Besetzung auf die Beine stellen mussten.

Die Aufgabe fiel Irene zu. Es gab bereits einen Assistenz-Professor, der heimlich bei George die Homöopathie erlernte. Der Mann erklärte sich prinzipiell bereit, verlangte jedoch ein Schreiben des Gesundheitsministeriums, das ihm formale Rückendeckung geben sollte. Das schien ziemlich aussichtslos. Also musste Irene sich auf den Weg machen, um bei den Professoren, die in Frage kamen, für Zustimmung zu werben. Einer nach dem anderen lehnte das Ansinnen ab. Nur einer, Professor Economou, bereits pensioniert und etwas außerhalb des medizinischen Establishments, stimmte zu. Er hatte in Paris studiert, sich auf die Urologie spezialisiert und war ein wenig mit der Homöopathie vertraut. George sagt über ihn: »Er war schon älter und die Reaktionen seiner ehemaligen Kollegen waren ihm egal. Er war ein Idealist, dem der hippokratische Eid noch wichtig war.« Mit der Person Professor Economou war der Bann gebrochen. Irene sprach die anderen Professoren erneut an und konnte sie diesmal überzeugen, dem Komitee beizutreten.

Das Finanzproblem war damit nicht gelöst. Ihre privaten Vorräte waren schnell aufgebraucht. Die Broschüren mussten gedruckt werden, Papier gekauft, überall gab es Dinge, zu deren Erledigung es Geld bedurfte. Die Zeit war knapp. Es waren nur noch wenige Monate bis zum Kongress. Die Situation hatte sich so zugespitzt, dass manche ans Aufgeben dachten. Wieder war es George, dem die rettende Idee kam. Er schlug vor, alle wichtigen Industrieunternehmen und großen Firmen anzuschreiben und sie um eine Geldspende zu bitten. Die Adressen besorgten sie sich aus dem Telefonbuch. George diktierte einen Brief, in dem er an den Nationalstolz der Leute appellierte. Der Kongress sei zur Ehre und zum Ruhme Griechenlands. Das Geld reichte nur für ungefähr 100 Briefe. Doch der Erfolg dieser frühen Fundraising-Aktion war überwältigend. Fast jede angeschriebene Firma schickte einen Geldbetrag.

Nun musste nur noch der Minister überzeugt werden, die Schirmherrschaft über den Kongress zu übernehmen. Irene und George luden den Vorsitzenden der LIGA nach Athen ein und arrangierten ein Treffen mit dem Minister. Nach dem Gespräch erklärte er sich bereit, die Schirmherrschaft zu übernehmen, und stellte außerdem einen höheren Betrag zur Finanzierung zur Verfügung. Der Kongress konnte stattfinden.

Niemals wieder, so George, sei ein Kongress der LIGA mit so wenig Geld und in so kurzer Zeit organisiert worden. »Niemand, der da war, hat das Ereignis vergessen.« Sogar die Eröffnungsrede des Gesundheitsministers entpuppte sich als ein Plädoyer für die Homöopathie. Er sprach so sehr wie ein Homöopath, dass George sich fragte, wer ihm wohl die Rede geschrieben habe. Der Minister sagte: »In dieser Zeit der Apparatemedizin und der mechanischen Behandlung von Patienten haben wir hier Ärzte, die sich für den Einzelnen noch die Zeit nehmen, die ihm zusteht.«

Der Kongress war organisatorisch ein Erfolg, und auch die sich erst später einstellenden positiven Ergebnisse rechtfertigen dieses Urteil, aber inhaltlich war George zutiefst enttäuscht. »All diese Ärzte saßen dort herum und erzählten Unsinn. Mit Homöopathie hatte es nichts zu tun. Ich bekam einen Schock. Das also war die LIGA.« Ein weiterer Vorfall verursachte bei George Vithoulkas schwerste Bedenken, was die Kompetenz der Vereinigung anging, und war gleichzeitig seine erste unerfreuliche Begegnung mit der homöopathischen pharmazeutischen Industrie. Ein argentinischer Arzt namens Paschero, der in Buenos Aires eine Schule für Homöopathie betrieb, war mit 17 Kollegen aus Südamerika angereist. Als er sich anschickte, seine Rede zu halten, und zum Rednerpult ging, standen auf ein Zeichen 60 französische Delegierte auf und verließen geräuschvoll den Saal. Paschero war als Unisist bekannt, einer der wenigen, die damals keine Komplexmittel verschrieben, so wie George sie bereits leidvoll während seiner Zeit in Südafrika kennen gelernt hatte. George vermutet, dass eine Art Konspiration gegen die Unisisten hinter dem Ausmarsch der französischen Delegation steckte. Georges Kampf gegen die Komplexmittelhomöopathie dauert bis heute an. Für ihn verstößt sie nicht nur gegen die Lehren Hahnemanns, sondern bedeutet darüber hinaus eine Gefahr für die Wirksamkeit und damit für die Anerkennung der Homöopathie. »Durch die gleichzeitige Gabe verschie-

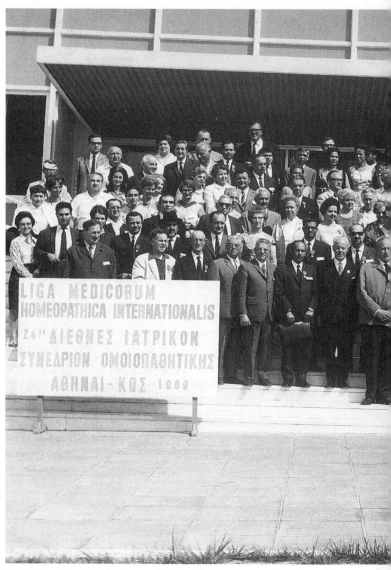

Die Teilnehmer des Internationalen Kongresses der LIGA 1969 in Athen

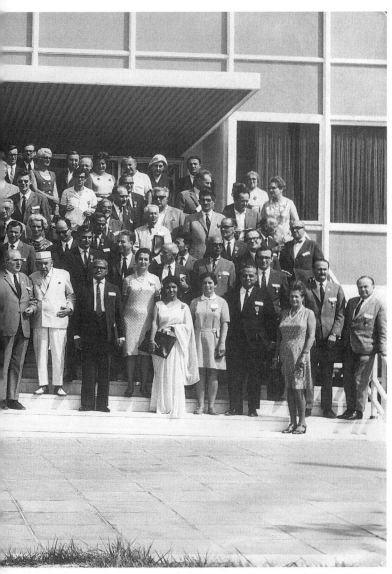

Zweite Reihe, Vierter von links: George. Dahinter Irene Bachas dener Arzneien wird das Krankheitsbild unklar. Man weiß nicht mehr, welche Symptome ursprünglich da waren und welche durch die Arzneien produziert wurden. Außerdem kann es dazu führen, dass, ähnlich wie in der Schulmedizin, Symptome unterdrückt werden statt dass eine Krankheit geheilt wird.« Die Konfrontation mit Herstellern von Komplexmitteln sollte ihn über lange Jahre begleiten und noch für einige heftige Erschütterungen sorgen.

Paschero war tief betroffen und drohte mit der sofortigen Abreise seiner gesamten Delegation. Nur dem Bemühen von Irene Bachas, George und Professor Garzonis war es zu verdanken, dass er in Athen blieb.

Der Internationale Kongress von 1969 war ein Meilenstein für die Entwicklung der Homöopathie in Griechenland. Die Zeitungen berichteten darüber, staatliche Stellen wurden mit der Homöopathie in Zusammenhang gebracht, die Homöopathie wurde ein akzeptiertes Thema. Folgerichtig führte das dazu, dass bereits 1970 die Berufsbezeichnung in Griechenland anerkannt wurde. Irene und George konnten ihre Praxis jetzt ganz legal führen und sogar ein Schild an der Tür anbringen. Außerdem waren sie berechtigt, ihre Arzneien über Rezept zu verschreiben.

Denn das war eine weitere positive Folge des Kongresses. Die griechische Pharmaindustrie war auf die Homöopathie aufmerksam geworden. Schon bald fand sich die erste Apotheke, die homöopathische Arzneien vertrieb und sogar selbst herstellte.

Viel entscheidender aber war die Tatsache, dass George nun eine Plattform gefunden hatte, denn selbstverständlich wurde sofort eine adäquate griechische Vereinigung gegründet mit Professor Garzonis an der Spitze: The Hellenic Homeopathic Association. Irene Bachas wurde Vizepräsidentin und George, obgleich Initiator und Gründer,

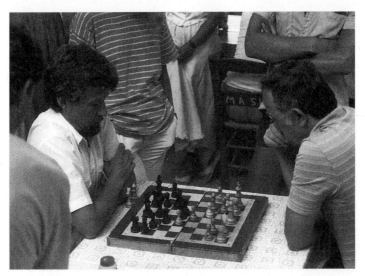

Der »Master-Mind« beim Schach in den USA 1983

war einfaches Mitglied. Ansonsten war die Mitgliedschaft ausschließlich Ärzten vorbehalten. Diese Maßnahme wurde von George getragen und unterstützt, denn er sah darin die einzige Möglichkeit, von den Universitäten, Krankenhäusern und staatlichen Stellen anerkannt zu werden. Diese Strategie verfolgt George bis heute, besonders in Griechenland, wo er, anders als in seinen internationalen Gruppen, nur Ärzte unterrichtet. Zur gleichen Zeit wurde George, nachdem die LIGA eine Ausnahmegenehmigung erteilt hatte, die erforderlich wurde, weil er kein Arzt war, ordentliches Mitglied und beigestellter Vizepräsident der Organisation als Repräsentant Griechenlands.

Der Bedarf an Unterricht war immer schon vorhanden gewesen, wurde aber jetzt, da die Homöopathie anerkannt war, von allen Seiten an Irene und George herangetragen. Sie begannen im kleinen Rahmen, mit vier oder fünf Teilnehmern, aber schon bald wuchsen die Gruppen auf bis zu 30 Schüler an, alles Ärzte oder Dentisten. George hielt sich dabei im Hintergrund. Er war während des Unterrichts anwesend, der von dem schon genannten Assistenz-Professor und Irene gehalten wurde, mischte sich aber nicht in die Lehrtätigkeit ein, die er jedoch sehr wohl vorbereitete und strukturierte. Es sei denn, er wurde gefragt, was immer häufiger geschah. Dennoch dauerte es noch drei Jahre, bis George Vithoulkas zum ersten Mal offiziell vor eine Klasse trat, um zu unterrichten.

Die Dinge waren auf den Weg gebracht. George hatte erkannt, wie sehr die LIGA einer strukturellen, inhaltlichen und personellen Reform bedurfte. Der Kongress, den er erlebt hatte, war dafür Beweis genug. »Für sie war es eine Art Zeremonie. Man traf sich, plauderte, tauschte Papiere aus, aber nichts geschah, um der Homöopathie weiterzuhelfen.« Schon bald traf er sich mit Alain Naudé, seinem alten Freund aus Südafrika, und einen ganzen Sommer lang arbeiteten sie an einer Strategie, um die LIGA zu reformieren. Das war deshalb besonders schwierig, weil die französischen Delegierten, besonders Dennis Demarque, sehr gegen ihn eingenommen waren. Vithoulkas und Naudé platzierten Namen, ersannen Institutionen wie ein Public-Relations-Büro oder eine Stabsstelle für Unterricht und Lehre, und verteilten Funktionen. Der geniale Schachspieler Vithoulkas, »Master-Brain«, wie ihn viele seiner engen Bekannten bezeichnen, hatte endlich sein Spielfeld gefunden und bereitete seine Partie generalstabsmäßig vor.

9
Internationale Kontakte

Die Entwicklung der Homöopathie seit den Sechzigerjahren und die persönliche Geschichte von George Vithoulkas sind untrennbar miteinander verbunden. Es ist schwer zu sagen, ob dabei die Homöopathie ihn oder er die Homöopathie im Schlepptau hatte.

Die erste internationale Anerkennung wurde ihm beim Kongress 1969 in Athen zuteil. Bis dahin war der Name George Vithoulkas in der Welt der Homöopathie weitgehend unbekannt, lässt man seine Erfolge bei der Behandlung Krishnamurtis und die daraus resultierenden Kontakte außer Acht. Durch den Kongress konnte er sich in das Netzwerk der Homöopathie einführen und Einfluss gewinnen. Doch das war nur der erste Schritt. Das neue Jahrzehnt sollte ihn weltweit an die Spitze der homöopathischen Bewegung bringen. Den Grundstein dafür legte er bereits einige Wochen vor dem Kongress bei einem Spaziergang durch das nächtliche Athen, nachdem er seine spätere Frau Tati nach Hause gebracht hatte.

Plötzlich überfiel ihn die Idee, dass er ein Buch schreiben müsse, in dem die Homöopathie, so wie sie zu sein hatte, erklärt werden sollte. Zu Hause angekommen machte er sich sofort an die Arbeit und schrieb bis sechs Uhr morgens. In nur 20 Tagen stellte er sein Erstlingswerk fertig. Aber erst nach Ende des Kongresses machte er sich daran, das Buch zu veröffentlichen, weil er den erfolgreichen Kongressablauf nicht gefährden wollte. Zunächst erschien *Homeopathy – Medicine of the New Man* 1970 in kleiner Auflage nur in Griechenland. Zwei Jahre später wurde die englische Übersetzung in den USA publiziert. Bei dieser Übersetzung spielte wieder einmal einer der unerklärlichen »Vithoulkasschen Zufälle« eine große Rolle. Alain Naudé, sein alter Freund aus Südafrika, war auf dem Weg zurück in die USA, wo er mittlerweile lebte, zu Besuch bei George. Natürlich erzählte der ihm von seinem Buch, und was Naudé davon hörte und las, begeisterte ihn. Anstatt nach Hause zu fahren, blieb er in Athen und übersetzte das Buch ins Englische. Die heute vorliegende Ausgabe beruht immer noch auf der ersten Übersetzung von Alain Naudé. Aber dabei beließ er es nicht. Er nahm das Buch mit, um es bei einem amerikanischen Verleger unterzubringen.

Das war Anfang der Siebzigerjahre für einen griechischen Autor kein leichtes Unterfangen. Der amerikanische Markt hatte nur ein sehr begrenztes Interesse an ausländischen Büchern, noch dazu von einem völlig unbekannten Autor. Aber es funktionierte. Penguin Books fand das Manuskript interessant genug, um es in sein Programm aufnehmen zu wollen, allerdings erst in zwei Jahren. Das war Naudé zu spät. Er schaffte es schließlich, das Buch bei Avon unterzubringen, die es mit einer Erstauflage von zehntausend Exemplaren auf den Markt brachten. Später wurden die Rechte vom Arco-Verlag übernommen, der es seitdem verlegt.

Medizin der Zukunft war vielleicht Georges wichtigstes Buch. Zwar waren andere erfolgreicher und brachten ihm mehr Anerkennung in Fachkreisen ein, in *Medizin der Zukunft* legte er jedoch zum ersten Mal seine grundlegenden Erkenntnisse über die Homöopathie nieder und beschrieb die Rolle, die sie im weltweiten Gesundheitssystem spielen könnte. *Medizin der Zukunft* ist ein gut strukturiertes, leicht zu lesendes und darüber hinaus äußerst informatives Buch. Es gibt einen Abriss der Geschichte der Homöopathie, stellt ihre grundlegenden Regeln und Gesetze dar, sowie die empirische und systematische Forschung, die ihr zu Grunde liegt. Mit seinen dokumentierten Fällen ist es bis heute eine der gelungensten Einführungen in die Homöopathie. Ihr Begründer Samuel Hahnemann, dessen Leben mit etlichen Biografien belegt ist, wurde 1755 in Meißen geboren und starb 1843 in Paris. Hahnemann war ein anerkannter Arzt und Apotheker, der, für damalige Zeiten sehr ungewöhnlich, sechs Sprachen fließend beherrschte: Deutsch, Französisch, Englisch, Latein, Altgriechisch und Arabisch, was ihn zum direkten Studium alter Schriften befähigte. Sein Buch *Organon der Heilkunst* ist bis heute die Grundlage aller homöopathischen Studien, in dem sämtliche Gesetze und Prinzipien akkurat dargelegt sind. Bahnbrechend und revolutionär, obgleich bereits seit Jahrtausenden bekannt, war die Einsicht, dass Krankheiten keine isolierten Vorgänge im menschlichen Körper sind, sondern Ausdruck einer Störung der Lebensenergie. Diese Lebensenergie macht nach Hahnemann den Unterschied zwischen einem toten und einem lebenden Körper aus. Vithoulkas' Verdienst ist es, diese Prinzipien neu entdeckt und kompromisslos in jeder Form publiziert zu haben. *Medizin der Zukunft* ist ein Plädoyer für die Betrachtung des Menschen als Ganzheit und gegen den Versuch, ihn mit Hilfe vermeintlich wissenschaftlicher Erkenntnis auseinander zu dividieren. Mit zwingender Logik erklärt Vithoulkas die Wirkungsweisen der Homöopathie und stellt sie schonungslos den verheerenden Konsequenzen chemischer Medikamente gegenüber. Aber Vithoulkas geht noch weiter, wenn er die Interaktionen zwischen Patient und Arzt thematisiert, ein Tatbestand, der bis in die jüngste Vergangenheit der Psychologie zugerechnet wurde und in der Schulmedizin kaum Beachtung fand. »Krankheiten werden nicht geheilt, wenn man ihre Symptome unterdrückt«, ist der immer wiederkehrende Tenor des Buches und zugleich eine der essenziellen Aussagen der Homöopathie überhaupt. Vithoulkas stellt dies an einleuchtenden Beispielen aus seiner Praxis dar, ohne dabei jemals den Bezug zu Hahnemann zu verlieren. Warum etwa steckt sich eine Person bei der Berührung mit Tuberkulose an und eine andere nicht? Neben dem Erreger musste es eine weitere Komponente geben, die den Ausbruch einer Krankheit beeinflusst: die gestörte Lebensenergie, die manifestierte Schwächung des Organismus, die den Eintritt des Erregers erst ermöglichte. Selbst dieses Faktum ist in der Schulmedizin bekannt, wird aber, so stellt es Vithoulkas in seinem Buch nachvollziehbar dar, konsequent ignoriert. Kent, ein großer amerikanischer Arzt und Homöopath, ging so weit zu behaupten, dass die Bakterien erst infolge der Krankheit auftreten. Vithoulkas wiederholt die Lehrsätze Hahnemanns und Kents, dass Ähnliches mit Ähnlichem zu heilen sei. Lehrsätze, die bereits im antiken Griechenland Bestand hatten und auch Paracelsus bekannt waren. Aber Vithoulkas, um mit Bill Gray zu sprechen, holt sie aus dem Dunkel und stellt sie ins gleißend helle Neonlicht. Er bemüht die natürliche Ordnung der Dinge, um die Homöopathie weiter zu erklären: Auch der kleinste Samen kann mit Hilfe der Energie der Sonne sein Potenzial entfalten. Warum also nicht die hochverdünnten homöopathischen Potenzen? »Eine Substanz, die Symptome bei einem Gesunden hervorruft, heilt genau diese Symptome bei einem

Kranken.« Diese Grundlage der Homöopathie, an Hunderttausenden von Fällen bewiesen, stimmt sowohl bei akuten als auch bei chronischen Krankheiten. In *Medizin der Zukunft* beschreibt Vithoulkas jedoch sehr genau den unterschiedlichen therapeutischen Ansatz bei der Behandlung dieser verschiedenen Krankheitszustände. Bei der chronischen Erkrankung muss der Arzt nicht nur die offenkundige Beeinträchtigung berücksichtigen, sondern darüber hinaus gewahr sein, dass sie auch ein Ausdruck einer tiefer liegenden, zuvor nicht kurierten Krankheit ist. Eine kaum beachtete Hautkrankheit im Kindes- oder sogar Babyalter kann, wenn sie anstatt geheilt unterdrückt wird, zum Ausgangspunkt lebenslanger Leiden werden. Cortison und Antibiotika unterdrücken fast jedes Symptom. Die gestörte Lebensenergie wird weiter beeinträchtigt und greift tiefere und vitalere Schichten des Menschen an. Doch damit nicht genug. Die grundlegenden Störungen, die Hahnemann unter dem Begriff »Miasmen« zusammenfasste, werden von Generation zu Generation weitergegeben. Deshalb stellt die Behandlung von Miasmen die größte Herausforderung für den Homöopathen dar. Darüber hinaus stellt Vithoulkas in seinem Buch die These in den Raum, dass durch die hemmungslose Verabreichung von Penicillin und Cortison sowie die Massenimpfungen selbst gegen harmlose Krankheiten neue Miasmen geschaffen wurden, die sich in einem Patienten übereinander legen können. Die Behandlung solcher Fälle erfordert eine kontinuierliche und konzentrierte Beobachtung des Patienten und des Krankheitsverlaufs, um immer zur richtigen Zeit das richtige Mittel in der richtigen Potenz verabreichen zu können. Man bekommt eine Idee davon, was es heißt, ein verantwortungsvoller Homöopath zu sein. Die Behandlung stellt aber ebenso hohe Anforderungen an den Patienten.

Es beginnt damit, dass er gleich zu Beginn mit allen möglichen, teilweise merkwürdig anmutenden Fragen konfrontiert wird: »Ist Ihnen gewöhnlich warm oder frösteln Sie leicht? Sind Sie anfällig für Wetteränderungen? Haben Sie Ängste vor geschlossenen Räumen, vor dem Tod, vor der Dunkelheit oder vor Höhen? Sind Sie sehr ordentlich? Welche Wirkung hat Musik auf Sie? Auf welcher Seite des Körpers haben Sie gewöhnlich Beschwerden? Welche Speisen und Getränke bevorzugen Sie? Wie schlafen Sie und in welcher Position? Strecken Sie Ihre Füße nachts aus der Bettdecke?«

Die Behandlung kann lange dauern und ist abhängig von vielen ineinander wirkenden Faktoren. Der homöopathische Patient braucht Geduld und muss sich selbst als wichtigsten Bestandteil des Heilungsprozesses begreifen, indem er seine Selbstwahrnehmung schärft und objektiviert. Bei der Heilung von schweren chronischen Krankheiten geschieht es, den Erkenntnissen der Homöopathie entsprechend, dass frühere Krankheiten wiederkehren, chronologisch rückwärts, was die Patienten nicht selten zur Verzweiflung und zum Aufgeben veranlasst, obgleich der Umstand für den Homöopathen einen Therapieerfolg darstellt. Bei aller Euphorie und Überzeugung bleibt Vithoulkas jedoch Realist. Er weiß und sagt, dass die Homöopathie nicht alles heilen kann.

Interessanterweise unterscheidet sich die Erstausgabe des Buches erheblich von allen nachfolgenden. Georges amerikanische Studenten und Freunde, die Einfluss auf die Gestaltung des Buches hatten, waren der Meinung, dass die spirituellen Anteile des Buches einen zu großen Raum einnahmen. Tatsächlich strichen sie alles heraus, was einen Bezug zu Spiritualität und Esoterik haben konnte. Sie glaubten damals, dass solche Darlegungen der Homöopathie insgesamt und dem Ansehen George Vithoulkas' in den USA schaden könnten. George schloss sich schließlich dieser Meinung an und stimmte den Änderungen zu. »Für mich war es sehr selbstverständlich, die spirituellen Aspekte des menschlichen Lebens mit wissenschaftlichen Anliegen und Erkenntnissen zu verbinden. Das stellte für mich keinen Widerspruch dar. Meine Studenten befanden es 1971 allerdings als nicht zumutbar für eine größere Öffentlichkeit.«

Hätte George Vithoulkas eine der klassischen europäischen akademischen Laufbahnen genommen, wäre ihm diese spielend leichte Kombination wissenschaftlicher Systematik und spiritueller Erkenntnis kaum möglich gewesen. Zu prägend sind die Lehr- und Lernjahre an der Universität und im Beruf, zu zwingend die Vorgaben des wissenschaftlichen Etablissements und eines Systems, das die Entwicklungsgeschichte der Welt wie ein Lineal betrachtet, von dem es keine Abweichungen geben darf, weil nicht sein kann, was nicht sein soll.

George ließ sich von solchen Zwängen nie beeindrucken. Er sagte, schrieb und lehrte, was er für richtig befand, was er erfahren hatte und was er vertreten konnte. Ob es in ein wissenschaftliches System passte, interessierte ihn herzlich wenig. Auch dass seine Lehren das geltende Wissenschaftssystem auf den Kopf stellen konnten, war ihm einerlei. Er war sich dessen eigentlich damals auch nicht bewusst. So wenig, wie er in frühen Jahren die Beschränkung persönlicher Freiheit ertragen konnte, so wenig ließ er sich jetzt das Denken verbieten. Er wollte sich nicht mit der Nische zufrieden geben, die der Homöopathie zugedacht war und in der man sie weitgehend in Ruhe ließ. George war so überzeugt von der Richtigkeit und Wichtigkeit seiner Mission, dass er der Homöopathie zu einem weltweiten Siegeszug verhelfen wollte. Und das ging nicht ohne Auseinandersetzungen mit der etablierten Wissenschaft und Medizin.

1970 heiratete George Vithoulkas seine langjährige Freundin und Patientin Sissula. Mit ihr kehrten der nötige Rückhalt und die Struktur in sein Leben ein, die er brauchen würde, um den vielfältigen Anforderungen und Anfeindungen der Zukunft standzuhalten. Sissula Vithoulkas scheint von der Homöopathie ebenso überzeugt zu sein wie ihr Mann. In einer Widmung beschreibt George sie als den einzigen Menschen, der sein Leben vollständig der Homöopathie gewidmet hat. Und in der Tat halten viele enge Freunde Tati für die wahre Heldin im Hintergrund. Sie hat auf alles verzichtet, was das Leben im Allgemeinen einer Frau zu bieten hat, insbesondere auf eine Familie. »George hat von Anfang an gesagt, dass er keine Kinder haben wolle. Für ihn zählte nur seine Mission.« Sissula Vithoulkas, 12 Jahre jünger als ihr Mann, bereut nichts und möchte keinen Tag an der Seite ihres berühmten Mannes missen, auch wenn es manchmal, wie sie selbst sagt, sehr schwierig war. »Wir sehen uns fast den ganzen Tag, aber ich habe nicht viel von ihm. Er ist immer beschäftigt.« George Vithoulkas kennt keine Ferien, keine Erholung, kein süßes Nichtstun. Selbst wenn er Freunde besucht, was selten genug vorkommt, verfolgt er im Gespräch einen Zweck, und sei es nur der, herauszufinden, wie seine Solaranlage zu verbessern ist. Nur am Abend, wenn Sissula mit viel Liebe das vorzügliche Essen bereitet hat, entspannt er sich, scherzt und offenbart eine fast zärtliche Wärme und Offenheit, die in seinem sonstigen Leben wenig Platz findet. Sicher gibt es niemanden auf der Welt, der ihn besser kennt als seine Frau. Sie vertraut ihm völlig, weiß um die Wichtigkeit seiner Arbeit und unterstützt ihn darin, wo sie kann.

Das Telefon ist sein ständiger Begleiter. Anrufe aus aller Welt gehen ein. Häufig sind es ehemalige Schüler, die in einem schwierigen Fall seinen Rat einholen, oder Freunde, die ein neues Projekt planen und ihn dafür um Unterstützung bitten. Seine Verpflichtungen nehmen fast täglich zu. Und es ist nicht so, dass all diese Belastungen spurlos an ihm vorübergehen. Wenn George zu wenig Schlaf bekommt, bricht seine Energie schnell ein, und er wirkt lustlos und uninteressiert. Doch selbst in einer solchen Verfassung kann er im Handumdrehen seine Ressourcen mobilisieren, wenn es um die Interessen der Homöopathie geht. Ganz besonders deutlich wird das bei den zahlreichen Seminaren, die er weltweit gibt. Selbst ohne den für ihn so wichtigen Schlaf scheint er völlig ausgeruht, wenn er vor die Klasse tritt. »Ich frage mich manchmal, woher der Mann diese Energie nimmt«, wundert sich nicht nur seine Frau.

Wann immer es geht, begleitet Sissula ihren Mann auf seinen Reisen. Sie, die sehr gesellig ist, die Kunst liebt und in Gesellschaft richtig aufblüht, mag manchmal unter der fast spartanisch disziplinierten Lebensweise ihres Mannes leiden. Aber die Liebe zu ihm und die mittlerweile gemeinsam erlebte Mission gleichen all das aus. Sissula hat eine wichtige Funktion in Georges Leben übernommen. Sie ist sein Navigator durch den Alltag, nimmt ihm all die Dinge ab, die für ihn so zeit- und energieaufwändig sind wie Reisevorbereitungen oder das Finden der richtigen Garderobe. Das Miteinander der beiden macht einen sehr harmonischen Eindruck, auch wenn George gereizt und nervös ist. Tati kennt ihn und weiß solche Situationen aufzufangen. »Manchmal streiten wir. Dann kann es vorkommen, dass er schreit, aber nach zwei Minuten ist alles vergessen. Streit nistet sich bei uns nicht ein. Wir vertrauen einander.«

George legt hohe Maßstäbe an seine Arbeit und an die Menschen, die diese Arbeit mit ihm teilen. In dieser Beziehung kennt er keine Kompromisse. »Ich muss rigoros verfahren und darf nicht nachgiebig sein. Wenn unsre Resultate schlecht sind oder wenn wir in der Öffentlichkeit Fehler machen, werden wir angreifbar. Das schadet der Homöopathie, denn wir werden mit Argusaugen beobachtet.« Vielen seiner Schüler ging die Kritik zu weit, und sie konnten mit der direkten Art ihres Lehrers nicht umgehen, was dazu führte, dass einige wichtige Weggefährten wie Vassilis Ghegas ihm den Rücken kehrten. Zu Beginn der Siebzigerjahre hatte die homöopathische Bewegung in Griechenland einen ungeheuren Zulauf. Es kamen mehr Patienten ins neu gegründete Homöopathische Zentrum, als behandelt werden konnten. So erfreulich das war, es barg auch Gefahren. Neben der Tatsache, dass noch nicht fertig ausgebildete Homöopathen nicht die gewünschten Erfolge erzielen konnten und sich damit die Patienten enttäuscht von der Homöopathie abwenden würden, gerieten die Ärzte in eine Art Erfolgsrausch. Ersteres glich George dadurch aus, dass er bei jedem behandelten Fall im Athener Zentrum im Hintergrund die Verschreibung übernahm. Auf Letzteres hatte er nur sehr bedingt Einfluss. Es hatte sich eine Aufbruchstimmung breit gemacht, voller Enthusiasmus und voller Visionen. Die Heilerfolge waren überwältigend, und dem, so glaubt George, konnten einige nicht widerstehen. »Sie dachten, sie seien perfekt und verfielen einer Art von Größenwahn. Aber um Homöopathie wirklich erfolgreich praktizieren zu können, muss man ohne Hintergedanken und Selbstsucht sein. Diesen Zustand zu erreichen bedeutet eine große Anstrengung und viele Opfer, die man bringen muss.« Georges Anspruch war und ist es, mindestens neun von zehn Patienten zu heilen. Mit weniger gibt er sich nicht zufrieden und geißelt jeden, der es tut. »Sie glauben, es fällt vom Himmel. Sie haben 500 Patienten und heilen davon viele. Aber wie viele?« George ist hart wie ein Stein, wenn es um die Qualität der Homöopathie geht. So hart, dass man daran zweifeln kann, dass sich hinter dieser unnachgiebigen Fassade ein weicher und mitfühlender Mensch verbirgt.

Von Anfang an war es Georges wichtigstes Anliegen, diese Qualität zu sichern. Er wusste, dass die Homöopathie nur durch Erfolg überzeugen würde. Deshalb war es folgerichtig, eine Schule zu gründen. Irene Bachas und Professor Garzonis waren die ersten Lehrer. Es wurden ausschließlich Mediziner akzeptiert. Auch das war Teil einer Strategie, die der Homöopathie zur Anerkennung und Verbreitung verhelfen sollte. Anfangs waren die Klassen klein, doch schon bald wuchsen sie auf 30 und 40 Studenten an. Die ersten Jahre hielt George sich im Hintergrund, denn er sah die Gefahren, die darin lagen, wenn er als Laie den Unterricht von Medizinern übernehmen würde. Aber natürlich wusste bald jeder, dass er der Supervisor war, und der Ruf nach George als Lehrer wurde immer lauter. Ab 1972 unterrichtete er selbst. Die Studenten mochten seine Art, die Homöopathie zu erklären. Es waren keine trockenen Vorträge, deren wirkliche Bezüge in der Praxis mühevoll gesucht werden mussten. Georges Unterricht war voller Leben, ständig in Bezug zur alltäglichen Praxis und angepasst an das Vorwissen der Studenten. Er war in erster Linie Praktiker und kein Theoretiker. Das, was er lehrte, entstammte seinen eigenen Erfahrungen. Die Athener Schule bot neben einer obligatorischen Einführung in das medizinische System der Homöopathie auch philosophische Kurse, die Materia Medica und natürlich eine ausgiebige Fallanalyse. Das erste Jahr stand ganz im Zeichen der

Philosophie, der theoretischen Grundlagen und des Studiums des *Organon der Heilkunst,* der von Hahnemann verfassten »Bibel« der Homöopathie. Im zweiten Jahr begannen die Studenten mit der Materia Medica, dem Gebrauch des Repertoriums und der Fallanalyse, die im Unterricht von George Vithoulkas einen breiten Raum einnimmt.

Für George Vithoulkas waren Seminare äußerst anstrengend. Er sah die zwingende Notwendigkeit, musste sich jedoch immer wieder zusammenreißen, dieser Verpflichtung nachzukommen. »Es war wie eine Folter für mich. Für andere mag es schön sein, als der große Lehrer zu gelten, als eine Art Guru. Mir hat das niemals etwas bedeutet. Im Gegenteil empfand ich es als sehr belastend.« George spürte die Verantwortung, die er durch seine Lehrtätigkeit auf sich genommen hatte. Sie lastete schwer auf ihm und fügte sich nahtlos in die lange Reihe von übergroßer Verantwortung, die er bereits als kleiner Junge auf sich geladen hatte. Mitte der Siebzigerjahre, so erinnert sich George, ergriff die Last wieder verstärkt Besitz von ihm und sollte ihn nur noch einmal für wenige Tage verlassen.

Eine andere Frage, deren Beantwortung weit reichende Folgen hatte, war die nach der Anzahl der Studenten, die er unterrichten sollte. Nahm er wenige, aber überzeugte Studenten, die so wie er mit vollem Herzen bei der Sache waren, oder sollte er große Klassen unterrichten in der Hoffnung, dass so die Anzahl der wirklich guten Homöopathen unter dem Strich größer sein werde? Ende der Siebzigerjahre traf er die Entscheidung zu Gunsten der Quantität. Die Meinungen darüber gingen und gehen weit auseinander. Alain Naudé, der später eines seiner Seminare in den USA besuchte, war ein entschiedener Gegner solcher Großveranstaltungen. »Das ist verschwendete Zeit«, warf er ihm vor. »Es ist besser, du sammelst einige wenige

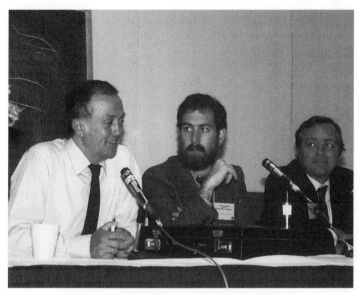

**1985 in San Francisco mit Bill Gray (rechts)
und Roger Morrison**

um dich, die du unterrichtest. Menschen, die sich wirklich ganz der Homöopathie widmen.« Es gab immer wieder Schüler, die einen sehr engen Kontakt zu George aufbauen konnten, wie Bill Gray oder Roger Morrison, aber generell hatte George seine Entscheidung getroffen und ließ sich nicht umstimmen, obgleich es manchmal schwierig war, bei den sehr unterschiedlichen Voraussetzungen der Studenten die von ihm geforderte hohe Qualität im Unterricht zu halten. Auch hatte George, besonders in Amerika, immer wieder mit Skeptikern und Studenten zu kämpfen, die ihm nicht den nötigen Respekt entgegenbrachten. Das störte empfindlich seine eigene Begeisterungsfähigkeit, verletzte ihn und nahm damit Einfluss auf die Qualität des Unterrichts.

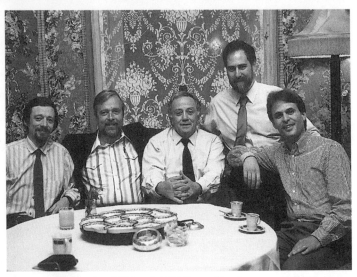

**1992 in den USA mit Bill Gray (Zweiter von links)
und Roger Morrison (Zweiter von rechts)**

Rückblickend kann man sagen, dass sowohl die Athener Schule als auch das Homöopathische Zentrum, das heute im Athener Stadtteil Maroussi angesiedelt ist, große Erfolge waren. In Griechenland gibt es praktisch keinen Homöopathen, der nicht direkt oder indirekt von George Vithoulkas ausgebildet wurde. Circa 200 000 Fälle wurden in den vergangenen 25 Jahren alleine in Maroussi behandelt, wie Dr. Christos Ramenos, der derzeitige Direktor des Zentrums, berichtet. Mit monatlich etwa 250 neuen Patienten und 1200 Follow-ups arbeitet das Zentrum nicht nur wirtschaftlich, sondern trägt auch einen Großteil dazu bei, dass mittlerweile fast zehn Prozent der Athener Bevölkerung in homöopathischer Behandlung standen oder stehen. Etwa 60 Euro kostet die Erstanamnese, 47 Euro jede weitere Konsultation. 16 Ärzte stehen im Zentrum für die

Patienten, aber auch für die praktische Ausbildung junger Ärzte bereit. Dr. Ramenos' Weg ist typisch für die Entwicklung vieler Ärzte und Medizinstudenten, die von der Schulmedizin restlos enttäuscht waren. Meist sind es Ärzte, die in der Medizin ihre Berufung sahen und die sich desillusioniert abwandten, als sie sahen, welch untergeordnete Rolle der Mensch in der medizinischen Praxis spielte. »Ich sah, wie der Mensch immer weiter auseinander dividiert wurde. Die Augen für diesen, die Lungen für jenen, die Knochen wieder irgendwo anders. Ich fragte mich: Wo bleibt der Mensch?« Dr. Ramenos war nach seinem Studium völlig verzweifelt und unsicher, welchen Beruf er ergreifen solle. »Da bekam ich zufällig Georges Buch *Medizin der Zukunft* in die Hände. Ich las es in wenigen Stunden und hatte den Menschen in der Medizin wieder gefunden.«

Die Homöopathie, die den Menschen immer als Ganzes betrachtet und sich nicht dem Irrglauben hingibt, man könne ein Symptom beheben und damit den Menschen heilen, übt eine große Faszination besonders auf jene aus, die sich nicht mit einer vereinfachten mechanistischen Sicht der Dinge begnügen und glauben, man könne einen Menschen wie eine Maschine durch Austausch bestimmter Teile wieder in Gang setzen. Vithoulkas traf mit seinen Lehren das Bedürfnis der Zeit. Die Sechziger- und Siebzigerjahre waren in der westlichen Welt eine Zeit des Aufbruchs, eine Zeit der Auflehnung gegen etablierte Systeme. Das Althergebrachte wurde in Frage gestellt und George damit gänzlich ungewollt zu einem Protagonisten dieser Auflehnung, zu einem Revolutionär wider Willen. Folgerichtig zog die Homöopathie viele Menschen an, die sich selbst in diesem Aufbruch befanden und an Veränderungen interessiert waren. In Griechenland war die politische Situation im Gegensatz zu den anderen westlichen Demokratien fast auf den Kopf gestellt. Eine Militärjunta hatte die Macht ergriffen, ließ wie alle Diktaturen keine anderen Meinungen zu und beäugte äußerst misstrauisch jede Bewegung, die nicht genau der Staatsräson entsprach. Es herrschte keine Atmosphäre der inneren oder äußeren Befreiung, kein Geist der Freiheit wehte durch die Straßen Athens. In dieser Situation eine neue Medizin zu etablieren, die der Individualität so hohen Wert beimaß und die deutlich im Widerspruch zu den Interessen der organisierten Medizin und denen der Pharmaindustrie stand, bedurfte besonderer Umsicht und Weitblicks.

Dabei tauchten immer neue und unverhoffte Schwierigkeiten auf. Einmal, so erinnert sich George, wurde ein Inspektor des Gesundheitsministeriums beauftragt, die Homöopathie genauestens unter die Lupe zu nehmen und gegebenenfalls den Betrieb der Einrichtungen zu beenden. Tsitsaxas Konstantinos war bekannt als ein Mann von Prinzipien, unbestechlich und pedantisch. Er hatte schon Apotheken wegen geringfügiger Verstöße gegen Gesundheitsverordnungen schließen lassen und war ein Bürokrat mit großen Befugnissen. Zuerst schickte er seine Schwester inkognito zur Behandlung ins Zentrum. Da sie geheilt wurde, kam er selbst, um sich einer Behandlung zu unterziehen. »Wir wussten, wer er war, und alle zitterten, weil sie Angst hatten, einen Fehler zu machen«, erinnert sich George. Heute kann er darüber lachen. Jedenfalls verlief auch Konstantinos' Behandlung erfolgreich und der gefürchtete Inspektor verfasste einen positiven Bericht. »Das hat dem Mann große Schwierigkeiten eingebracht. Er sah sich Anfeindungen ausgesetzt, die sogar seine Existenz bedrohten. Die großen Belastungen führten schließlich zu einem Schlaganfall. Aber nichts konnte ihn von seinen

Prinzipien abbringen.« George, aber auch Roger Morrison, der Konstantinos gemeinsam mit George im Krankenhaus besuchte, war sehr vom Mut dieses Mannes beeindruckt. Er sei der erste Mann in Griechenland, so George, der für die Homöopathie gestorben sei. Die Freiheit des Todes war eine der wenigen Freiheiten, die auch von der Militärjunta nicht kontrolliert werden konnte. In einem System von Zwängen ist die Freiheit per definitionem suspekt.

George praktizierte seinen Unterricht nach dem Prinzip der größtmöglichen Freiheit. Er vertraute darauf, dass seine Studenten aus freiem Willen ihr Bestes gaben. Prüfungen fanden nicht statt, bis sie später von den Studenten eingefordert wurden.

Es gab auch durchgängig das Problem, das rechte Verhältnis zwischen handfesten Informationen wie der Wirkung von Mitteln oder der Technik der Fallaufnahme und dem philosophischen Hintergrund der Homöopathie zu finden. Wissenschaftlich vorgebildete Menschen, wie fast alle Studenten, die George unterrichtete, werden mit einem festgefügten wissenschaftlichen Weltbild groß, das wenig oder keinen Platz für eine natürliche Medizin lässt. Das Selbstverständnis ist geprägt von der eigenen Überlegenheit über natürliche Prozesse. Krankheiten werden bekämpft, Epidemien besiegt. Ärzte werden zu Helden auf dem Schlachtfeld des menschlichen Körpers. Das Vertrauen in Selbstheilungsprozesse, ja die nötige Demut, sich selbst und seine Fähigkeiten nur als Teil eines größeren Prozesses zu sehen, ist in der wissenschaftlichen Welt nicht sehr verbreitet. Die Erfahrungen der Patienten spielen im technologischen Verständnis der Schulmedizin kaum eine Rolle. Nicht zufällig finden so gut wie keine Befragungen der Patienten statt, die ein tieferes Verständnis ihrer Leiden ermöglichen würden. Die Einmischung des Kranken ist unerwünscht und wirkt eher störend auf die nicht mit der individuellen Symptomatik abgestimmte Therapie. Der Patient scheint das Unwichtigste im gigantischen medizinischen Milliardengeschäft. George Vithoulkas hat diese Missstände immer angeprangert und sich damit natürlich nicht nur Freunde gemacht.

Auch innerhalb der homöopathischen Welt stießen seine Lehren nicht auf uneingeschränkte Zustimmung. Wie bereits erwähnt, vertritt George streng nach Samuel Hahnemann die Auffassung, dass dem Patienten nur ein Mittel verschrieben werden darf. Denn nur ein Mittel kann das Richtige, das Similium, sein.

Weit verbreitet ist jedoch nach wie vor die so genannte Komplexmittel-Homöopathie, bei der nach einer der Schulmedizin vergleichbaren Methodik die Mittel nach der Symptomatik miteinander kombiniert und verabreicht werden. Jemand, der Husten hat, bekommt ein Komplexmittel, dessen Einzelmittel jeweils das Symptom »Husten« aufweisen. Auf diese Weise kann das Symptom durchaus geheilt werden, vielleicht ist sogar das Similium darunter. Aber viel größer ist die Wahrscheinlichkeit, dass das Symptom lediglich unterdrückt und die Symptomatik durch die vielen verschiedenen Mittel völlig unklar wird. Bei circa 2000 unterschiedlichen Mitteln, die der Homöopathie bisher bekannt sind, wird klar, wie groß das Durcheinander werden kann. Etwa 500 davon werden als systematisch geprüft bezeichnet. Das heißt, dass sie nach den im *Organon* genau festgelegten Regeln bei einem gesunden Menschen getestet wurden. Die so ermittelten Symptome werden dokumentiert und miteinander verglichen. Solche mit entsprechender Häufung und Intensität werden als wichtiger erachtet und mit einer entsprechenden Wertigkeit versehen. Diese Wertigkeit wird im Repertorium, dem Sammelwerk aller Symptome, besonders gekennzeichnet und dient dem Homöopathen als Wegweiser bei der Suche nach der richtigen Arznei.

Je nach Sichtweise heißt es, dass ungefähr weitere 1000 Mittel nur partiell oder gar nicht geprüft wurden. Homöopathische Therapeuten auf der ganzen Welt experimentieren mit solchen Arzneien. Die meisten dieser Arzneien sind mineralische, pflanzliche oder tierische Substanzen. Im klassischen Fall wartet die Homöopathie nicht auf die Krankheit, sondern behandelt sie in einem solch frühen Stadium, dass deren Manifestation verhindert werden kann. Die Symptome versteht der Homöopath als die Sprache des Körpers, der uns mitteilen will, dass und auf welche Weise seine Lebensenergie gestört ist. Mit dem Verständnis dieser Zusammenhänge hatten die Homöopathen zu allen Zeiten zu kämpfen. Sogar eine solch anerkannte Größe wie der englische Homöopath und Arzt der königlichen Familie, Sir John Weir, musste ständig um die Gunst seiner Zuhörer werben, wenn er über die Homöopathie referierte. Und obgleich sie in Großbritannien bereits einen hohen Stellenwert genießt, ist sie auch dort weit entfernt davon, auf breiter Basis anerkannt zu werden.

Dabei sind ihre Erfolge verblüffend, beweisbar und bei ernsthafter Prüfung nicht von der Hand zu weisen. Lässt man die Polemik der Pharmaindustrie oder einiger Teile des medizinisch-wissenschaftlichen Establishments einmal außer Acht, werden ihre Erfolge heute selbst von Skeptikern nicht mehr vollends abgestritten. Zwei von dem amerikanischen Homöopathen Roger Morrison dokumentierte Fälle mögen die Wirkungsweise näher erläutern.

Ein Offizier der Armee musste seinen Dienst quittieren, da er seit einem Jahr an nicht diagnostizierbarem, periodisch wiederkehrendem Fieber litt. Nach Hahnemann soll sich die Wahl des richtigen Mittels in erster Linie nach den vom Patienten geschilderten mentalen und charakteristischen Symptomen richten. Der Patient hatte häufig schlechte Laune und fühlte sich leicht angegriffen. Sein Fieber begann immer um neun Uhr morgens. Er hatte die üblichen Zuckungen, Ängste und Schmerzen der Extremitäten, die nachts schlimmer wurden. Diese Kombination von Symptomen, schreibt Roger Morrison, wird nur von einem einzigen Mittel erzeugt, nämlich Chamomilla. Der Offizier bekam nur eine Gabe in hoher Potenz und konnte bald in seinen Beruf zurückkehren.

Ein anderer Fall war der einer Frau mit akuter Lebensmittelvergiftung. Sie hatte die ganze Nacht unter starkem Erbrechen und Durchfall gelitten, bevor sie gegen 2.30 Uhr zur Notfallbehandlung kam. Sie hatte Angst, ihr war kalt, sie war äußerst geschwächt. Ihr Zustand war kritisch. Das Gesamtbild der Symptome deutete auf Arsenicum hin. Und wirklich war es dieses Mittel, verabreicht in einer hohen Potenz, mit dessen Hilfe sie nach zwei oder drei Stunden völlig genesen wieder nach Hause geschickt werden konnte. Hier, so erklärt Morrison, sei die Wirkung der Homöopathie bei akuten Erkrankungen, die nicht Ausdruck eines chronischen Leidens sind, besonders gut sichtbar. Besonders bei Kindern, so berichten immer wieder Homöopathen, kann bei akuten Erkrankungen der Heilerfolg bereits nach wenigen Minuten eintreten, wenn das richtige Mittel gefunden wurde.

Roger Morrison, selbst ein anerkannter Mediziner, schreibt: »Ich glaube, es gibt keinen Arzt, der der Homöopathie nicht mit Misstrauen und Zweifeln begegnet ist. Aber die Erfolge haben die Skepsis immer besiegt. Viele, die angetreten waren, die Wirkungslosigkeit der Homöopathie zu beweisen, wurden ihre größten Verfechter.«

Und obgleich natürlich auch die Homöopathie nicht alles heilen kann und fortgeschrittene organische Störungen kaum mehr behoben werden können, so sind ihr doch, richtig und frühzeitig angewandt, nur wenige Grenzen gesetzt. Der nach Samuel Hahnemann vielleicht wichtigste Homöopath der Geschichte, J. T. Kent, wird mit folgender Äußerung zitiert, als er einmal gefragt wurde, was er für Schizophrene tun könne: »Ich könnte in die Psychiatrien gehen und die Hälfte von ihnen heilen. Und wenn ich sie seit Ausbruch der Krankheit hätte behandeln können, hätte ich sie mit einigen Ausnahmen fast alle geheilt.« Diese einigen sicherlich größenwahnsinnig anmutende Äußerung wird von vielen praktizierenden Homöopathen in der Tendenz bestätigt. Immer häufiger werden die Meldungen über erfolgreich abgeschlossene homöopathische Krebsbehandlungen, die ohne Operationen und gefährliche Medikamente durchgeführt wurden. Selbstverständlich kann auch die Homöopathie eine einmal zerstörte Leber nicht mehr heilen. Lediglich kurzfristige Verbesserungen und eine Minderung der Leiden können noch erreicht werden. Der Vollständigkeit halber sei jedoch noch einmal Doktor J. T. Kent, diesmal aus einem Briefwechsel mit einem Freund zitiert: »Ich traue mich nicht, die Heilerfolge bei Epilepsie, Schizophrenie und Krebs zu veröffentlichen, denn ich habe Angst, der Lüge bezichtigt zu werden. Ich würde es auch nicht glauben, hätte ich die Behandlungen nicht selbst durchgeführt und die Patienten geheilt aus der Praxis gehen sehen.«

Aber solche Meisterschaft ist selten und sicher nicht von jedem Homöopathen zu erreichen. Auch George Vithoulkas, der von vergleichbaren Erfolgen berichten kann, ist diese Problematik klar. Er ist sich jedoch sicher, dass jeder, der ernsthaft darum bemüht ist, es zu solcher Meisterschaft bringen kann. Entschuldigungen für Misserfolge jedenfalls lässt er nicht gelten. »Ich habe schon früh von so vielen Fällen gehört, deren Darstellung einfach nicht richtig sein konnte. Da wurde um des Erfolges willen manipuliert.« Doch auch der umgekehrte Fall taucht immer wieder auf. Die Anzeichen einer Verbesserung werden vom Arzt übersehen, der daraufhin beschließt, das Mittel zu wechseln. Ob ein Mittel gewirkt hat oder nicht, ist häufig nur äußerst schwer zu erkennen, besonders in komplizierten langjährigen Krankheitsgeschichten. Nur viel Erfahrung und geschulte Beobachtungsgabe führen dann zum Erfolg. Es kommt vor, dass ein Patient keine Verbesserung erkennen kann, aber George trotzdem bei dem verabreichten Mittel bleibt, während derselbe Patient ein anderes Mal von einer Verbesserung erzählt und George das Mittel wechselt. Die Einsicht in diese kaum vermittelbare Komplexität der Homöopathie führte George schließlich zu dem Gedanken, eine mehrjährige, auf Videomaterial basierende Ausbildung anzubieten, in der den Studenten die Bedeutung all dieser wichtigen Kleinigkeiten und das gesamte zur Verfügung stehende Wissen der Homöopathie angeboten werden sollte. Er war bereit, alle in Frage kommenden Mittel und Wege zu nutzen, um der Idee Gestalt zu geben. In der ersten Hälfte der Siebzigerjahre standen George bereits viele Wege offen. Durch den Athener Kongress 1969 konnte er sich auf der internationalen Bühne etablieren. Die Hellenic Homeopathic Association war in den entscheidenden Positionen mit seinen Freunden besetzt, er betrieb das Homöopathische Zentrum in Athen und bildete griechische Ärzte zu Homöopathen aus. Als Vizepräsident der Hellenic Homeopathic Association war er automatisch Mitglied der LIGA, der Internationalen Homöopathischen Vereinigung. Und hier wollte George zuvorderst den Hebel ansetzen. Weitgehend dominiert von den Vertretern der Komplexmittel-Homöopathie, die, so schildert es George, massiv von der pharmazeutischen Industrie unterstützt wurden, beschränkten sich ihre Aktivitäten auf eine Art »Social-Life-Event«, wenn ihre Treffen stattfanden. So jedenfalls erlebte es George Vithoulkas. Solche Zustände waren für ihn unerträglich. Sollte nicht die LIGA die Speerspitze der Bewegung sein? Er hatte die Vorstellung einer aktiven Organisation, die offensiv die Interessen der Homöopathie vertritt und dafür sorgt, dass sie weiter verbreitet und akzeptiert wird. Bereits sehr früh entwickelte er, wie bereits erwähnt, mit Alain Naudé eine Strategie zur Reform der LIGA. Er war realistisch genug zu erkennen, dass er als Nicht-Mediziner persönlich nicht in Erscheinung treten oder wichtige Positionen einnehmen konnte. Die Strategie war deshalb, Personen seines Vertrauens in die entscheidenden Positionen wählen zu lassen. Zu seinen Zielen gehörten außerdem die Einrichtung eines Büros für Öffentlichkeitsarbeit und einer Stelle, die für die Ausbildung der Ärzte zuständig war. Beides setzte er durch. Sein Weggefährte Professor Garzonis wurde von der LIGA mit diesen Aufgaben betraut. Es schien, als ginge seine Strategie auf. Rückblickend räumt George ein, dass der erhoffte Effekt der Reform ausblieb. Er führt das auf das mangelnde Selbstvertrauen und Wissen der jeweiligen Personen zurück. »Wenn man mit der zynischen Kritik und den Fragen der Schulmedizin in dieser Zeit konfrontiert wurde, musste man seiner Sache absolut sicher sein. Der gute Wille allein reichte nicht, denn es wurde mit harten Bandagen gekämpft. Nur wenige besaßen den Mut, die Herausforderungen anzunehmen.« Schnell entwickelte sich George zum schwarzen Schaf der LIGA. Die Anfeindungen seiner Person nahmen zu und konzentrierten sich immer wieder auf die Tatsache, dass er kein Mediziner war. »Es waren vor allem die französischen Ärzte, die eine Front gegen mich bildeten. Es war ein unentwegter Kampf.« Die Tradition scheint sich fortzusetzen, denn bis heute sind kaum Teilnehmer aus Frankreich in seinen internationalen Seminaren zu finden.

Den vorläufigen Höhepunkt der Auseinandersetzungen brachte ein Treffen der LIGA 1978 in Rom, zu dem George nicht eingeladen wurde. Nach ihm von Freunden zugespielten Informationen ging es bei diesem Treffen nur um einen Punkt: Wie kann George Vithoulkas' Einfluss in der LIGA eingedämmt werden? Wie kann er isoliert werden? Wie können wir ihn aus seiner Position verdrängen? Die Lösung fand die LIGA in einer Satzungsänderung, die besagte, dass Vizepräsidenten eines Landes maximal sechs Jahre lang ihr Land in der Organisation vertreten durften. Da George diese Position bereits sechs Jahre lang innehatte, war ihm seine Position damit automatisch genommen. Auch seine volle Mitgliedschaft bei der LIGA sollte nicht mehr von Dauer sein. Ein griechischer Arzt, der sich durch Georges Aktivitäten aus dem Zentrum der LIGA verabschieden musste, beschwerte sich schriftlich beim Präsidenten über das Mitglied George Vithoulkas. Die Mitgliedschaft, so argumentierte er, sei Medizinern vorbehalten. Da Vithoulkas kein Mediziner sei, sei seine Mitgliedschaft nicht zu akzeptieren. Der damalige englische Präsident, der, so erinnert sich George, ihn nicht ausstehen konnte, schloss sich der Argumentation an. Aus George Vithoulkas wurde ein assoziiertes Mitglied ohne Stimmrecht.

Das alles war genug und mehr als das. George Vithoulkas verabschiedete sich aus der LIGA. »Ich teilte ihnen mit, dass ich für etwaige Kooperationen nicht mehr zur Verfügung stehe und meinen eigenen Weg gehen würde.« Wie immer war George kompromisslos, wenn es an seine Ehre ging. Er begann, seine Seminar- und Unterrichtstätigkeit zu vertiefen. Seine Studenten wurden mehr und mehr, und heute ist die LIGA durchweg von Vithoulkasschülern durchsetzt. Als Instrumentarium hat sie für George an Bedeutung verloren. Die Organisation konnte zu keiner Zeit die Funktionen erfüllen, die er ihr zugedacht oder von ihr erhofft hatte. Zu heftig waren die Kämpfe innerhalb, zu unterschiedlich die Positionen, um nach außen eine gemeinsame starke Front bilden zu können. Die LIGA hat ihre Position George Vithoulkas gegenüber geändert. 1989 wurde er zum Kongress nach Barcelona eingeladen, wo er eine Goldmedaille in Empfang nehmen sollte. George weigerte sich, persönlich zu erscheinen, und einer seiner Studenten nahm die Ehrung stellvertretend entgegen. Erst im Jahr 2000, nachdem ihm viele Freunde und Bekannte gut zugeredet hatten, nahm er eine erneute Einladung zum LIGA-Kongress nach Budapest an. Zeitgleich erhielt er aus den Händen des ungarischen Präsidenten die Goldmedaille der Republik. Es ist zu vermuten, dass dies bei Vithoulkas ein gewisses Maß an Genugtuung hervorrief. Die Verbitterung über seinen Rauswurf 1978 konnte er nie ganz verwinden. Und er hatte vorausgesagt: »Wir werden sehen, wer am Ende die Nase vorne hat.« In Budapest jedenfalls feierte ihn die Menge. Anstatt der erwarteten 300 kamen 640 Gäste, die Vithoulkas nach so langen Jahren vor der LIGA sprechen hören wollten. Die Rede wurde per Video in einen zweiten Saal übertragen, so groß war das Interesse. Vorbei schienen die Zeiten, in denen fast 15 Jahre lang eine Schlacht nach der anderen über die Kontrolle in der LIGA geschlagen wurde. Vorbei schien die Zeit, als George Vithoulkas wegen seiner radikalen Positionen zum Thema Komplexmittel-Homöopathie aus der LIGA verbannt worden war. Er hat seine Position nicht geändert. Nach wie vor sagt er jedem, der es hören will, dass die gleichzeitige Verabreichung von 20 verschiedenen Mitteln keine Homöopathie ist. Die LIGA vertritt öffentlich dazu keine gemeinsame Position.

Dr. Jacques Imbrecht aus Belgien, im Jahr 2001 Präsident der Vereinigung, verweigerte ein Interview zum Thema George Vithoulkas. Seinem kurzen Statement – »... dabei verschwenden wir unsere Zeit« – war zu entnehmen, dass er dem Thema Vithoulkas kein Gewicht geben wollte oder konnte. Bei dem Betroffenen rief diese Reaktion keine Verwunderung hervor.

Die Arbeit in Organisationen, Gremienarbeit, wie sie heute genannt wird, war nie Georges starke Seite. Dazu ist er zu wenig diplomatisch und viel zu ungeduldig mit Menschen. Er machte die Lehre zu seinem Hauptbetätigungsfeld und erntete dort folgerichtig die Früchte, die er seit 1970 beständig gesät hatte.

Ein Wendepunkt in seiner Lehrtätigkeit, aber auch für die weitere Entwicklung der Homöopathie war Georges erstes Seminar in den USA. 1974 erhielt er eine Einladung der LIGA zu einem Kongress in Washington, D. C., wo er für sein Buch *Medizin der Zukunft* geehrt wurde. Auf diesem Kongress traf George auf den amerikanischen Arzt Bill Gray, der sich bereits seit einiger Zeit mit der Materie befasste und einer der führenden amerikanischen Homöopathen werden sollte. Gray war Absolvent der angesehenen Stanford University. Seine Mutter war Krankenschwester und sein Vater Testpilot. Doch bereits im Alter von acht Jahren war ihm klar, dass sein Weg in die Medizin führen würde. Albert Schweitzer war sein großes Idol. Umso größer war die Enttäuschung, als er nach Abschluss des Studiums erkannte, dass er seinen Patienten nicht wirklich helfen konnte. »Die Behandlung war genauso schlimm, wenn nicht schlimmer, wie die Krankheiten selbst. Das Beste, was man tun konnte, war, die Patienten in Frieden zu lassen.« Wie viele andere vor und nach ihm wandte er sich von der Schulmedizin ab und arbeitete vorübergehend in einem Naturkostladen, wo er Zugang zu alternativen Formen der Medizin fand. 1970 las er einen Artikel über Homöopathie und nahm anschließend an einem Kurs für Mediziner teil.

Um seinen Lebensunterhalt zu sichern, nahm er schließlich wieder eine Tätigkeit in einem Krankenhaus an. Bei einer schweren Grippe-Epidemie setzte er zum ersten Mal die Homöopathie in größerem Umfang ein. »Die Leute brauchten zwei Wochen, um wieder gesund zu werden. Schneller ging es nicht. Aber da ich in den Krankheitsbildern bestimmte Arzneimittelbilder wiedererkannte, die ich in meinem Kurs über Homöopathie gelernt hatte, bot ich den Patienten an, am Abend zu mir nach Hause zu kommen, um ihnen ein homöopathisches Mittel zu geben.« Von 40 Patienten waren 37 innerhalb von 12 Stunden wieder genesen. Bill war überzeugt. Er eröffnete seine eigene Praxis.

Die Situation der Homöopathie in den USA war alles andere als rosig. Anfang des 19. Jahrhunderts noch weit verbreitet, wurden alle homöopathischen Praxen und Schulen bis auf drei durch einen Erlass im Jahre 1911 geschlossen. Getrieben von der mächtigen Pharmaindustrie sollte die medizinische Versorgung in den USA wissenschaftlicher und fundierter werden. Alles, was dem im Weg stand, wurde ohne Rücksicht auf den entstehenden Schaden verboten oder diskreditiert. Nur einige wenige hielten die Flamme am Leben. Einer von ihnen, Mazy Pannells, war Bills früher Lehrer und maßgeblich an Georges Einladung in die USA beteiligt.

Bill Gray, aber auch andere junge Ärzte, waren sehr beeindruckt von dem, was George zu sagen hatte. »Er ließ keinen Zweifel an den grundlegenden Prinzipien der Homöopathie und welchen Wert sie für die moderne Welt haben könnten. Er war sehr kompromisslos, was in diesen Tagen nicht so einfach war.« In den Pausen saß er mit den Ärzten, hörte ihre Fragen und besprach ihre schwierigen Fälle. Allein Bill hatte 20 davon mitgebracht, bei denen er nicht erfolgreich war. »18 davon konnte ich aufgrund von Georges Ratschlägen schnell heilen. Manche nur deshalb, weil ich ihnen den Genuss von Kaffee untersagte. Wir wussten vorher nicht, dass Kaffee die homöopathische Behandlung beeinflussen konnte. Georges Wissen und seine Art zu lehren war unserem amerikanischen Standard um Lichtjahre voraus.« Die Ärzte in Kalifornien waren ebenso wie viele ihrer Kollegen weltweit zwar von der Homöopathie überzeugt, schafften es aber nicht, die unendliche Vielzahl von Informationen und die zum Teil widersprüchlichen Interpretationen der Materia medica für sich zu systematisieren. »George war mit seiner Klarheit und seiner Definition dessen, was Gesundheit ausmacht, für uns wie ein Licht am Ende des Tunnels. Es war furchtbar, Homöopathie zu erlernen, denn sie schien in sich keinen Sinn zu machen. Es waren nur aneinander gereihte Fakten. Georges großer Verdienst war es, den Mitteln ein menschliches Gesicht zu geben, sodass wir sie verstehen konnten. Und plötzlich wurden auch die schwierigsten Fälle klar.«

Bill Gray war so beeindruckt von George, dass er ihn bat, einen Monat lang bei ihm hospitieren zu dürfen. George stimmte zu, und 1975 reiste Bill zum ersten Mal nach Griechenland. Er begleitete George den ganzen Tag durch das Zentrum und war bei allen Anamnesen zugegen. Da er nicht griechisch sprach, musste George ihm ständig übersetzen. Im nächsten Jahr wiederholte Bill seine Hospitation im Anschluss an den internationalen Kongress der LIGA in Athen. Wieder zu Hause in seiner eigenen Praxis realisierte er, wie wenig er wirklich wusste im Verhältnis zu dem Wissen, das Vithoulkas zu vermitteln hatte. Bill machte einen radikalen Schnitt in seinem Leben, schloss seine Praxis in Kalifornien und ging zurück nach Athen, um dort zwei Jahre lang an der Seite von George Vithoulkas intensive Studien zu betreiben. Er arbeitete 16 bis 18 Stunden täglich und war immer noch nicht in der Lage, all die Informationen, die er bekam, zu verstehen. Zunächst saß er nur neben George, wenn dieser die Fälle aufnahm oder die Mittel verschrieb. Dann, so erinnert sich Bill, schaltete George einen Gang höher und gab ihm Fälle, für die er das richtige Mittel finden sollte. War seine Wahl falsch, schickte George ihn ohne weiteren Kommentar zurück, um den Fall erneut zu bearbeiten. »Er gab mir zwei oder drei Fälle täglich, und ich habe nie das richtige Mittel gefunden. Sechs Monate lang schickte er mich zurück mit immer mehr Fällen, die ich nicht lösen konnte. Mir ging es zusehends schlechter. Ich verzweifelte an meinen Fähigkeiten.« Hin und wieder gab George ihm die richtige Antwort. Dann fiel es Bill wie Schuppen von den Augen, und er dachte: »Okay. Jetzt hab ich's. So kombiniert und denkt er.« Dann kam der nächste fast identische Fall, bei dem Bill Gray wieder mit seiner Repertorisation das falsche Mittel nannte. »Ich wurde fast verrückt. Es war eine sehr harte Zeit.«

Schließlich ging George gemeinsam mit Bill jeden Tag alle Fälle durch. Es waren 50 oder mehr. Er übersetze sie und Bill sollte direkt das Mittel finden. Der Knoten war geplatzt. Bills Erfolg lag bei fast 100 Prozent. »Ich weiß nicht wie, aber plötzlich hatte ich es verstanden. Die Fälle lagen nun klar vor mir.«

Bill Grays Respekt und Verehrung für seinen Lehrer sind auch nach fast 30 Jahren ungebrochen. Beide gehören nicht zu den Menschen, die sich dauernd schreiben oder miteinander telefonieren. Trotzdem und trotz einiger späterer Meinungsverschiedenheiten blieb die Freundschaft zwischen den beiden Männern, jeder für sich ein Pionier, erhalten. »Ich fühle mich wie sein Sohn«, sagt Bill heute, »vielleicht wie der, den er selbst nie hatte.« Bills Einschätzung von Georges Rolle in der Homöopathie mag für sich sprechen: »George ist einer der ganz Großen in der Homöopathie. Nach meiner Meinung ist er in einer Reihe mit Hahnemann und Kent zu sehen. Er hat die von Hahnemann formulierten Prinzipien für die alltägliche Praxis übersetzt, vertieft und ergänzt. Seine Definition der Gesundheit ist revolutionär und geht weit über die Homöopathie hinaus. Sie ist einer der Schlüssel zum Verständnis des Lebens schlechthin.«

Während seiner Zeit in Griechenland wollte Bill als homöopathischer Arzt praktizieren, um seinen Lebensunterhalt zu verdienen, aber er bekam dazu keine Genehmigung. Stattdessen fand er eine andere Betätigung, die der Homöopathie einen großen Dienst erweisen sollte. Er machte sich mit George an die Überarbeitung von *Medizin der Zukunft*. Diese Zusammenarbeit funktionierte so gut, dass Bill bei Georges zweitem Buch *Die Wissenschaftliche Homöopathie* sogar zum Co-Autor avancierte. Das Prinzip der Zusammenarbeit war denkbar einfach. George beschrieb ein Mittel, nannte die Schlüsselsymptome und erklärte, was er dazu schreiben wollte. Bill stellte dazu Fragen, indem er versuchte, den Sachverhalt aus der Sicht eines Studenten zu betrachten. So entstand ein Kapitel nach dem anderen. Bill machte sich während der Gespräche Notizen, sammelte sie und erhielt so eine Art kleiner Materia medica, die er später, als er in den USA selbst Unterricht an der International Federation of Homeopathy gab, als Unterrichtsmaterial verwandte. Die Notizen gingen unter dem Namen *Stolen Essences* in die Geschichte der Homöopathie ein. Bills Studenten wurden nicht müde, ihn um die Herausgabe der Notizen zu bitten, was er ablehnte, da sie nicht überarbeitet und von George abgesegnet waren. In einem schwachen Moment, so beschreibt Bill, habe er schließlich zugestimmt und die Notizen unter dem Vorbehalt der ausschließlich privaten Nutzung ausgehändigt. »Zwei Tage später konnte man die Kopien in halb Europa kaufen.« Auch heute noch schmerzt ihn seine Leichtgläubigkeit. »Es war ein Desaster. Die Papiere wurden zur praktischen Grundlage vieler Homöopathen, denn Georges Materia medica war noch nicht geschrieben. George war ziemlich wütend. Es ist ein Wunder, dass wir immer noch Freunde sind.«

Für George, dem die *Stolen Essences* Jahre später in den USA und in England sogar zum Kauf angeboten wurden, hatte der Vorfall nicht die von Bill vermutete Tragweite. Das Material sei in Ordnung gewesen und Schaden für die Homöopathie deshalb nicht entstanden. Georges Respekt für Bill Gray war und ist nicht geringer als der des Meisters für den Schüler. Besonders schätzt er Bills Ehrlichkeit und Offenheit, seinen Lerneifer und seine Intelligenz. »Der einzige Fehler, den er hatte, war seine Leichtgläubigkeit. Er war nicht in der Lage, richtige von falschen Informationen zu unterscheiden. Ich hoffe, ich konnte es ihm beibringen.« George entschied sich, ohne viel nachzudenken, ihn als privaten Schüler zu akzeptieren. Die Tatsache, dass ein bereits praktizierender Arzt seine Praxis schließt und die Last auf sich nimmt, wieder bei Null anzufangen, überzeugte ihn. Im Laufe der Zeit lernten sich die beiden Männer besser kennen. Neben der unbedingten Ehrlichkeit fand George auch andere Attribute seines Schülers beeindruckend. Bill Gray hatte gegen den Vietnamkrieg demonstriert. Seine Überzeugungen waren für ihn wie für George absolut verbindlich. Selbst das größte persönliche Risiko scheute er dabei nicht. Begeistert erzählt George davon, wie Bill Gray mit einem kleinen Flugzeug startete, um über einem amerikanischen Kriegsschiff Flugblätter gegen den Vietnamkrieg abzuwerfen. »Sie hätten ihn abschießen können, aber er flog los.«

So ähnlich sie sich waren, so unterschiedlich konnten sie sein. »Ich war politisch immer ziemlich links«, erzählt Bill, »George eher rechts. Aber er mochte die verrückten Sachen, die ich tat, obwohl er wahrscheinlich das Gegenteil getan hätte.« Wenn die Ärzte in seinem Krankenhaus für höhere Gehälter streiken wollten, war Bill der Einzige, der dagegen stimmte und zunächst einmal eine bessere Ausrüstung für das Krankenhaus forderte. Solche Geschichten imponierten George und erzeugten einen persönlichen Respekt, der die Jahre überdauerte.

Bill Gray war auch einer der Ersten, die auf George einwirkten, seine Lehrtätigkeit auf die USA auszudehnen. Doch Mitte der Siebzigerjahre war die Zeit noch nicht reif dafür. Abgesehen davon, dass George lange Reisen und große Zeitumstellungen nicht gut verkraftete, war er nicht sicher, ob eine solche strategische Entscheidung richtig war. Er fühlte, dass seine Anwesenheit in Athen von großer Wichtigkeit war. Daneben tobten die Kämpfe in der LIGA, die seinen vollen Einsatz erforderten. George Vithoulkas blieb zunächst seiner Heimat treu, und anstatt in die USA zu gehen, veranstaltete er 1976 sein erstes internationales Seminar in Griechenland, zu dem er auch andere berühmte Homöopathen der Zeit, wie Paschero aus Argentinien, einlud, die ohnehin beim gleichzeitigen Kongress der LIGA anwesend waren. Der Erfolg war groß, obgleich einige der Studenten enttäuscht darüber waren, dass nicht nur George Vithoulkas den Unterricht bestritt. Sie fühlten sich fast betrogen, denn in der Seminareinladung war von anderen Lehrern nicht die Rede gewesen. »Ich wollte das Beste für meine Schüler. Ich dachte, es sei gut, wenn sie auch andere Lehrer hören würden, die viel mehr Erfahrung besaßen als ich.« Aber es hatte sich herumgesprochen, wie attraktiv und lebendig Georges Unterricht war. Darauf wollten die Seminarteilnehmer nicht verzichten. Trockene Vorlesungen hatten sie genug erlebt. Die Anforderungen und die damit verbundene Verantwortung für George wuchsen fast täglich.

Mitten in diese Zeit voller Anspannung, Mühen und Verantwortung erhielt George völlig unerwartet und für die meisten nicht nachvollziehbar einige Tage der Entspannung und des Friedens. Beschwerden, die ihn seit kurzem plagten, wurden als bösartiges Geschwür diagnostiziert. Aber anstatt unter der Vorstellung seines frühzeitigen Todes zu leiden, blühte er regelrecht auf. »Zum ersten Mal in meinem Leben fühlte ich mich völlig befreit. Gott wollte, dass ich sterben sollte. Die schwere Last der Verantwortung wich von mir, und ich fühlte mich frei und leicht. Einige Monate noch, vielleicht ein wenig länger ... Meine Mission schien beendet. Ich würde alles dafür geben, noch einmal diese Freiheit zu fühlen.« Das Geschwür entpuppte sich als eine durch ein Zahnleiden hervorgerufene Entzündung. Die absurde Hoffnung auf einen schnellen Tod war dahin, und nach einem kurzen Intermezzo der Leichtigkeit schlossen sich wieder die dunklen Wolken der Verantwortung über George Vithoulkas.

Die Siebzigerjahre waren geprägt von Kämpfen und Erfolgen, von unablässiger Anstrengung und großen persönlichen Opfern. Immer mehr Ärzte und medizinische Laien wollten George hören und an seinem Wissen teilhaben. Die Einladungen in alle Welt nahmen zu. 1978 gab er sein erstes großes Seminar vor 400 Teilnehmern an der Academy of Science in Kalifornien, danach an der Stanford University. Während dieser Zeit, aber auch später sind George Vithoulkas immer wieder Affären unterstellt worden. Mal war es die Studentin aus München, mal die Schauspielerin aus Rom. »Natürlich gab es immer wieder Versuchungen und Annäherungen, aber niemals ist eine Affäre daraus geworden«, erklärt Vithoulkas. Ein gut aussehender und erfolgreicher Mann in seinen besten Jahren mit großem Charisma und Humor wird fast automatisch zum begehrten Objekt. Wer sich auf der internationalen Bühne tummelt, wird Ziel aller möglichen Begehrlichkeiten. Es bedarf einer großen Integrität, diesen zu widerstehen.

Mit zunehmender weltweiter Tätigkeit stellten sich auch internationales Interesse und Akzeptanz ein. 1978 wandte sich die Weltgesundheitsorganisation an George Vithoulkas und kündigte einen Besuch in seinem Athener Zentrum an. Kein Geringerer als der damals weltbekannte Pharmakologie-Professor Farnsworth von der Universität Chicago wollte sich im Auftrag der WHO in Athen ein Bild davon machen, was es mit der von Vithoulkas gelehrten Homöopathie auf sich hatte. Zusammen mit einem Kollegen blieb er mehrere Tage, in deren Verlauf er sich von der Ernsthaftigkeit des Griechen und seiner Aktivitäten überzeugen konnte. Farnsworth versprach, Vithoulkas in einer in der Vorbereitung befindlichen Publikation über traditionelle Medizin zu erwähnen und dass er ihm Gelegenheit zur Veröffentlichung von Beiträgen in *The World Forum* geben würde. Farnsworth hielt seine Versprechen und konnte George außerdem einige Jahre später bei der Beschaffung einer Arbeitserlaubnis für die USA behilflich sein.

Gegen Ende des Jahrzehnts wuchs langsam Georges Bereitschaft, in den USA zu lehren. Drei Gründe mögen dafür verantwortlich sein. Erstens war er trotz seiner Vorbehalte gegen die USA sehr angetan von dem Enthusiasmus und der Energie, mit der seine amerikanischen Studenten das Projekt Homöopathie angingen. Zweitens stellten sich Probleme in der Zusammenarbeit mit seinen griechischen Studenten ein. Sie machten ihm Vorwürfe, und er sah sich von ihrem geringen Lerneifer enttäuscht. »Es war wie eine zu Ende gehende Liebesaffäre. Ich hatte so viel Energie in das Zentrum und die Ausbildung gesteckt. Ich begann Entschuldigungen für sie zu suchen. Sie hatten Familien und Kinder, waren jung und wollten ihr Leben noch genießen. Ich wollte lange nicht einsehen, dass ich nicht meine Erwartungen an sie anlegen durfte.« Auf eine Art fühlte er sich von seinen griechischen Studenten betrogen. Seinen Bedürfnissen und Befürchtungen folgend, zog er sich zurück. Drittens glaubte George, durch die Etablierung der Homöopathie in den USA den automatischen Erfolg auch in den anderen Ländern garantieren zu können. Letzteres sollte sich als Fehleinschätzung entpuppen.

Er galt mittlerweile als einer der führenden Homöopathen. Selbst in der Diskussion mit gestandenen Schulmedizinern konnte er bestehen. Und das nicht nur wegen seiner großen Überzeugungskraft, sondern auch, weil George von Beginn an seine Studien zur Pathologie intensiv betrieben hatte. Sein Wissen in konventioneller Medizin dürfte dem der Homöopathie kaum noch nachstehen. Das alles befähigte ihn, 1978 sein zweites Buch, *Die wissenschaftliche Homöopathie,* zu veröffentlichen. Zunächst in einer kleinen Auflage von 2000 Exemplaren in englischer Sprache in Griechenland verlegt, wurde es in den USA ein großer Erfolg und schnell in 15 Sprachen übersetzt. Erst 20 Jahre später wurde es ins Griechische übertragen. In diesem bahnbrechenden Buch entwickelte und veranschaulichte George Vithoulkas das wissenschaftlich fundierte System, das der Homöopathie zu Grunde liegt. Es war immer sein wichtigstes Anliegen, die Homöopathie als Wissenschaft zu etablieren, wozu er mit diesem Buch sicherlich einen wichtigen Beitrag geleistet hat. *Die wissenschaftliche Homöopathie* verfolgt drei wichtige Anliegen:

1. Die grundlegenden Prinzipien und Gesetze der Heilung zu formulieren und in ein nachvollziehbares System zu kleiden.
2. Die dem Heilungsprozess zu Grunde liegenden Zusammenhänge zwischen körperlicher, emotionaler und geistiger Gesundheit und der spirituellen Entwicklung der Menschen aufzuzeigen.
3. Die homöopathische Methode darzustellen, mit deren Hilfe ein Patient nachhaltige Besserung seines Zustandes erfahren kann.

Das Buch richtet sich nicht nur an Mediziner und Wissenschaftler, sondern auch an den Laien, der bei der Lektüre leicht ein tieferes Verständnis der komplexen Zusammenhänge erlangen kann.

Das Buch traf auf das tiefe Bedürfnis der meisten Homöopathen nach Anerkennung ihres Berufes und einer Systematisierung der Lehre. Georges Popularität wurde mit der Veröffentlichung immer größer, besonders in den USA. Aber auch andere wurden auf ihn aufmerksam, deren Forschungstätigkeit sich auf gänzlich andere Gebiete erstreckte.

Bereits 1972, als die Computertechnologie noch in den Kinderschuhen steckte, erfolgte der erste, zumindest gedankliche Versuch, Georges Wissen in ein Computerprogramm zu fassen. Ein für die Computer zuständiger Mitarbeiter der »National Bank of Greece« sprach ihn an. George erklärte ihm, mit welcher Arbeit ein solches Projekt verbunden sein würde. Der Mann kalkulierte den erforderlichen Speicherplatz, womit sich die Idee schnell erledigte. Einen ganzen Raum voller Apparate und Bänder hätten sie benötigt, um ein entsprechendes Programm zu schreiben und zu operieren. 1978 tauchte die Idee wieder auf – mit dem gleichen Ergebnis. Weder die Programmierer noch die Technologie waren so weit fortgeschritten, dass sich ein Erfolg versprechendes Projekt hätte realisieren lassen können. Erst acht Jahre später sollte die Idee in Belgien umgesetzt werden.

Sowohl die Auseinandersetzungen als auch die hart erkämpften Erfolge der Siebzigerjahre sollten sich im nächsten Jahrzehnt fortsetzen, wenn nicht steigern. Je mehr George in Aktion trat, desto mehr bewirkte er und desto mehr Arbeit und Verantwortung lasteten auf ihm. Zum Ende der Dekade stand für George Vithoulkas das Tor nach Amerika weit offen. Ein Traum vieler Griechen. Und auch wenn man ihm keine persönlichen Interessen unterstellen will, so ist es doch auch auf dieser Ebene nachvollziehbar, dass die Entscheidung für Amerika und gegen Griechenland ausfiel. Ein weiterer persönlicher Schüler und Freund neben Bill Gray sollte in diesem Prozess eine wichtige Rolle spielen: Roger Morrison, der ebenso wie Gray nach Griechenland ging, um die Homöopathie dort zu erlernen, wo zu dieser Zeit ihre Quelle war.

10

Heftige Attacken: Die Kraft ist endlich

Die Achtzigerjahre sollten für George Vithoulkas ebenso erfolgreich wie nervenaufreibend werden. Während er in den USA vor vollen Häusern sprach und lehrte, die Medien ihn entdeckten und er in Belgien den Grundstein für die computergestützte Repertorisation legte, schlug ihm in der Auseinandersetzung mit seinen Gegnern zusehends der Wind ins Gesicht. Und auch zu Hause in Griechenland tat sich eine Front auf, die er so wohl nie erwartet hatte und die ihn viel Substanz kosten sollte.

Eine der wichtigsten Personen in dieser Zeit war der amerikanische Arzt Roger Morrison, der wie die meisten anderen über die Enttäuschung von der Schulmedizin zur Homöopathie gelangte. Morrison wollte schon als Teenager Arzt werden. Das Schlüsselerlebnis, welches ihn endgültig von der ihm bekannten Medizin entfremdete, war die gynäkologische Erstuntersuchung eines 13-jährigen Mädchens in einem Krankenhaus während seines Studiums. »Als der Chefarzt dem Mädchen erklärte, es werde nun von elf Ärzten untersucht, hätte ich um ein Haar meinen Beruf an den Nagel gehängt.«

1976 las der am Zen-Buddhismus interessierte junge Arzt in einem Magazin ein Interview mit Bill Gray, in dem

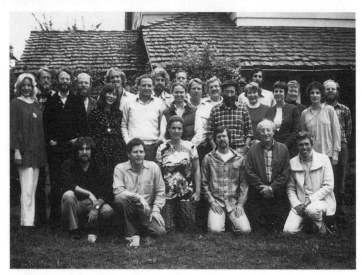

Bei einem Seminar in den USA 1980. Vorne Mitte: Sandy Ross

dieser von seinen Erfahrungen mit der Homöopathie berichtete. Morrison warf die Zeitschrift in den Müll, weil er dachte, dass so etwas nicht wahr sein könne. Mitten in der Nacht schreckte er aus dem Schlaf. »Was, wenn das, was ich gelesen habe, doch stimmen sollte?« Sofort schrieb er einen Brief an Bill Gray, auf den er jedoch nie eine Antwort erhielt, denn sein Kollege befand sich zu dieser Zeit in Griechenland, um bei Vithoulkas die Homöopathie zu erlernen.

Erst ein zweiter Brief, sehr viel später, in dem er sich direkt an George Vithoulkas wandte, wurde beantwortet – von Bill Gray. Bill und George luden ihn ein, zu einem internationalen Seminar im Mai 1978 nach Athen zu kommen. Obwohl nur noch acht Monate von seinen Abschlussprüfungen entfernt, zögerte Morrison keinen Augenblick. Im Umkreis von 2000 Kilometern, so schätzt er, gab es keinen Homöopathen und auch an der Universität war der Begriff so gut wie unbekannt. Nur mit guten Beziehungen gelang es ihm, eine Beurlaubung durchzusetzen, denn einen angehenden Arzt kurz vor seinem Abschluss nach Griechenland reisen zu lassen, damit er dort so etwas Merkwürdiges wie Homöopathie lernte, war für eine amerikanische Universität zu dieser Zeit ein völlig abstruser Gedanke.

Ohne große finanzielle Mittel stieg Morrison in einem der billigen Athener Hotels ab und schlief für einen Dollar die Nacht auf dem Dach unter freiem Himmel. Gleich am nächsten Tag machte er sich auf den Weg ins Homöopathische Zentrum, um irgendeinen Homöopathen zu treffen. Im Warteraum setzte er sich neben eine Frau, die ihn bald in ein Gespräch verstrickte. »Sie sind wirklich den ganzen langen Weg von Amerika gekommen, um sich hier homöopathisch behandeln zu lassen?«, fragte sie ungläubig. Als Morrison antwortete, er sei selbst Arzt und in Athen, um die Homöopathie zu studieren, begann die Frau, ihm ihre Krankengeschichte zu erzählen, und berichtete von dem Heilungsprozess, den sie durchlaufen hatte. Bald hatten sich alle Patienten um ihn geschart, und jeder wollte dem amerikanischen Arzt seine Geschichte erzählen. Morrison war sehr beeindruckt und blieb, bis ihn ein Arzt des Zentrums aufforderte, die Klinik zu verlassen und wiederzukommen, wenn das Seminar anfange.

An das Seminar und seine erste Begegnung mit George Vithoulkas erinnert sich Roger Morrison noch gut: »Irene Bachas hielt eine kurze Einführung. Sie sagte, dass George ein Mensch sei, der die Homöopathie mehr liebe als sein Land, mehr als eine Frau und mehr als seine Eltern. Ich war sehr gespannt, solch einen außergewöhnlichen Menschen zu treffen.« Alle seine Erwartungen wurden weit übertroffen. Morrison schildert die Begegnung so: »George war in seinen frühen Vierzigern. Er war sehr vital. Vielleicht war es nur Einbildung, aber er erschien mir wie das pure Licht, fast wie ein Wesen aus einer anderen Welt.« Nicht nur Roger Morrison erging es in diesen Zeiten so. Ähnliche Beschreibungen und Urteile hört man von vielen Menschen, die ihm damals begegneten.

George eröffnete das Seminar mit der Frage: »Was ist Ziel und Zweck der Medizin?« Es kamen etliche Antworten. Auch Roger versuchte sich und erklärte, die Medizin solle kranke Menschen gesund machen. Mit keiner der Antworten war George zufrieden. Schließlich eröffnete er dem staunenden Auditorium, Ziel der Medizin müsse es sein, den Menschen glücklich zu machen. Gesundheit und Glück waren für George nur zwei Seiten einer Medaille. Er beschrieb seine Thesen und Ansichten mit so viel persönlicher Anteilnahme und Emphase, dass Roger Morrison zu Tränen gerührt war. »In diesem Moment wusste ich, dass ich Homöopath werden würde. Ich hatte kein anderes Ziel mehr, als bei George Vithoulkas zu studieren.«

Roger Morrison sprach Vithoulkas noch während des Seminars an, ob er bei ihm lernen könne. Aber George konnte ihm nur eine kurze Zeitspanne anbieten; weniger, als Morrison erhofft hatte. Also fuhr er nach Hause zurück und begann, Homöopathie und Griechisch zu lernen. Das erste Seminar nahm er bei Bill Gray von 1979 bis 1980. Am Ende dieses Jahres kam George für einen Monat nach Esalen in Kalifornien, um ein großes Seminar zu geben, das er mit viel Enthusiasmus anging. Bill Gray hatte es als Kurs für Fortgeschrittene organisiert. Deshalb bat er George, seine schwierigen Fälle mitzubringen. Die Teilnehmer in Esalen mussten die gleichen Erfahrungen machen wie Bill in Griechenland, der sich erinnert: »Wir hatten 30 Fälle zu bearbeiten. Ich hatte zwei davon richtig und ich war der Beste. Als wir das schlechte Ergebnis diskutierten, sagte George nur: Ich brachte Fälle für Fortgeschrittene. Mehr war nicht nötig.«

In Esalen fragte Roger Morrison ihn wieder, ob er nach Griechenland kommen könne. George antwortete, er solle aufhören, Griechisch zu lernen, und einfach für ein paar Monate kommen. »Ich habe so lange gearbeitet, um nach Griechenland zu kommen, aber ich glaube, dass ich jetzt nur noch im Land selbst besser werden kann«, erwiderte Morrison in leidlichem Griechisch. Offenbar war George sehr beeindruckt von Rogers Lerneifer, denn er stimmte spontan einem längeren Aufenthalt zu, falls es Roger gelingen sollte, eine Arbeitserlaubnis zu bekommen. Auch diesen fast unmöglichen Part konnte Morrison erledigen, denn die Sekretärin des entscheidenden Ministers war eine Patientin des homöopathischen Zentrums in Maroussi. Es schien, als seien auch hier die Weichen gestellt gewesen, damit Morrison und Vithoulkas gemeinsam arbeiten konnten.

Roger Morrison kam im Spätherbst 1982 nach Griechenland und blieb 22 Monate. Genug Zeit, um einer der besten Schüler Vithoulkas' und einer der herausragenden Homöopathen der USA zu werden. Nachdem er zunächst ein eigenes Apartment bewohnte, zog er nach einiger Zeit in Georges Haus im Norden der Stadt, etwa eine halbe Stunde von Maroussi entfernt. Im Garten stand eine kleine Hütte, wo er ein Bett und einen Heizstrahler aufstellen konnte. Zwar gab es kein warmes Wasser und die Winter waren kalt, aber Morrison genoss diese Zeit wie kaum eine andere. Die Tage begannen früh um halb sieben. Sechs Tage die Woche bearbeiteten sie gemeinsam die 30 bis 50 neuen Fälle, die jeden Tag im Zentrum anfielen. Gewöhnlich waren sie gegen Mittag fertig, wonach Morrison aufbrach, um seine eigenen Patienten zu besuchen. Abends ab sechs Uhr saßen sie dann wieder nicht selten bis elf zusammen, um die neuen Fälle des Tages zu besprechen.

»Häufig wurden wir nachts ins Zentrum zu einem Notfall gerufen. Ich weiß nicht, wie viele Leben George dabei gerettet hat. Jeden Tag wurde ich Zeuge von Wundern. Es gibt keine anderen Worte dafür.« Morrison war von Georges Wissen, seiner Art, es anzuwenden, und seinem ganzen Charakter äußerst fasziniert. Durch die große Nähe und das tägliche enge Miteinander lernten sich die beiden Männer, der amerikanische Arzt und sein griechischer Lehrer, kennen und schätzen. Auch die Auseinandersetzungen der letzten Jahre und Georges tiefe Skepsis gegen Amerika und die Amerikaner konnten das damals gewachsene Vertrauen nicht erschüttern. Auch heute noch beschreibt Morrison George als den großzügigsten Menschen, den er jemals kennen gelernt hat, und beschränkt dies keineswegs auf seine persönlichen Erfahrungen mit ihm. Es war aber vor allem Georges immenses Wissen, von dem Morrison profitierte und das später seine eigene Karriere in den USA begründete. »Anfangs lag ich vielleicht bei 40 oder 50 Prozent Treffern, was das richtige Mittel anging. Am Ende waren wir bei neun von zehn Fällen gleicher Meinung. Ich lernte seine Art zu denken und verinnerlichte all die vielen Einzelheiten und Details, die er im Laufe von 30 Jahren an Information angesammelt hatte.«

Auch seine spätere Frau, Nancy Herrick, lernte Morrison während seiner Zeit bei George auf einem Seminar kennen. Nancy ist selbst eine der bekanntesten Homöopathinnen Amerikas und praktizierte bereits seit vier oder fünf Jahren, als Morrison seine eigene Praxis eröffnete. Sie hatte ihren Weg zur Homöopathie über Dana Ullman gefunden, einen kalifornischen Homöopathen der ersten Stunde.

Sie war auch der personifizierte Grund, weshalb er Griechenland früher verließ als geplant, und mit ihr zusammen bereitete er 1984 Georges Lehrtätigkeit in den USA vor.

Nicht nur Morrison und seine Frau Nancy arbeiteten an dem »Projekt George Vithoulkas«. Auch Bill Gray mit seinen ausgeprägten organisatorischen Fähigkeiten, der die damaligen USA als homöopathisches Niemandsland bezeichnete, und Sandy Ross, die heute in Mill Valley lebende Präsidentin von »Health & Habitat«, waren an den Vorbereitungen für Georges Lehrtätigkeit in den USA beteiligt. Zunächst galt es, das nötige Geld aufzutreiben. 1,5 Millionen Dollar sollten es werden, eingezahlt als Stiftungskapital, dessen Zinsen George und seiner Frau ein Auskommen sichern würden. Aber die Suche nach den erforderlichen Geldgebern entpuppte sich als wesentlich schwieriger als angenommen. Voller Enthusiasmus und Überzeugung stürzten sich die Wegbereiter der neuen amerikanischen Homöopathie auf die Aufgabe. Dabei, so glauben sie heute, überschätzten sie sowohl sich selbst als auch die Sogwirkung, die der Name Vithoulkas in Amerika ausüben würde. Zudem schwamm zur gleichen Zeit ein südamerikanischer Homöopath in den USA auf einer Welle des Erfolgs und, so sieht es Roger Morrison, band damit einen großen Teil der knappen Ressourcen an sich. Lediglich 150 000 Dollar brachten die jungen Ärzte zusammen. Zu wenig, um George ein Auskommen garantieren zu können. Trotzdem blieben sie bei ihrem Plan und überredeten ihn, das Abenteuer Amerika zu wagen.

Mit finanziellen Angelegenheiten hatte George in den USA bislang gute Erfahrungen gemacht. 1976 schickte ihm eine Frau, die er nie gesehen, aber die sein Buch gelesen hatte, 2500 Dollar. Damit gründete er die International Foundation of Homeopathy (IFH) mit dem Ziel, PR-Maßnahmen zu organisieren und Lehrveranstaltungen zu ermöglichen. 90 Prozent aller heutigen Lehrer in den USA sind von der IFH ausgebildet worden. George selbst war einige Jahre lang Präsident der Stiftung, bis sie später in andere Hände überging, nach Seattle/Washington umsiedelte und schließlich Konkurs anmelden musste.

Für George war die Entscheidung, seinen Lebens- und Wirkungskreis nach Amerika zu verlegen, sehr schwer. Er hatte in Griechenland das Homöopathische Zentrum aufgebaut, veranstaltete erfolgreiche Seminare und hatte viele Schüler, die auf ihn angewiesen waren. Neben der Überzeugungskraft eines Bill Gray oder Roger Morrison spielten zwei Gründe bei seiner Entscheidung für die USA eine wesentliche Rolle. Da war zunächst die strategische Annahme, dass, wenn die Homöopathie in den USA Fuß fassen sollte, sie sich, wie alles aus Amerika, fast wie von selbst über den Rest der Erde verbreiten würde. Hinzu kam seine wachsende Enttäuschung über seine griechischen Studenten, die sich zu jener Zeit über seinen Unterricht beschwerten und ihn aus dem Zentrum drängen wollten. Vielleicht vermisste er bei ihnen auch den Enthusiasmus der Amerikaner, das tatkräftige Herangehen an neue Aufgaben und ihre persönliche Opferbereitschaft, wie er sie bei Gray und Morrison kennen gelernt hatte. Die gerade und direkte Art der Amerikaner wusste George zu schätzen, hatte er doch in seinem Heimatland bereits einige Erlebnisse mit Menschen gehabt, von denen er sich hintergangen und betrogen fühlte. Sein grundlegendes Misstrauen wurde dadurch verstärkt und bestätigt. Außerdem bemängelte er den fehlenden Lerneifer seiner griechischen Landsleute. »Niemand machte ein Buch auf. Sie beschränkten sich darauf, mir zuzuhören und zuzusehen, und ich suchte nach Entschuldigungen für sie.« Alles eskalierte, als seine Schüler ihm mitteilten, dass sie ihn nicht mehr bräuchten. Sie wollten das Zentrum selbst führen und selber ausbilden.

Roger Morrison, der ihm zu dieser Zeit von allen Studenten am nächsten stand, glaubt, dass diese Kränkung das Schlimmste war, das ihm je widerfahren ist. Auf jeden Fall hatte der Vorfall zwei wichtige Konsequenzen. George entschloss sich, nach Amerika zu gehen, und weigerte sich seitdem bis zum Jahr 2001, griechische Schüler zu unterrichten. Hier macht sich nicht nur Georges Elefantengedächtnis bemerkbar, sondern auch seine Sturheit, wenn er sich einmal verletzt fühlt.

1978 und 1979 referierte George Vithoulkas an der Stanford Medical School, an der Academy of Science und an der California Medical School. Er erinnert sich, dass dort der Saal so voll war, dass die Zuhörer noch auf den Fluren Platz suchen mussten. Nach seinem Vortrag erhielt er minutenlange stehende Ovationen. Ein Reporter des »Planet Medicine« schrieb: »Im Mekka der Medizin standen sie auf für einen Mann, der soeben ihre Medizin zerstört hatte.« Die Zeit in den USA war für George, neben allen Erfolgen, die er feiern konnte, vor allem von einer ständigen Erschöpfung und Müdigkeit geprägt. Mit Zeitverschiebungen konnte und kann der bodenständige Mann nur sehr schwer umgehen. Er kann sie nicht kompensieren und ist wach, wenn er schlafen sollte, und müde, wenn er wach sein müsste. Das führte zu einem permanenten Erschöpfungszustand, der sich zu häufiger Gereiztheit und nervlicher Anspannung auswuchs. Zwischen 1983 und 1985 verbrachte er jedes Jahr vier Monate in den Staaten, von denen er sich den Rest des Jahres kaum erholen konnte. Dann brach er das Projekt enttäuscht ab, nachdem er sich in der Zwischenzeit mit einigen Weggefährten überworfen hatte. »Am Ende, als er in Berkeley unterrichtete«, erzählt Bill Gray, »wurde es sehr schwierig mit ihm. Wir empfanden seine Forderungen als übertrieben. Darüber gab es Auseinandersetzungen, und übrig blieben schlechte Gefühle auf beiden Seiten.«

Seine Strategie war nicht aufgegangen. Selbst die Verbreitung in den USA verlief schleppender als erhofft. Die große Signalwirkung für den Rest der Welt blieb gänzlich aus. Sowohl Bill Gray als auch Sandy Ross sehen einen der Gründe, weshalb George sich in den USA nicht recht wohl fühlen konnte, in der grundverschiedenen Einstellung Autoritäten gegenüber. Das europäische »Herr Professor« habe in den USA kaum einen Stellenwert. Studenten seien kritischer und respektloser, würden die Dinge nicht als gegeben hinnehmen, nur weil sie von einem berühmten Mann gesagt werden. Damit, so mutmaßen die beiden, konnte George sich schlecht arrangieren.

Für ihn hingegen war die amerikanische Gesellschaft ein Musterbeispiel für degenerierte Kulturen. Er empfand die Menschen als oberflächlich und konnte ihre Wertvorstellungen nicht nachvollziehen. »Ich fand dort keine Herzlichkeit, keine Gefühle, keine Tiefe, konnte nicht überleben. Findet man Tiefe, dann ist sie hysterisch. Sie schlagen dich, wenn du einen Hund trittst, aber halten es für normal, Menschen zu schlagen. Ich konnte nicht damit umgehen.«

Er arbeitete in Berkeley, wo ihm auf den Straßen täglich zerlumpte Gestalten, Obdachlose oder Drogensüchtige begegneten. Diese außerhalb der Gesellschaft lebenden Menschen passten haarklein in seine Vorstellung eines degenerierten Amerika. »In Berkeley«, so vermutet er, »gab es keine Krankenhäuser für geistig gestörte Menschen. Also traf man sie auf den Straßen, die voll davon waren. Sie lagen tatenlos und schmutzig auf dem Boden. Es war furchtbar.«

Hinzu kamen das enorme tägliche Arbeitspensum und die Seminare, die anstrengend und für ihn wenig inspirierend waren. Selbst Bill Gray erinnert sich mit Schaudern an die Art und Weise, wie manche Studenten George mit haarsträubenden Fragen bombardiert haben. Für sie als Amerikaner war ihre Wahrheit ebenso gut wie seine. Sie behandelten ihn wie einen Lehrer am College. »Wir haben ihn sicher ausgebeutet«, reflektiert Bill Gray heute selbstkritisch. »Er hätte sich mehr Pausen nehmen sollen oder einfach mal zwei Tage schlafen, nachdem er angekommen war.« Doch so etwas war und ist für George Vithoulkas undenkbar. Zwei Tage verschwenden, am helllichten Tag schlafen – das sind Dinge, die nicht in sein Selbstbild passen. Er hat ständig einen Berg von wichtiger Arbeit zu erledigen und eine Mission zu erfüllen, für die ein normales Menschenleben kaum reichen kann.

Heute betrachtet George Vithoulkas seine gesamte Zeit in den USA als Verschwendung. »Strategisch war es ein großer Fehler. Die Hoffnungen haben sich nicht erfüllt. Auch die Lage in den USA selbst ist unbefriedigend. Es gibt viele Fehlentwicklungen, seitdem ich nicht mehr dort lehre.« Er konnte im Laufe der Jahre aber auch sein Bild von Amerika und den Amerikanern relativieren. Er bescheinigt ihnen große Tatkraft, Organisationstalent, unbedingte Ehrlichkeit und Gewissenhaftigkeit. Immer noch nimmt er sie jedoch als oberflächlich wahr. »Sie haben Sex mit Computern und sie mögen es«, registriert er irritiert. »Die einzelnen Amerikaner sind aufrichtig und ehrenhaft. Dem entgegen steht ihr Verhalten als Nation. Sie stürzen Regierungen, lassen morden und finden alles in guter Ordnung.« Insgesamt überwiegt heute bei ihm die Ernüchterung über ein Land, das hinter Chromattrappen seine Unfähigkeit zur Selbstkritik versteckt.

Besonders das eher leichtlebige Kalifornien mit seinem Hang zum Laissez-faire ließ George verzweifeln, obgleich er hier seine treuesten Schüler fand. Unter ihnen auch Sandy Ross. Sie war keine Ärztin, aber eine begeisterte Anhängerin der Homöopathie, und hatte maßgeblichen Anteil am Zustandekommen von Georges USA-Aufenthalten. Sie war von dem griechischen Lehrer so begeistert, dass sie viel Arbeit und Zeit in das gemeinsame Projekt steckte. »Als ich zum ersten Mal mit ihm telefonierte, war ich auf Anhieb von seiner Stimme in den Bann geschlagen. George war für uns alle ein großer Gewinn. Mit ihm zu arbeiten, wirkte beflügelnd, seine Überzeugung ansteckend.« Immer wenn das Projekt ins Stocken geriet, rief sie ihn an und holte sich Unterstützung aus Griechenland.

Sandy Ross sieht die George manchmal nachgesagte Überheblichkeit mit anderen Augen. Für sie ist klar, dass man nur überzeugen kann, wenn man selbst von sich und seiner Sache absolut überzeugt ist. Und das war George Vithoulkas zweifellos. Einmal, so erinnert sie sich an einen Besuch auf Alonissos, trat sie beim Baden in einen Seeigel. Im Haus war niemand, sodass sie auf eigene Faust nach Pflaster oder Salbe suchte. Da sie nur ein Aftershave fand, tat sie dieses auf die schmerzende Stelle. Als George später nach Hause kam und sich der Schmerz bereits etwas gelegt hatte, sinnierte er humorvoll: »Erstaunlich, selbst mein Aftershave wirkt.«

Sandy wurde Georges Assistentin in den USA. Sie erledigte Termine und Korrespondenz, kümmerte sich um Veranstaltungen, Seminare und die Medien. Trotz einiger Probleme, die die beiden später miteinander hatten, ist

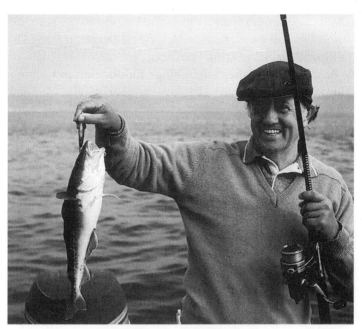
Beim Fischen im Pazifik 1983

von Sandys Begeisterung für ihren früheren Lehrer kaum etwas gewichen. Jeder mache schon mal einen Fehler, sagt sie. Wichtig aber sei, was George für die Homöopathie und die Welt geleistet habe.

Kalifornien ist für George Vithoulkas kein Reiseziel mehr. Vehement lehnt er jedes Angebot ab, dorthin zu fliegen. Der Zeitunterschied und die generell für ihn mit langen Reisen verbundenen Strapazen lassen bereits bei dem Gedanken daran Unmut aufkommen. Aus dem gleichen Grund nimmt er Einladungen aus Südamerika und Asien, die er mit schöner Regelmäßigkeit erhält, nicht an.

Lediglich New York sollte er noch einige Male besuchen. Sylvia Faddis, die frühere Frau des bekannten amerikanischen Jazzmusikers Jon Faddis, die ihn bei seinen Seminaren auf Alonissos als Schülerin kennen lernte, arrangierte 1986, 1989 und 1991 die Einladungen und Veranstaltungen.

Aufgrund ihres großen Bekanntenkreises fiel es ihr nicht schwer, die nötigen Gelder zu mobilisieren und für die erforderliche Öffentlichkeit zu sorgen. In New York wohnte George in den besten Hotels. Sogar einen eigenen Koch besorgte ihm Sylvia, die heute eine homöopathische Praxis in New York betreibt und sich darüber hinaus als Filmemacherin und engagierte Streiterin für die Sache Tibets einen Namen gemacht hat.

Sylvia Faddis war eine weitere Schicksalsbekanntschaft von George Vithoulkas. Er schätzt ihre organisatorischen Fähigkeiten ebenso wie ihr fast unheimliches Talent, immer die richtigen Menschen zum richtigen Zeitpunkt zu treffen. »Sylvia kann jeden treffen und alles möglich machen, was sie sich in den Kopf gesetzt hat«, beschreibt George seine Schülerin. »Ich glaube, sie würde auch den Präsidenten treffen, wenn sie das wollte.« Sylvia schmunzelt über solche Beschreibungen. »George muss glauben, dass ich über irgendwelche geheimen Kontakte verfüge. Aber das ist nicht so. Ich habe einen starken Glauben an das, was ich tue. Das ist mein Geheimnis.«

Sylvia Faddis, im Ruhrgebiet geboren, Schülerin von Joseph Beuys und zeitweise Mitarbeiterin von Rudi Dutschke, ist Gründerin der Kailash-Foundation, einer Stiftung mit dem Zweck der Hilfe für Tibet, die aber später auch der Internationalen Akademie auf Alonissos zugute kam.

Georges Leben ist voll von Begegnungen mit außergewöhnlichen Menschen – Einsiedler, Gurus, Politiker, Geschäftsleute und Wissenschaftler zählen zu seinen Bekannten.

1986 lud die Temple-University auf den Bermudas 25 Wissenschaftler zu einem Treffen ein. Darunter als einziger »Laie« auch George Vithoulkas. Thema: Die Grenzen der Medizin.

Eingeladen war auch der französische Physiker Benveniste, der die Gelegenheit nutzte, seine Thesen vom »Gedächtnis des Wassers« vorzustellen. Unter Bezug auf selbst durchgeführte Versuchsreihen wollte er beweisen, dass Wasser Informationen speichern und transportieren kann, die in solch hohen Verdünnungen vorliegen, dass sie chemisch nicht mehr nachweisbar sind. Eigentlich hätte Vithoulkas ein glühender Verfechter der Theorie sein müssen, denn ihre Richtigkeit wäre die wissenschaftliche Erklärung für die Wirksamkeit der Homöopathie gewesen. Tatsächlich berief Benveniste sich in seinem Vortrag auf die Homöopathie. Soweit sich George erinnert, war niemand in der Lage, Benvenistes Vortrag zu kommentieren. Nur George, der Benvenistes Beweisführung nicht für stichhaltig hielt, konnte Stellung beziehen. Der namhafte französische Physiker aber wollte nicht zuhören. Vielleicht war ihm Georges Argumentation deshalb nicht wichtig, weil er kein Wissenschaftler war. Auf George jedenfalls machte er einen sehr arroganten Eindruck.

Auch Zvi Bendvich, ein israelischer Arzt, war einer der Gäste. Er gehörte zu einer Gruppe von Wissenschaftlern, zu denen auch Menachem Oberbaum zählte, die das Benveniste-Experiment in Israel wiederholen wollten. Bei Bendvich hatten sich schon länger Zweifel an Benvenistes Theorie und Vorgehensweise eingestellt. Als er sich durch George Vithoulkas' Kritik bestätigt fand, zog er sich aus den weiteren Experimenten zurück. Benveniste blieb bei seinen Ausführungen, wagte es, sich mit dem wissenschaftlichen Establishment anzulegen – und verlor. Heute ist seine Reputation dahin. Obwohl sich weltweit viele Wissenschaftler mit den so genannten Anomalitäten des Wassers befassen und ähnliche Spuren verfolgen wie der französische Querdenker, reicht die bloße Erwähnung seines Namens, um die ernsthafte Diskussion um die von ihm aufgeworfenen Fragen im Keim zu ersticken.

George befand Benvenistes Ausführungen für nicht im Einklang mit dem theoretischen Gebäude der Homöopathie. »Er behauptete, die beigegebene Substanz habe auf den Körper den gleichen Effekt wie die hohe Verdünnung. Die Lehre und die Erfahrungen der Homöopathie stehen dem entgegen.« Da sich die Resultate der Experimente nicht oder nur unregelmäßig reproduzieren ließen, wurde Benveniste schnell als Betrüger dargestellt. Eine eigens einberufene Kommission der renommierten Zeitschrift *Nature* erstellte später einen niederschmetternden Bericht über seine Arbeit, die ihr ein Ende bereitete.

George wollte bereits auf den Bermudas unter allen Umständen eine Veröffentlichung des Benveniste-Papiers verhindern. Er befürchtete, dass die Unhaltbarkeit der Beweisführung sich negativ auf die gesamte Forschung zur Homöopathie auswirken würde, und behielt Recht. Bereits aufgelegte Programme wurden gestrichen, niemand wagte es mehr, das heiße Eisen anzufassen und mit Benvenistes Arbeit in Verbindung gebracht zu werden. Menachem Oberbaum, der an den ersten Versuchen teilgenommen hatte und noch heute in veränderter Form in Israel in diesem Bereich forscht, glaubt in der Chaostheorie eine Erklärung für die Probleme mit der Wiederholbarkeit des Experimentes gefunden zu haben. Aber nach wie vor will niemand etwas vom Gedächtnis des Wassers hören, denn hätte Benveniste Recht, müsste die Wissenschaft umgeschrieben werden.

Bis auf wenige Ausnahmen halten die führenden Homöopathen der Welt den wissenschaftlichen Beweis für entweder zurzeit nicht durchführbar oder für weniger wichtig. Sie berufen sich auf die durch praktische Erfahrung in Millionen von Fällen nachgewiesene Wirksamkeit, weshalb sie einer klinischen Forschung, bei der in vergleichenden Langzeitstudien der Beweis geführt werden soll, den Vorrang geben.

George glaubt nicht, dass Benveniste ein Betrüger ist. Er sei so sehr von der Aussicht auf einen großen Durchbruch in der medizinischen Forschung besessen gewesen, dass er für alle Warnungen blind geworden sei. So sehr Vithoulkas sich auch noch nach seiner Rückkehr von den Bermudas bemühte, er konnte auf die weitere Entwicklung keinen Einfluss nehmen.

Warum er zu dem Treffen auf den Bermudas eingeladen war, ist George bis heute schleierhaft. »Vielleicht war es eine göttliche Fügung, die mich dorthin gebracht hat, denn unter den vielen Universitätsprofessoren hatte ich eigentlich nichts zu suchen. Immerhin konnte ich Zvi Bendvich helfen und ihn überzeugen, sich nicht weiter an Benvenistes Arbeit zu beteiligen.« Manche Vorträge, die George damals hörte, waren für ihn sehr interessant, andere waren lächerlich oder Horrorvisionen einer pervertierten zukünftigen Forschung am Menschen.

Georges Meinung war zunehmend gefragt. In Amerika war eine Methode entwickelt worden, mit Hilfe von Niederfrequenz-Vibrationen auf das menschliche Gehirn einzuwirken. Das deckte sich mit frühen Überlegungen, die Vithoulkas angestellt hatte: Wenn man die Eigenvibration eines Körpers messen könnte und diesen Körper von außen einer identischen Vibration aussetzte, dann könnte dadurch ein Heilungsprozess in Gang gesetzt werden. George sollte von Berkeley nach Washington kommen, um die Theorie mit einer Gruppe von Wissenschaftlern zu diskutieren. Aber sein körperlicher Zustand ließ die Reise quer über den Kontinent nicht zu. Er sagte die Einladung ab und traf sich später mit einem von ihnen in Athen, als er wieder in Griechenland zurück war.

Sogar damals geheime Forschungsprojekte öffneten sich für den griechischen Heiler. In der Nähe von Cape Canaveral wurde in einer unterirdischen Stadt für den Fall einer radioaktiven Verseuchung der Erde erprobt, wie Menschen, die von der Oberfläche völlig abgeschnitten waren, sich unter künstlichen Lebensbedingungen verhalten und ihr Überleben sichern. Vithoulkas konnte die Anlage nicht besichtigen, aber der Direktor gab ihm eine genaue Beschreibung und befragte ihn nach verschiedenen Dingen. »Sie wollten Informationen von mir. Vielleicht habe ich sie ihnen sogar gegeben. Ich weiß es nicht.« Die Menschen in der unterirdischen Stadt hielten es nie länger als einen Monat in ihrer sehr komfortablen Umgebung aus. Obwohl sie mit allem versorgt wurden, krochen sie nach vier Wochen wie die Ratten aus ihren Löchern, denn die Stadt entwickelte einen für die Bewohner nicht auszuhaltenden Geruch. George wurde an dieser Stelle mit einer vernichtenden Erkenntnis konfrontiert: Es gab Menschen, die die völlige Vernichtung der Erde einkalkulierten und dabei waren, eine Methode zu entwickeln, einige erkorene Zehntausend der menschlichen Spezies zu retten. »Das war für mich alles vollkommen verrückt. Ich konnte nicht glauben, dass Menschen sich so etwas ausdenken. Es war der blanke Horror.«

George kämpfte mit seiner ganzen Kraft für den Erhalt des Lebens, während er um sich herum eine Welt wahrnahm, deren Ziel die Zerstörung des Lebens zu sein schien.

Er konnte oft nicht verstehen, weshalb nicht jeder so wie er mit vollem persönlichen Einsatz den Kampf aufnahm. Seine Erwartungen waren ebenso groß wie seine Ungeduld. Nur sehr wenige hielten den strengen Kriterien des Meisters stand. Viele wandten sich im Laufe der Zeit von ihm ab oder sogar gegen ihn. Nicht selten war er innerlich bereit, den Fehdehandschuh aufzunehmen und sich in sinnlose Schlachten zu stürzen. Persönliche Enttäuschungen und verletzte Gefühle haben dem großen Mann der Homöopathie heftiger zugesetzt als alle Angriffe der Schulmedizin und der Pharmaindustrie zusammen. Gegen diese war und ist er gefeit. Sie treffen nicht sein Inneres, sondern wecken im Gegenteil seine Bereitschaft, den Kampf, der ihn so viel Kraft kostet, fortzuführen. Die persönliche Kränkung jedoch ist seine Achillessehne, die so verwundbar ist, dass sie des besonderen Schutzes bedarf. Bei einem Treffer können seine Reaktionen heftig sein, und umso heftiger, je mehr er den Verursacher selber schätzt. George schildert seinen inneren Kampf mit diesen Dingen so: »Ich hätte die Möglichkeit gehabt, manch einen meiner Gegner öffentlich zu zerstören. Ich habe es nie getan, denn ich weiß, dass sich solche Handlungen immer gegen einen selbst richten. Was nach außen vielleicht so einfach aussah, dem gingen heftige innere Kämpfe voraus. Aber wozu? Warum sollte ich mein kleines Ego befriedigen, indem ich Rache nahm?« Das Gegenteil habe er oft getan. Die Menschen, die ihn attackierten, habe er unterstützt, sie eingeladen, ihnen geholfen. »Das ist der schwierigere Weg«, weiß George, »aber der bessere.« Dabei ist seine Selbsteinschätzung durchaus selbstkritisch. Er weiß, dass es nicht immer einfach ist, mit ihm auszukommen, dass er stur sein kann und misstrauisch ist. Eine ganze Reihe von Eigenschaften ließe sich aufzählen, die den Umgang mit einem Menschen erschweren, die aber notwendig scheinen, um bestimmte Ziele zu erreichen. Ohne die ihm eigene Kombination von Sturheit, Starrsinn, Naivität, Verantwortungsgefühl, Unabhängigkeitsstreben und einem missionarischen Eifer hätte George Vithoulkas seinen Weg nicht gehen können und wäre an den ersten Hürden gescheitert. Er nahm seinen Weg wie das Wasser, das trotz manch plötzlicher Biegung und häufigen Mäanderns letztendlich doch den schnellsten Weg zum Meer findet. Die kürzeste Verbindung zwischen zwei Punkten ist nur mathematisch eine Gerade.

Völliges Vertrauen und Misstrauen sind zwei Punkte, zwischen denen George Vithoulkas sich bewegt. Freunde kritisieren, dass er fremden Menschen gegenüber zu vertrauensselig sei. Viele Probleme, so sagen sie, hätte er sich bei mehr Vorsicht ersparen können. Andere lamentieren über sein ständiges Misstrauen. An welchen Stellen und warum mal das eine und mal das andere überwiegt, ist für einen Außenstehenden nicht zu beurteilen. Er wolle Vertrauen zu den Menschen haben, sagt er selbst. Dabei gibt er zu Beginn neuer Beziehungen eine Menge Kredit, jedes Mal hoffend, keine Enttäuschung zu erleben und doch in ständiger Furcht davor. »Wenn jemand mein Vertrauen missbraucht hat, dann habe ich Probleme, erneut zu vertrauen. Aber wenn jemand dann sagt: ›Okay, tut mir Leid, ich habe einen Fehler gemacht‹, dann bin ich wieder bereit, mit ihm zu arbeiten, und die Sache ist erledigt. Viele betrachten das als Schwäche. Ich glaube, es ist eine Stärke.« Die heftigsten Auseinandersetzungen mit den tiefsten Verletzungen brachen für George Vithoulkas in seinem eigenen Haus aus, im Homöopathischen Zentrum in Athen. Als seine Reisetätigkeit sich intensivierte und er oft wochenlang im Ausland war, formierte sich im Zentrum ein langsam wachsender Widerstand gegen die übermächtige Vaterfigur. Einer seiner Schüler, Patherakis, begann, seinen Unterricht zu kritisieren und war unzufrieden. Manches davon schlug George direkt entgegen, anderes spielte sich hinter seinem Rücken ab. Patherakis hatte beim Unterricht im Zentrum gefordert, so beschreibt es George, dass jeder, der Homöopath werden wolle, Psychologie studieren solle, um so einen tieferen Einblick in die Psyche des Patienten zu gewinnen. Das konnte George nicht tolerieren. Eine andere Forderung war, George solle mehr Zeit in den Unterricht investieren. Da er aber jeden Tag circa 50 Fälle zu bearbeiten hatte, blieb ihm wenig Zeit für seine Studenten. Ein dritter Kritikpunkt hingegen wird auch von George als durchaus gerechtfertigt betrachtet. Das schnell wachsende und erfolgreiche Homöopathische Zentrum mit einem ständig steigenden Bedarf an Ärzten und den damit zusammenhängenden Organisations- und Personalproblemen bot einen guten Nährboden für Probleme aller Art. Das Personalmanagement lag im Argen.

Er wollte von ihnen Vorschläge hören. Was war an seinem Unterricht zu verbessern? Welche Erwartungen hatten sie? Niemand, so erinnert sich George, machte damals konstruktive Vorschläge. Stattdessen lautete die Forderung, er solle eine neue Methode ausarbeiten. Daraufhin ging George in die Offensive. »Was, wenn ihr euch mal aufrafft und etwas arbeitet? Ich habe die ganzen Jahre geschuftet.« Die Situation ließ sich nicht mehr lösen. Mehr und mehr entstand ein Abstand zwischen dem Lehrer und einigen seiner Schüler, die einen Befreiungsschlag initiierten, um selbst das Ruder zu übernehmen. Bei George geschah das, was man heute die »innere Kündigung« nennt und was schließlich zu seinem Nachgeben gegenüber dem Drängen aus den USA führte. Das bedeutet nicht, dass er dem

Zentrum den Rücken gekehrt hätte. Nach wie vor betreute und leitete er das Zentrum in Maroussi. Es kamen viele Faktoren zusammen, die ihn schließlich einen neuen Schwerpunkt seiner Tätigkeit in den USA setzen ließen. Es war immer so, dass er eine Situation erst dann beenden konnte, wenn der Grund dafür von außen kam. Zusätzlich musste sich eine neue Gelegenheit ergeben, die zudem Erfolg versprechendere Aussichten für die Homöopathie barg. Das war in Griechenland so, als sein Chef die vertragliche Vereinbarung über die Überlassung von jährlich einem Apartment immer weiter herausschob und George deshalb nach Südafrika ging. Es wiederholte sich mit Eleni und in Indien mit Krishnamurti. Die Reihe ist lang und die Ereignisse hatten jeweils verschiedene Ausprägungen.

Ein großes Bedürfnis nach Distanz mag ein Grund dafür sein, dass Menschen ihn immer wieder als unnahbar und sogar arrogant beschreiben. Nur bei wenigen legt er diese Distanz ab. Zu beobachten ist es eigentlich nur bei Tati, seiner Frau. Mit ihr pflegt er ein vertrauensvolles und inniges Verhältnis. Ausnahmen bilden auch Lattika und Atul Jaeggi, die ihm in den vergangenen Jahren als Assistenten zur Seite standen. Zu ihnen hat er tiefes Vertrauen, fühlt eine starke Bindung. Ohne dieses Gefühl muss er Distanz wahren. Auch weil er gelernt hat, dass sich Menschen in Abhängigkeit zu ihm begeben, die wiederum seine eigene Freiheit einschränkt. »Es geschieht immer wieder, dass mir jemand nahe sein will, Mann oder Frau. Damit bin ich sehr vorsichtig geworden, denn solche Geschichten enden meist mit großen Problemen. Die Leute können Freundschaft und Liebe nicht auseinander halten. Da bleibe ich auf Abstand.« Hat er Vertrauen gefasst, spart er auch nicht mit Lob, das sonst eher spärlich über seine Lippen kommt. Atul und Lattika, aber auch seine jetzige Sekretärin in der Akademie, Georgia, zeichnen ein anderes Bild von George Vithoulkas als das eines kalten und unnahbaren Menschen. Die Beziehungen sind geprägt von gegenseitigem Respekt und Zuneigung.

Ähnlich muss es auch zu Beginn der Achtzigerjahre zwischen George und Vassilis Ghegas gewesen sein. Ghegas kam als junger Arzt ins Zentrum und erwarb sich nicht zuletzt auf Grund seiner außergewöhnlichen Fähigkeiten Georges Vertrauen. Bereits 1980 wurde er zum Direktor des Zentrums. George ermöglichte ihm sogar einen Studienaufenthalt in England, damit er seine Englischkenntnisse verbessern konnte. Überall genoss er einen ausgezeichneten Ruf. Sechs Jahre dauerte sein Gastspiel im Zentrum. Er begann sein zeitliches Engagement nach und nach zu reduzieren und widmete sich schließlich ganz seiner eigenen Praxis. Die beiden hatten zunächst keine Probleme miteinander. Diese tauchten erst auf, als Ghegas als der Urheber eines Gerüchts über eine für George tätige Public-Relations-Agentur ins Gerede kam, was aber nie endgültig geklärt werden konnte. Spätere Einladungen zu einer neuen Zusammenarbeit nahm er nach Georges Darstellung nicht mehr wahr.

Patherakis und Vangelis waren weitere Episoden in der Geschichte um Vertrauen, Zuneigung und enttäuschte Erwartungen auf beiden Seiten. Weder Ghegas noch Patherakis, die beide in Athen praktizieren, waren zu einem Gespräch bereit. Mit Patherakis, von der Ausbildung her Psychologe, verbindet George eine besondere Begebenheit. Ebenfalls in leitender Stellung im Zentrum nahm er zusammen mit Irene Bachas an einer Podiumsdiskussion in der pharmazeutischen Fakultät der Athener Universität teil. Das Spektakel, das wurde ihm zugetragen, war vom damaligen Leiter der pharmazeutischen Fakultät inszeniert, der ein erklärter Gegner der Homöopathie war. Auf dem Podium brachte er vermeintliche Beispiele homöopathischer Rezepturen: »Man koche ein Huhn, mache eine Suppe daraus und rühre sie kräftig um.« George saß machtlos neben Janis Papadopoulos im Auditorium. Irene Bachas verlor die Kontrolle, und ihr versagte die Sprache. Patherakis, der George vertreten sollte, weil dieser als Nicht-Mediziner gar nicht erst anerkannt worden wäre, verlor seine Linie: »Er erzählte von Hochpotenzen und anderen Nebensächlichkeiten, die niemand verstand. Er ignorierte alle vorher getroffenen Absprachen.« Die Veranstaltung 1977 wurde ein Desaster. Die anwesenden 300 Ärzte waren hoffnungslos enttäuscht. Nach der Diskussion lachten sich die Gegner der Homöopathie ins Fäustchen und wähnten sich auf der Siegerseite. Peter Yasonis, damals Vithoulkasschüler und Sohn des gleichnamigen Universitätsprofessors, wurde sogar mit der Aufforderung unter Druck gesetzt, sich jetzt von der Homöopathie zu distanzieren. Vithoulkas, so wurde ihm vermittelt, werde bald in Syndagma, dem Zentrum von Athen, am Galgen baumeln. Eine Drohung, die zu Zeiten der Militärjunta nicht ignoriert werden durfte. George ging mit Patherakis hart ins Gericht. Acht Jahre später trennten sich ihre Wege, nachdem er nach Georges Darstellung im Homöopathischen Zentrum eine andere inhaltliche Richtung durchsetzen wollte, die ein Studium der Psychologie zur Voraussetzung für alle Homöopathen machen wollte. Nicht nur blieben persönliche Wunden, die Entwicklung der Homöopathie in Griechenland nahm Schaden. Die so hoffnungsvoll begonnene Bewegung am Ende der Sechzigerjahre, eine Bewegung, die eine ganze Generation von jungen Ärzten hätte erfassen können, trat auf der Stelle und verblasste. Während in anderen Ländern der Aufbruch begann, ergingen sich die Homöopathen in Griechenland in Streitigkeiten. Aus dem energiereichen Miteinander wurde ein lähmendes Gegeneinander.

Die griechischen Medien, die George meidet wie der Teufel das Weihwasser, taten ein Übriges. Nahmen sie George überhaupt wahr, dann verzerrten sie seine Äußerungen oder rückten sie aus dem Kontext. Während die BBC einen mit großem Aufwand produzierten Beitrag über Vithoulkas brachte, schwiegen sich die griechischen Sender über ihn aus. Streit und Anfeindungen waren an der Tagesordnung. Man könnte diese Umstände mit der einfachen Wahrheit erklären, dass der Prophet im eigenen Land nie Gehör findet. In Wirklichkeit spielten in der griechischen Öffentlichkeit Dinge eine Rolle, die außerhalb des Landes kaum Beachtung fanden. Wen interessierte es in den Niederlanden oder in Schweden, ob George dem Hinduismus nahe stand oder ein strenger orthodoxer Kirchgänger war? Auch die Tatsache, dass er kein Mediziner war, hatte in anderen europäischen Ländern, aber auch in den USA, einen anderen Stellenwert, konnte sich unter Umständen sogar positiv auswirken. George blieb auch auf dem Höhepunkt seiner Karriere, bei der Verleihung des alternativen Nobelpreises, ein Kind seines Landes und an sein kulturelles Schicksal gebunden. In der Südostecke Europas gehen die Uhren anders. Statt Anerkennung schlug ihm zum Teil Misstrauen entgegen. Schon 1985, beim Beitrag der BBC, wähnten einige Leute ein gewieftes PR-Büro hinter der Aktion – eine Meldung, die sogar in der Zeitung erschien und die ein gerichtliches Nachspiel hatte. »Allein die Idee, man könne die BBC für einen Beitrag bezahlen, ist absurd. Sie gaben mir ein Honorar, um jederzeit die Richtung bestimmen zu können.« Der BBC-Beitrag war gewagt. Der Fernsehsender präsentierte drei Fälle, die George vor laufender Kamera behandeln sollte. Danach durfte er keinen Kontakt mehr zu ihnen haben. Einige Zeit später sollten sie zu den Ergebnissen der Behandlung befragt werden. Kaum jemand, wenn überhaupt, hätte das Selbstvertrauen aufgebracht, sich in aller Öffentlichkeit auf diese Bedingungen einzulassen. Der BBC-Beitrag ist nie in Griechenland gesendet worden.

Neueren Datums sind die Unterstellungen, dass die »Friends of Homeopathy«, ein Kreis von zum Teil ehemaligen Patienten in Griechenland, eigentlich nur ein George-Vithoulkas-Fan-Club seien, die darüber hinaus von ihm selbst kontrolliert würden. Die Angriffe reißen nicht ab. In den Achtzigern, als zu den persönlichen Verletzungen die heftigen Auseinandersetzungen innerhalb der LIGA, mit staatlichen Stellen und vor allem mit der Pharmaindustrie hinzukamen, geriet George mehr als einmal an die Grenzen seiner Kräfte. Und auch er, der begnadete Heiler, musste körperlichen Tribut zollen. Er brach sich bei einem Unfall den Arm, was zu einem Krankenhausaufenthalt wegen einer Hepatitisinfektion führte. Es ist nicht klar, ob sie vom Unfall rührte oder erst im Krankenhaus übertragen wurde. Im Krankenhaus weigerte sich George trotz eines schmerzhaften Splitterbruchs, Schmerzmittel zu nehmen. Das Unverständnis der Ärzte und des Pflegepersonals kann man sich leicht ausmalen. Mit Hilfe seiner eigenen Mittel konnte er nach zwei Tagen das Hospital wieder verlassen. Zu Hause überfiel ihn die Hepatitis. Aber anstatt sich zu schonen, saß er nach zwei Tagen wieder am Schreibtisch. Der Rückfall war vorprogrammiert. Das Ganze wiederholte sich noch einmal, und beim dritten Rückfall erwischte es ihn so schwer, dass er kurz davor war, die Kontrolle über den Krankheitsverlauf zu verlieren. Ein befreundeter Arzt, der ihn besuchte, schlug im Angesicht der Symptome sofort

Alarm. Das sei keine normale Hepatitis, das sei ein Leberdefekt, der sofort operiert werden müsse. Auf einem Sonogramm wurden Steine in der Gallenblase entdeckt. Das war für die Ärzte der endgültige Beweis für die Notwendigkeit einer Operation. George aber war anderer Meinung und glaubte nicht an das Vorhandensein von Gallensteinen. Er spürte eine Besserung. Trotzdem ließ er sich zu der Operation überreden, die von einem Professor durchgeführt werden sollte, den George vor einiger Zeit von seinen chronischen Kopfschmerzen befreit hatte. Tatsächlich fanden sie bei der Operation keinen einzigen Stein. Das, was sie dafür gehalten hatten, waren Fettstückchen. Aber da George nun schon mal aufgeschnitten auf dem OP-Tisch lag, beschlossen sie während der Operation, die Strategie zu ändern und gleich die ganze Gallenblase zu entfernen. Zu allem Übel war die Dosis des Anästhesisten trotz Georges Warnungen viel zu hoch ausgefallen. Fast hätte er es nicht überstanden, und nach der Operation fühlte er sich lange Zeit wie in einem Dämmerzustand.

Damit nicht genug. Während der Operation war versehentlich ein Nerv durchtrennt worden. Das verursachte beim Atmen höllische Schmerzen. »Als sei ein Messer in meiner Brust. Bei jedem Atemzug hatte ich das Gefühl eines Messerstiches. Die Schmerzen waren kaum auszuhalten.« Vermutlich wurden ihm intravenös Schmerzmittel verabreicht. 1987 wäre der zukünftige Träger des Alternativen Nobelpreises fast unter den Messern und den Medikamenten der Schulmedizin ins Jenseits gegangen. Es mag ein Trost für alle sein, dass selbst der größte lebende Homöopath unter bestimmten Umständen Opfer des technisch-medizinischen Apparates werden kann.

Als er am dritten Tag wieder seinen ersten klaren Gedanken fassen konnte, aber immer noch verwirrt durch chemische Arzneimittel, bat er eine Schülerin, ihm ein bestimmtes Mittel mitzubringen. Unterdessen befand er sich nach wie vor in einem schrecklichen Zustand. Die Hepatitis war nicht abgeklungen und seine Leber entzündet. »Weiß Gott, welche Chemikalien mir im Krankenhaus verabreicht worden sind. All das galt es bei der Wahl des richtigen Mittels zu bedenken.« George nahm seine Behandlung wieder selbst in die Hand. Zwei Tage später verließ er das Krankenbett, auch weil er nach Kalifornien musste, wo es galt, vertragliche Bindungen einzuhalten. Dort unterzog er sich in einem Krankenhaus einer weiteren Untersuchung. Ergebnis: Die Leber war völlig zerstört. Rettung versprach nur eine Organtransplantation, die aber bis heute nicht vorgenommen wurde. George testete an sich selbst alle in Frage kommenden Lebermittel: Lycopodium, Chelidonium ... Seiner Leber geht es heute besser denn je.

Neben den USA und Deutschland hielt Vithoulkas in den Achtzigerjahren auch viele Seminare in Großbritannien. 1984 wurde er als Gastredner in die Westminster Central Hall eingeladen. Thema: »Homöopathie: Gesundheit und Menschheit.« In der Central Hall fand sich eine große Menschenmenge ein. Vithoulkas war bekannt als der Gründer der »International Foundation of Homeopathy« und Gründer des Homöopathischen Zentrums in Athen. Die Londoner *Times* überschrieb ihren Artikel mit: »Der König der Homöopathie kommt nach England.« Im Artikel hieß es weiter: »Jeden Tag fliegt irgendjemand nach Athen, um sich von Vithoulkas behandeln zu lassen. Sie waren bereits bei den besten Ärzten ihres Landes. Gewöhnlich werden sie von Vithoulkas geheilt.«

In Großbritannien bekam er ein Angebot einer Gruppe von Homöopathen, die bereits seine Kurse in Griechenland besucht hatten, in ihrer Schule für mehrere Monate im Jahr zu unterrichten. Sie versprachen ihm, für alle Kosten aufzukommen und darüber hinaus, nach dem amerikanischen Vorbild, eine große Summe Geld zu akquirieren, damit die Lehrtätigkeit in Großbritannien finanziell zu vertreten war, denn selbstverständlich musste er andere Aktivitäten im gleichen Maße einstellen. George akzeptierte, ohne wirklich zu glauben, dass seine Partner Wort halten würden. Nach drei Jahren regelmäßiger Tätigkeit in England wurde der Vertrag einseitig aufgekündigt. George erzählt, dass 80 000 Pfund, die zusammengekommen waren, ebenso einbehalten wurden wie die Video-Cases, die während der Zeit entstanden waren.

Eine andere, weitaus etabliertere Institution, die Faculty of Homeopathy, die dem Royal Homeopathic Hospital in London angehört, konnte sich dem griechischen Autodidakten nicht ohne Weiteres öffnen, obschon mehrere ihrer Mitglieder ihn tatkräftig und öffentlich unterstützten. Dr. Robin Gibson beispielsweise, ein Mitglied des Glasgow Homeopathic Hospital, hatte an einem seiner Kurse in Athen teilgenommen. Er beschrieb Georges Lehre als Pioniertat für die Medizin. Nirgendwo sonst in der Welt könne man solch wertvolle Lektionen in der Kunst der Medizin erhalten.

Während seines Aufenthaltes in Großbritannien lernten ihn die Menschen dort als einen Pragmatiker kennen, der an verlässlichen Resultaten interessiert war. Wo immer er sprach, versuchte er seinen Zuhörern deutlich zu machen, dass die Homöopathie die beste Heilmethode der Welt ist. So genannte Wunder könnten zur Routine werden, wenn die Methoden von gut ausgebildeten Ärzten angewendet würden: »Eine wirkliche Heilung kann heute Realität sein und muss kein Traum mehr bleiben.« Vithoulkas' Aufenthalte und Seminare auf der Insel waren äußerst erfolgreich. Er schaffte es, die homöopathische Theorie der Lebensenergie verständlich auf den Punkt zu bringen. Laien wie Mediziner waren von seinen Reden begeistert. Er verkündete authentisch und wahrhaftig den Geist der Zeit, verbreitete, wie schon anderswo vorher, Aufbruchstimmung und Optimismus.

Der Israeli Shmuel Shalev, der das Buch *Die wissenschaftliche Homöopathie* ins Hebräische übersetzte, traf George 1983 zum ersten Mal in England. Damals hatte er das Gefühl: »Hier kommt die Revolution. Es gab einen Aufruhr im Publikum, es wurde fünf Minuten lang applaudiert, es war wie ein Trip, eine neue Ära in der medizinischen Welt.« Shalev kannte von den alternativen Heilmethoden zunächst nur die Homöopathie, und er dachte: »Homöopathie ist toll, aber es muss noch etwas Besseres geben, genauso gut wie die Homöopathie, aber ein bisschen einfacher zu erlernen. Es gibt leider nichts Besseres; wenn es etwas Besseres gegeben hätte, hätte ich es gelernt. Nichts heilt so tief wie die Homöopathie.«

Für Shmuel Shalev ist die Homöopathie die Medizin der Gegenwart. Für die Zukunft, so meint er allerdings, würde wieder eine andere Medizin gebraucht.

Georges Vertrauen war auch an anderen Stellen starken Störungen ausgesetzt. Während seiner Zeit in Amerika bekam er eine Einladung zu einem Seminar in den Niederlanden. Vollkommen erschöpft nahm er einen Flug der ersten Klasse, den sich die Organisatoren weigerten zu bezahlen, obwohl es laut George so ausgemacht war. Das Seminar war mit 600 Teilnehmern ausgebucht. Sehr zu seiner Überraschung teilten ihm die Veranstalter jedoch mit, dass sie ihm sein Honorar nicht zahlen könnten. Alles sei von den immensen Kosten verschlungen worden. Da nur eine mündliche Absprache bestand, konnte George wenig ausrichten. Seitdem jedenfalls deckt er alle Vereinbarungen schriftlich ab: »Ich habe einfach Angst, dass sich die Leute nicht an ihre Zusagen halten. Das ist mir andauernd passiert.«

In der Tat fällt es auf, dass sich Auseinandersetzungen über getroffene und nicht eingehaltene Absprachen wie ein roter Faden durch Georges Leben ziehen. Bereits in jungen Jahren misstraute er dem Angebot seines damaligen Arbeitgebers, der ihm jedes Jahr ein Apartment versprochen hatte, aber dieses Angebot nicht schriftlich bestätigen wollte. 1985 brach George Vithoulkas das »Amerika-Experiment« ab und wandte sich wieder völlig seiner Tätigkeit in Griechenland und seinen europäischen Seminaren, besonders in Deutschland, zu.

1986 sollte für die weitere Entwicklung der Homöopathie ein entscheidendes Jahr werden. Bei einem seiner Englandaufenthalte nahm eine Gruppe mit dem Namen »Künstliche Intelligenz« Kontakt zu Vithoulkas auf. Sie stellten ihm ein Programm vor, das sie »Expert System« nannten und mit dem die Denkweise von Experten im Computer simuliert werden sollte. Obgleich er daran zweifelte, dass ein Computerprogramm all die vielen Wenns und Abers berücksichtigen konnte, die er selbst manchmal nicht alle bewusst zu erfassen vermochte, begriff Vithoulkas die Möglichkeiten, die ein solches funktionierendes System für die Homöopathie mit sich bringen konnte. Seiner Meinung nach musste der Computer immer das Mittel mit den meisten Symptomen angeben, was in der Regel falsch war. Die Gesellschaft verfügte über das nötige Kapital, das Projekt an den Start zu bringen, und Vithoulkas sagte zu. Während sie den Vertrag noch diskutierten, intervenierte im letzten Moment die Universität von Namur in Belgien. Dort arbeitete man am gleichen Projekt und war bereits weit in Vorleistung gegangen. Der Tatsache zum Trotz, dass seine englischen Partner weltweit über einen ausgezeichneten Ruf verfügten, entschied George sich für eine Zusammenarbeit mit Namur. Die dort tätigen Informatiker, Ärzte und Programmierer erweckten sein Vertrauen. Das Team kam nach England. Dort musste er sie mit Daten, Einschätzungen, Kalkulationen und sogar mathematischen Formeln unterstützen, deren Ableitungen und Entwicklung er bald verstand. Die Arbeit war hart und langwierig. Zwei Jahre später, 1988, sollte das System zum ersten Mal getestet werden. Es wurden bekannte, aber schwierige Fälle ausgewählt, bei denen kein Zweifel an der Richtigkeit des Mittels bestand. George erinnert sich: Der erste Fall hatte 24 Symptome. Von diesen 24 wurde fast die Hälfte von Natrium muriaticum abgedeckt. Der Computer erhielt diese Information und stürzte ab. Das System war überlastet mit den vielen Rechenoperationen. Der Test wurde an einem leistungsfähigeren Computer wiederholt und das Ergebnis war überraschend. Auf Anhieb nannte er Natrium muriaticum, obwohl es in der Liste erst an zehnter Stelle auftauchte. George war beeindruckt. Auch den zweiten Fall, einen Verbascum-Fall mit 22 Symptomen, löste der Computer ebenso problemlos wie den letzten Nux-vomica-Fall.

Bis zuletzt zweifelten alle Beteiligten, auch die Computerspezialisten, am endgültigen Erfolg des Projekts. Sie rechneten mit langwierigen Änderungen und Verbesserungen, um das Programm zuverlässig zu machen. Nach dem erfolgreichen zweiten Fall orderte der Leiter des Projekts, Professor Fishfed, Champagner für alle. Anerkennend stellte George fest, dass es gelungen war, seine Art der Analyse und Synthese genauestens zu kopieren. Das Regelwerk, an dem sich George orientiert, das ihm auch die enormen Gedächtnisleistungen ermöglicht, war auf einer Festplatte zusammengefasst – eine unglaubliche Hilfe für Homöopathen überall in der Welt, die jetzt einen direkten Zugang zu Georges Erfahrung und Wissen haben konnten. 1989 wurde das erste Programm verkauft.

George selbst war schon manches Mal auf die Hilfe des Expert-Systems angewiesen. Bei einem internationalen Seminar in Griechenland mit 250 Teilnehmern fühlte er sich so erschöpft, dass er nach der Fallaufnahme keine Idee zum richtigen Mittel hatte. Er teilte das der Klasse mit. Ein deutscher Arzt hatte mittlerweile den Computer zu Rate gezogen. Auch George war gespannt auf das Ergebnis: »Er gab die ersten Mittel an, und sie gefielen mir nicht. Als siebzehntes Mittel erschien Phosphoricum acidum. Ich sagte: Mein Gott. Klar. Das ist ein Phosphoricum-acidum-Fall. Zunächst wollte es niemand glauben.«

Ausgerechnet das so erfolgreiche Expert-System sollte zu einem Streit zwischen George und Bill Gray führen. Etwa zeitgleich mit dem Expert-System erschien auf dem amerikanischen Markt das »Mac-Repertory«, eine computergestützte Repertorisation eines Freundes von Bill Gray. Bill verglich die beiden miteinander und befand das Mac-Repertory als leichter handhabbar. Was George ihm übel nahm, war die Tatsache, dass er seine Meinung darüber in einem Artikel veröffentlichte, denn er befand den Vergleich als unfair. Das Expert-System, so argumentiert er, gebe völlig klar den Weg und das Mittel vor, während man beim Mac-Repertory zwischen zehn verschiedenen Wegen, das richtige Mittel zu finden, wählen müsse. Das berge viele Fehlerquellen. Vor allem Amerikaner finden das Mac-Repertory aber einfacher in der Anwendung, was daran liegen mag, dass das ursprünglich unterstützende Macintoshsystem in den USA viel verbreiteter ist als in Europa, wo der PC das Geschehen dominiert. Für Bill Gray war es der erste und einzige wirkliche Streit, den er jemals mit George geführt hat.

Es gibt zwei weitere große Bereiche, in denen sich George und mit ihm die Homöopathie ständigen Angriffen ausgesetzt sah. Dies waren die LIGA, der internationale Zusammenschluss homöopathisch tätiger Ärzte, und der pharmazeutische Sektor, den er mit seiner klassischen Homöopathie auszutrocknen drohte.

Der Kampf in der LIGA indes scheint seit der Jahrtausendwende beendet zu sein. George erhielt eine Einladung zum internationalen Kongress der LIGA in Budapest, wo er gleichzeitig die Goldmedaille der Ungarischen Republik aus den Händen des ungarischen Präsidenten erhielt. Die Nachricht, dass George Vithoulkas auf dem Kongress sprechen würde, sorgte für einen immensen Zulauf auf der Veranstaltung. Es mussten Leinwände in einem angrenzenden Raum aufgestellt werden, um alle zufrieden zu stellen. George weiß, dass er niemals mehr in der Organisation eine führende Position einnehmen wird. Zu groß, so vermutet er, sind die Befürchtungen, die sich an seine Person knüpfen. Die meisten wollen seine flammenden Beiträge gegen die Polypharmazie nicht hören. Sie wollen nicht hören, dass sie mit ihrer Praxis nicht im Einklang mit Hahnemann stehen, der nicht gelehrt hat, einen Mix aus zwanzig Mitteln gegen Kopfschmerzen oder prämenstruelle Beschwerden zu verschreiben. Die wichtigen Positionen sind mittlerweile allerdings von Vithoulkasschülern besetzt. Die Einladung nach Budapest und die damit verbundenen Ehrungen waren ein deutliches Signal dafür, dass sich die Grundhaltung der LIGA verändert hat. Eine wichtige Neuerung indes, die George in der LIGA eingeführt hatte, das Büro für Public Relations wurde nie wirklich in Betrieb genommen. Public Relations und Lobbyarbeit finden in der Homöopathie nicht statt. Zu sehr ist man von der Lehre überzeugt, möchte abgeholt werden, und andererseits ist eine gewisse Ängstlichkeit zu beobachten, wenn der Nachweis der Wirksamkeit gefordert wird. Neun von zehn Fällen müssen erfolgreich behandelt werden. Das war und ist Georges Maxime.

Vorbei scheinen jedenfalls die Zeiten, in denen Mitglieder der LIGA damit drohten, den Saal zu verlassen, weil George in einer ihm nicht zustehenden Sitzreihe Platz genommen hatte, oder Geheimtreffen stattfanden, um Strategien zu entwickeln, ihn kaltzustellen. »Die LIGA wurde total von der Polypharmazie beherrscht. Niemand interessierte sich für Studien und Lehre. Ich war das schwarze Schaf.« Seine ärgsten Widersacher haben das Gremium geräumt. Mit Schmerzen erinnert sich George an manch hässliche Szene bei den Kongressen. »Kämpfen, kämpfen, kämpfen. Was für eine Verschwendung von Zeit und Energie.«

Dabei gibt es Hinweise dafür, dass die LIGA nur die Bühne bildete, auf der die Pharmaindustrie ihren Kampf gegen Vithoulkas führte und nichts unversucht ließ, den enthusiastischen Griechen ins Abseits zu manövrieren. Zu vermuten ist, dass sie Umsatzeinbußen fürchtete, wenn immer mehr Ärzte, anstatt eine Mixtur aus 20 Mitteln zu verschreiben, sich auf jeweils eines beschränken würden, wie George es vehement forderte. George machte aus seiner Verärgerung über die Praxis der Industrie keinen Hehl und wetterte öffentlich dagegen. Möglicherweise entwickelte er sich für die Pharmakonzerne zum »Staatsfeind Nr. 1«.

Als es darum ging, den amerikanischen Markt zu erobern, wurde ihm ein Angebot unterbreitet, das George natürlich unter den gegebenen Umständen nicht annehmen konnte. Hier war ihm die reine Lehre heilig. Drei Stunden lang versuchte Robert Feher, ein von der Pharmaindustrie beauftragter Unterhändler in Berkeley, George von einer Übereinkunft zu überzeugen. Das Angebot war fast unglaublich: George sollte 7,5 Millionen Dollar bekommen, wenn er zehn Rezepte unterschreiben würde, die das Unternehmen, dessen Name nie genannt wurde, in einer Anzeigenkampagne benutzen könnte. George weigerte sich beharrlich trotz aller Argumente, die ihm entgegengebracht wurden. Schließlich erhöhte Feher seine Offerte auf 10 Millionen für ein Rezept. Doch auch das schlug Vithoulkas aus. Am nächsten Morgen rief ihn Bill Gray an und war sichtlich verstört. Er habe die ganze Nacht nicht schlafen können, berichtete er völlig aufgelöst dem staunenden George. Sein schlechtes Gewissen hatte ihn geplagt, denn ihm war klar geworden, dass er das Angebot über 10 Millionen Dollar wahrscheinlich angenommen hätte.

Die pharmazeutische Industrie gibt sich verschlossen gegenüber George Vithoulkas. Boiron in Paris war trotz mehrerer Anläufe zu keinem Gespräch bereit. »Wir haben kein Problem mit Herrn Vithoulkas«, war die einzige Äußerung, die dem Homöopathieriesen zu entlocken war.

Der gesamte osteuropäische Markt ist nach dem Zusammenbruch des Blockgefüges und der Öffnung der Märkte jetzt das natürliche Expansionsgebiet nicht nur der französischen Firma. Die Anteile sind hart umkämpft, und in den wirtschaftlich ausgehungerten Ostblockländern ist die Bereitschaft, einen lukrativen Nebenverdienst anzunehmen, besonders groß. George behauptet, dass die pharmazeutische Industrie erst in jüngster Vergangenheit eine regelrechte Kampagne gegen ihn in Bulgarien gestartet habe, die er nur mit Hilfe eines Rechtsanwalts stoppen konnte. In einem Fernsehinterview soll ein Repräsentant einer Firma geäußert haben, es gebe keinen Alternativen Nobelpreis. Dies sei eine Erfindung von Vithoulkas. Die pharmazeutische Firma stritt jede Beteiligung an dem Vorfall ab.

»Ich war eine Gefahr für sie. Sie glaubten, ich führe einen Kampf gegen sie, um ihnen zu schaden. Das tue ich nicht. Wenn die Ärzte sehen, dass sie mit der Gabe von Einzelmitteln bessere Erfolge erzielen, werden sie sich langfristig ohnehin von den Komplexmitteln abwenden. Dazu brauche ich gar nichts zu tun.« Vielleicht ist es diese simple Logik, die Georges Widersacher so schnell in Panik versetzt.

George war eigentlich nicht ins Leben gezogen, um zu kämpfen. Trotzdem, oder vielleicht gerade deshalb, sah er sich zeitweise gleichzeitig mehreren Fronten gegenüber. Selbst in der von ihm gegründeten Griechischen Homöopathischen Assoziation, musste er nach einigen Jahren den Stuhl räumen. Die Organisation wuchs und gewann an Ansehen. Da war George eines Tages als Nicht-Mediziner nicht mehr tragbar. Man legte ihm nahe, die Assoziation zu verlassen, und George willigte ein, da er selbst bei der Gründung 1970 die Regel aufgestellt hatte, dass nur Ärzte Mitglieder sein können. Griechenland sei in dieser Beziehung sehr konservativ, erklärt er den Sinn. Die Akzeptanz für die Homöopathie sei größer, wenn sie nur von Ärzten ausgeübt werden dürfe. Die Ausnahmeregelung für ihn wurde aufgehoben. Heute bekleidet er das Amt des Ehrenpräsidenten. Den Titel hat er nie verwendet, wie er auch sonst mit Ehrenauszeichnungen und Titeln sehr sparsam umgeht. Lediglich die beiden Professuren in der Ukraine und Spanien finden sich jetzt auf seinem Briefkopf, weil er glaubt, damit die Homöopathie unterstützen zu können. Merkwürdigerweise haben sich mit den Jahren die Auseinandersetzungen mehr nach innen verlegt. Der öffentlich ausgetragene monatelange Streit in der Homöopathiezeitschrift *Links* ist nur ein Indiz dafür. Das bedeutet nicht, dass George im Alter weniger streitbar wäre. Wenn es darauf ankomme, so versichert er, wenn er wisse, dass er im Recht sei, und wenn es um die Homöopathie gehe, werde er keinen Millimeter weichen.

Ein anderer Kampf ist in den letzten Jahren immer heftiger entbrannt. Der Kampf um finanzielle Mittel. In einer Zeit kollabierender Sozialhaushalte mit Kostenexplosionen im Gesundheitswesen werden die Bandagen immer härter. Jeden Monat, so vermuten Insider, wechseln weltweit immense Summen unter dem Tisch den Besitzer, um ein Apparatesystem in Gang zu halten, das medizinisch kaum eine Berechtigung hat. Schwarzgelder fließen von Diagnose-Centern, deren teure Anschaffungen sich amortisieren müssen, in die Kassen von Ärzten, denen der Zustand ihrer Konten wichtiger ist als das Befinden ihrer Patienten. Zwei Millionen Drachmen (knapp 6000 Euro) sollen es im Jahr 2000 monatlich allein in Griechenland gewesen sein.

An solchen Verteilungskämpfen kann und darf sich die Homöopathie nicht beteiligen. Ihr würde es indes gut tun, wenn zugesagte Forschungsgelder der Europäischen Union sinnvoll eingesetzt würden und nicht in Verwaltungsapparaten verpuffen. George hat nicht nur mit seinem Ruf dazu beigetragen, dass solche Gelder überhaupt bewilligt wurden. In einem Gespräch bei der Europäischen Union 1996 vertrat George folgenden Standpunkt: »Ihr sagt: Bringt uns mehr Beweise. Was für Beweise? Die Homöopathie zahlt seit Jahrhunderten alle Forschungen aus der eigenen Tasche, deren Ergebnisse wir der Allgemeinheit zur Verfügung stellen. Wenn aber jemand kommt und vermutet, dass ein bestimmtes Kraut gut gegen Rheuma sein könnte, dann fließen Gelder, um die Wirkungsweise zu erforschen und die Vermutung zu belegen. Wir haben genügend Beweise erbracht, dass die Homöopathie eine wirksame Therapie darstellt. Warum gebt ihr uns kein Geld, damit die Modalitäten erforscht werden können? Es werden Unsummen investiert, weil man bestimmte Indikatoren bei einer Substanz sieht, die anschließend für viel Geld erforscht wird und sich als nicht wirksam herausstellt, weil Nebenwirkungen auftreten und das Mittel schließlich vom Markt genommen werden muss, weil es nicht mehr tragbar ist. Aber der Homöopathie wird jede Hilfe verweigert.«

Die Politiker lamentierten, dass zusätzliches Geld für die Bezahlung einer weiteren Therapieform nicht vorhanden sei, und übersahen dabei vollkommen, dass die Homöopathie kein Zusatzangebot darstellt, sondern in weiten Teilen die teure Schulmedizin ersetzen kann.

George drohte mit dem Aufmarsch aller seiner Studenten und ihrer Patienten vor dem Europaparlament. Die scherzhafte Drohung musste nicht umgesetzt werden, denn 1997 bewilligte die EU entsprechende Forschungsgelder für den Bereich Alternativer Medizinen, insbesondere der Homöopathie. »Jetzt kommt das Geld. Die Auszahlungen dauern in Brüssel etwas länger. Man muss kämpfen, kämpfen und immer wieder kämpfen.«

11

Die Internationale Akademie

Teil 1:
Lehren und Lernen

1995 verwirklichte sich ein Lebenstraum von George Vithoulkas. Eine Idee wurde Realität, die er bereits 1977 in einem Artikel für das Amerikanische Institut für Homöopathie skizziert hatte: eine Internationale Akademie für Klassische Homöopathie, an der Ärzte und Heilpraktiker aus aller Welt nach den Prinzipien von Samuel Hahnemann unterrichtet werden sollten.

Die Meinungen über den Standort auf der kleinen und abgelegenen Sporadeninsel Alonissos gingen weit auseinander. Während die einen es für einen genialen Schachzug hielten und die besonderen Qualitäten der Insel priesen, sahen die anderen darin ein unüberbrückbares Hindernis für den Erfolg. Sie argumentierten, und tun dies bis heute, ein solches Zentrum müsse auf dem Festland, am besten in der Nähe einer großen Stadt, liegen.

Bislang gibt der Erfolg George Vithoulkas Recht, der keinen Augenblick auch nur im Traum daran gedacht hatte, seine Akademie irgendwo anders zu bauen als auf Alonissos. Die internationalen Seminare sind ausgebucht, und selbst Teilnehmer aus Mexiko, Kanada und Indien lassen sich von der aufwändigen Anreise über Athen oder Thes-

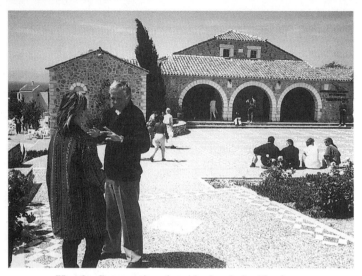

Vor der Internationalen Akademie in Alonissos

saloniki, wo bei schlechtem Wetter mitunter der Fährverkehr eingestellt wird und Scharen von Studenten ihre Rückflüge verpassen, nicht abhalten, Georges Seminare zu besuchen.

Es ist die besondere Qualität des Unterrichts, Georges Fähigkeit, selbst schwierigste Zusammenhänge unterhaltend zu vermitteln, und natürlich auch die einladende Atmosphäre der ursprünglichen Insel, die Ärzte aus Moskau und New York, aus New Delhi und Berlin in der nördlichen Ägäis regelmäßig zusammenführt. Das Wissen aus erster Hand des unbestreitbar größten lebenden Homöopathen war jedem der 140 Teilnehmer der ersten Internationalen Gruppe, die von 1996 bis 2000 jeweils zweimal jährlich zu einem zweiwöchigen Seminar kamen, immerhin circa 15 000 Euro wert, Unterkunft und Verpflegung inbegriffen. Bei diesem Aufwand muss man einiges erwarten kön-

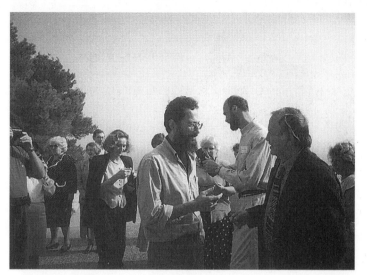
Mit Zafiriou Vangelis in der russischen Gruppe auf Alonissos

nen, und George selbst behauptet, dass niemand sonst ein solch umfangreiches Wissen über Homöopathie hat erlangen können wie die Teilnehmer seiner Seminare in Alonissos. Kritiker wie sein ehemaliger Schüler Zafiriou Vangelis, heute selbst ein weltweit anerkannter Homöopath und Lehrer mit Praxis in Athen, bezweifeln dies. Jeder, so Vangelis, könne Georges Lehren in den Unterlagen seiner früheren Seminare nachlesen. Viel Neues gebe es da nicht. George weist dies verständlicherweise weit zurück und argumentiert, dass Vangelis schließlich nicht wissen könne, was er vier Jahre lang in der Internationalen Gruppe unterrichtet habe. Was aber natürlich auch in noch so guten und detaillierten Schriften nicht vermittelt werden kann, ist der Umgang mit den Live-Cases und Video-Cases, Fällen also, die im Seminar vorgestellt und analysiert werden. Hier entfaltet sich Georges wahre Meisterschaft, die manche als Intuition bezeichnen, George selbst jedoch mit der jahrzehntelangen Anhäufung von Erfahrung, Beobachtung und Wissen begründet.

Der Patient erzählt, schildert sein Leiden und seine Krankheitsgeschichte. Georges Einwürfe sind meist kurz, seine Fragen präzise und seltener, als man annehmen könnte. Doch auch dieser spartanisch anmutende Umgang mit dem eigenen Wissen in dieser ersten Phase der Therapie ist Teil und Ergebnis seiner Erfahrung. Zu viele Fragen des Therapeuten, so erklärt der begnadete Lehrer, lenkten den Patienten von seinen eigenen Empfindungen und Erinnerungen ab, verfälschten das Bild und seien nicht selten das Produkt von Vorstellungen des Fragenden selbst. »Es kann sein, dass man schon sehr früh aufgrund bestimmter Symptome ein Mittel ins Auge fasst und dann seine Fragen so stellt, dass die Antworten die eigenen Vorstellungen bestätigen. Dann gerät man auf einen Holzweg, verschreibt das falsche Mittel und verdirbt den Fall.«

George Vithoulkas hört lieber zu und achtet auf die Feinheiten, die letztlich bei der Wahl des richtigen Mittels entscheidend sein können. Schildert jemand seine Ängste, so kann der Tonfall bei der Bewertung des Symptoms ausschlaggebend sein. Vielleicht verändert er just in diesem Augenblick seine Körperhaltung oder sein Blick verrät, ob er mit der Angst kokettiert oder sie tatsächlich empfindet. George beobachtet und behält all dies in seinem fotografisch anmutenden Gedächtnis, bis er plötzlich das alles erklärende Puzzlestück gefunden hat, das ihm die Tür öffnet in das Innere seines Patienten, und er das komplexe System von Ursache und Wirkung vollständig begreifen kann.

Viele der von George in der Akademie behandelten Fälle sind vom Verlauf und vom Erfolg her sehr beeindruckend. Um zu zeigen, wie eine Fallaufnahme vor sich geht, und die Methodik und Eigenart »des besten lebenden Homöopathen« begreiflich zu machen, soll hier der Fall einer 57-jährigen Patientin aufgerollt werden, die sich im September 1997 in die Behandlung von George Vithoulkas begab. Um ihre Anonymität zu wahren, wird sie im weiteren Verlauf mit dem frei erfundenen Namen »Jutta P.« bezeichnet.

Ihre Leidensgeschichte begann 1982 mit der Geburt des ersten Kindes. Nach der Entbindung wachte sie in einem ihr fremden Raum auf und erinnerte sich nicht mehr daran, soeben ein Kind zur Welt gebracht zu haben. Sie wusste auch nicht, warum sie hier war oder dass dieser Raum zu einem Krankenhaus gehörte. Das Erstaunlichste aber ist, dass sie sich nicht einmal fragte, wie oder warum sie hierher gekommen war. Dieses Phänomen wiederholte sich von da an bei jeder der folgenden drei Geburten. In ihrer Schilderung bei der Erstanamnese sprach Jutta P. von völligen Blackouts. In der Folgezeit entwickelten sich Sprachstörungen mit Wortverwechslungen. Außerdem geriet die Wahrnehmung von Farben und Formen durcheinander. Häufig konnte sie den Boden unter sich nicht mehr einschätzen. Er schien sich zu wölben und warf Wellen. Das Gehen wurde schwierig. Eine Folge war auch, dass sie Entfernungen falsch einschätzte. Im Kopf von Jutta P. machte sich eine komplette Leere breit. Ihr Alltag war durchsetzt von zum Teil grotesken Szenen und panikartigen Zuständen. Auch das Anlegen von Listen bewirkte nichts gegen die alles beherrschende Vergesslichkeit, denn es konnte passieren, dass sie schlicht vergaß, dass es überhaupt eine Liste gab. Sie machte Zusagen, die sie nie einhielt, weil sie sich bereits wenige Minuten später nicht mehr daran erinnerte.

Jutta P. erzählt und wird dabei nur selten von George Vithoulkas unterbrochen. Seine Nachfragen sind spärlich und dienen meist nur der näheren Erläuterung des Gehörten. Die Erfahrung hat George, wie gesagt, gelehrt, dass spontane Äußerungen und ungebremste Schilderungen weit mehr über den Zustand des Patienten aussagen als Befragungen, die die Gefahr bergen, die Erwartungshaltung des Therapeuten wiederzugeben, und den Patienten in die Defensive zu drängen. George weist in den Seminaren auch immer wieder darauf hin, dass der Patient Antworten geben kann, mit denen er seinem Therapeuten gefallen möchte. Auch dies sei eine Gefahr bei Befragungen, lehrt George.

Jede Fallaufnahme wird, das Einverständnis des Patienten vorausgesetzt, auf Video dokumentiert. Das trägt bei der Anamnese nicht unbedingt zu einer entspannten Atmosphäre bei. Vor laufender Kamera werden Menschen nervös, und manche fühlen sich gar zum Objekt degradiert. Preisgegeben einer begierigen Horde von wissensdurstigen Homöopathen, die unbarmherzig jedes Detail sorgfältig sezieren, fühlen sie sich reduziert auf die Merkmale der Arzneimittelbilder. Der eher kalte und ungemütliche Raum an der Nordostseite der Akademie, in dem George gewöhnlich die Fallaufnahmen vornimmt, strahlt kaum Geborgenheit oder Wärme aus. Er hat eher den Charme eines Wartezimmers aus den Sechzigerjahren und ist viel zu groß, um ein Gefühl der Sicherheit zu vermitteln. Aber diesen Dingen misst George wenig Bedeutung zu, und wahrscheinlich sind sie ihm ziemlich egal. Für ihn steht die Dokumentation des Falls im Vordergrund. Die lehrreichsten Videos benutzt er, um seine Studenten zu unterrichten – in der Akademie und jetzt auch weltweit über Videokurse.

Doch zurück zu der von Vergesslichkeit geplagten Patientin. George will von ihr wissen, unter welchen Bedingungen die Blackouts auftreten. In Stresszuständen nicht, nur bei Entspannung, erklärt die Patientin. Autofahren sei deshalb weiterhin für sie möglich, da es einer Stresssituation gleiche. Aber es sei sehr anstrengend, einen Punkt zu fixieren.

Bei der Erörterung der bisherigen Behandlung kommt zu Tage, dass Jutta P. von drei Neurologen untersucht wurde. Beim EEG im Wachzustand wurden dabei Schlafwellen gemessen. Die Diagnosen der Fachärzte waren ebenso unterschiedlich wie bemerkenswert. Der erste vermutete, sie habe eine Embolie gehabt, und ihr jetziger Zustand sei eine Folge davon. Der zweite diagnostizierte Narkolepsie, also zwanghafte Schlafanfälle am Tag mit unbekannter Ursache. Der dritte kam zu dem Schluss, latente Depressionen könnten der Grund für Jutta P.s Zustand sein. Die Tatsache, dass fast jeder Arzt nach der Diagnose zu anderen Ergebnissen kommt, ist wohl bekannt. Aber nicht nur kann dann keine Hilfe geleistet werden. Die in aller Regel verschriebenen und völlig überflüssigen Medikamente verursachen Nebenwirkungen, die wiederum zu neuen Krankheiten führen und einen möglicherweise nur leicht erkrankten Patienten zu einem ernsten Fall machen können. Auch Homöopathen kommen zu Fehldiagnosen und verschreiben das falsche Mittel. Aber wenigstens werden dabei keine neuen Krankheiten produziert.

George fragt weiter, ob sie bei der Arbeit Stress habe, was sie verneint. Ob sie leicht weine, will er wissen, und tastet sich mit seiner Art zu fragen langsam an ein von ihm vermutetes Mittel heran. Eigentlich weine sie nicht so schnell, erklärt Jutta P., nur wenn sie Freunde oder Familie treffe oder sich von ihnen verabschieden müsse. Trennungssituationen versuche sie auszuweichen, indem sie schon vor dem Abschied abfahre.

Dann kommt die obligatorische Frage nach der Beziehung, der George viel Bedeutung beimisst. Jutta hat vor 25 Jahren geheiratet, und sie beteuert, sie habe den Mann geheiratet, den sie liebte. Ihre Ehe bezeichnet sie als sehr gut.

George ist sehr aufmerksam, beobachtet sein Gegenüber genau. Wie die Fallbesprechungen immer wieder zeigen, entgeht ihm kein noch so kleines Detail: ein Zucken, eine Verlagerung des Körpergewichts, der Tonfall.

Träume habe sie keine oder nur sehr selten, erzählt Jutta P. Sie erinnert sich an einen Traum, in dem sie träumt, etwas nicht finden zu können oder etwas sehr Wichtiges vergessen zu haben. Dann wache sie schweißgebadet auf. Immer sei sie müde. Zwischen 13 und 14 Uhr könne es passieren, dass sie einfach so, ohne die Möglichkeit es zu verhindern, einschlafe. Regelmäßig werde sie von Müdigkeitsattacken heimgesucht und schaffe es dann kaum noch, nach Hause zu kommen.

Der folgende Dialog aus der gleichen Anamnese soll zeigen, wie George Vithoulkas seine Fragen stellt, und einen Eindruck der Diagnosetechnik der Homöopathie vermitteln:

George: »Sind Sie sehr ordentlich?«

Jutta P.: »Ich bin sehr unordentlich. Nur bei der Arbeit bin ich ordentlich.«

George: »Waren Sie schon immer so dünn?«

Jutta P.: »Ja, schon immer.«

George: »Wie sind Ihre Schilddrüsenwerte?«

Jutta P.: »Grenzwertig.«

George: »Ist Ihnen häufig kalt oder eher warm?«

Jutta P.: »Mir ist immer kalt. Besonders wenn ich die Blackouts habe, ist mir sehr kalt.«

George: »Wie verläuft Ihre Periode?«

Jutta P.: »Eigentlich okay, aber sie ist immer für einen Tag unterbrochen.«

George: »Wie ist Ihre Verdauung? Haben Sie Verstopfung?«

Jutta P.: »Nein, ich habe keine Verstopfung.«

George: »Wie sind Ihre Essgewohnheiten?«

Jutta P.: »Ich muss eine Diät einhalten. Ich darf kaum Kohlehydrate zu mir nehmen. Der Genuss von Fleisch macht mich aufgeregt. Nach Spaghetti werde ich sehr müde. Ich trinke wenig.«

George: »Schwitzen Sie viel?«

Jutta P.: »Eigentlich nicht, nur manchmal im Bett. Wenn ich im Schlaf geschwitzt habe, fühle ich mich erfrischt.«

George: »Wie geht es Ihnen emotional? Sind sie launenhaft?«

Jutta P.: »Meine Stimmung geht immer auf und ab.«

George: »Haben Sie einen trockenen Mund?«

Jutta P.: »Ja.«

George: »Waren Sie bereits in homöopathischer Behandlung?«

Jutta P.: »Ja, seit neun Jahren. Ich habe einige Mittel bekommen, aber nur Phosphoricum acidum hat gewirkt.«

George: »Welche Wirkung hatte es?«

Jutta P.: »Ich fühlte mich, als hätte ich Flügel. Dann habe ich Cola getrunken, und die Wirkung war nach zwei Tagen vorbei. Die zweite Mitteleinnahme zeigte dann keine Wirkung mehr. Auch die anderen Mittel wie Sepia, Nux moschata, Natrium muriaticum und Helleborus zeigten keinerlei Wirkung.«

Die Klassische Homöopathie lehrt, dass die Wirkung der Mittel durch Kaffee oder Cola aufgehoben wird. Dabei reagieren einige Mittel empfindlicher als andere, so wie auch die Patienten. Generell aber verlangen die Klassischen Homöopathen während der Therapie einen Verzicht auf Kaffee und Cola. Erklärbar ist die Wechselwirkung bisher nicht, aber unzählige Fälle zeigen, dass nach dem Genuss von koffeinhaltigen Getränken die Verbesserung des Gesundheitszustands schnell ins Gegenteil umschlagen kann. Dabei reicht je nach Empfindlichkeit schon eine Tasse Kaffee oder ein Glas Cola.

In der bisherigen Abfolge der Fragen zeigt sich für Insider bereits eine bestimmte Systematik. Wenn George Anzeichen für ein bestimmtes Mittel erkennt, rastert er dieses Mittel nach gewissen Kriterien ab. Verdichten sich die Hinweise, fragt er gezielt weiter. Wird seine Vermutung nicht bestätigt, fragt er so lange weiter, bis sich ein neues Mittel zeigt und dann dieses nach der gleichen Methode abgerastert wird. Für eine solche Vorgehensweise ist ein immenses Wissen vonnöten, eine detailgenaue Kenntnis der Materia medica. Man braucht ein Elefantengedächtnis wie George Vithoulkas.

Auf weitere Nachfragen erklärt die Patientin, sie habe nur wenig Selbstbewusstsein, aber eigentlich keine ausgeprägten Ängste außer vor einer großen Wirtschaftskrise. Insgesamt sei sie sehr ruhelos und gehe dann joggen oder stürze sich auf den Haushalt und putze. Immer sei sie in Eile.

George will wissen, ob es sie nervt, wenn andere langsam sind, was sie verneint. Auch Speichelfluss habe sie nicht. George fragt sie nach anderen Leiden und erhält eine aufschlussreiche Liste: Immer schon leide sie unter einer chronischen Bronchitis. Jedes Jahr von März bis Oktober werde sie einmal im Monat mit viel Husten und Schleimentwicklung davon befallen. Außerdem habe sie in Stresssituationen und wenn sie Alkohol oder zu viele Kohlehydrate zu sich genommen habe, pochende Schmerzen in den Lymphknoten. Je nach Körperlage seien diese Schmerzen permanent vorhanden.

George fragt nach Nasenbluten, Hautausschlägen und Selbstmordgedanken. Für den Laien kaum einzuordnen, erkundigt er sich, wie sie sich am Meer fühle. »Schlecht.« »Und wie steht es mit Ihrem sexuellen Verlangen?« »Meist bin ich zu müde.« »Und wie würden Sie sich charakterlich einordnen?« »Sehr unausgeglichen, manchmal sogar aggressiv, zum Beispiel gegen Autoritäten.« Nebenbei will George wissen, ob sie bereits Causticum genommen habe. Nein, habe sie nicht, antwortet Jutta P.

Zwei weitere entscheidende Informationen gewinnt George bei der Anamnese. Jutta P. kann es nicht ertragen, wenn jemand ungerecht behandelt wird, und sie verliert viel Urin, wenn sie lachen muss.

Die Fallaufnahme ist abgeschlossen, und George kehrt in die Klasse zurück, um mit seinen Studenten, die die Befragung über Video mitverfolgen konnten, den Fall zu besprechen. Seine erste Stellungnahme lautet: »Wir brauchen hier keine Repertorisation.«

Normalerweise beginnt für den Homöopathen nach der Anamnese erst die wirkliche Arbeit. Stück für Stück setzt er das individuelle Krankheitsbild zusammen, ordnet Symptome verschiedenen Mitteln zu und muss dafür viele Bücher wälzen. Beispielsweise sucht er im Repertorium nach dem Symptom »Pochende Schmerzen in den Lymphknoten« und wird dort mehrere Mittel finden, die das Symptom aufweisen. Die Unterschiede können aber in der so genannten Wertigkeit liegen. Eine hohe Wertigkeit bedeutet »Leitsymptom«. Finden sich in der Gesamtsymptomatik mehrere Leitsymptome, die alle auf das gleiche Mittel hinweisen, liegt der Fall ziemlich klar. So wie hier. Causticum, so analysiert Vithoulkas, sei das einzig in Frage kommende Mittel.

Fast wie beschwörend redet er auf seine Studenten ein und versucht, ihnen klar zu machen, worauf bei der Befragung zu achten sei: »Man muss die Pathologie im Auge behalten, sie hinterfragen. Gibt es Blockaden? Gab es eine EEG-Veränderung?« Die richtigen Fragen stellen und die Antworten und Reaktionen des Patienten wahrnehmen und systematisch einordnen. George konfrontiert seine Studenten mit verschiedenen Annahmen: »Kann es sich bei Jutta P. um eine emotionale Störung handeln oder ist es der Beginn einer organischen Störung? Sind es vielleicht Probleme mit der Leber oder der Schilddrüse?«

Plötzlich hakt die Patientin, mittlerweile auch im Auditorium, noch einmal ein. Sie erinnert sich an ihre eigene Geburt: »Meine Geburt war ein Albtraum. Meine Mutter hat mehrere Abtreibungsversuche mit Stricknadeln unternommen. Sie war sich unsicher, ob sie Kinder in diese Welt setzen sollte. Auch die Entbindung meines ersten Kindes war sehr problematisch. Sie musste eingeleitet werden. Ich war schon eine Woche über der Zeit. Der Muttermund war sehr hart.«

George äußert daraufhin weitere Vermutungen: Vielleicht seien die Arterien gelähmt. Jutta P. sei zwar wach, aber manchmal ohne Funktionen. Er vermute eine tiefe funktionelle Störung, aber keine organische Pathologie. Durch die Gabe von Causticum C200 erwarte er eine beachtliche Heilung.

Neben dem Finden des richtigen Mittels ist die Wahl der Potenz von entscheidender Bedeutung für den Heilerfolg.

Es kann sein, dass bei einer falsch gewählten Potenz das Mittel keine Reaktion auslöst. Potenzen bedeuten nichts anderes als Verdünnungen einer Ausgangssubstanz. Wie diese vorzunehmen sind, wurde genauestens von Samuel Hahnemann beschrieben: Man nehme einen Tropfen Substanz, verdünne ihn mit neun Tropfen Wasser und verschüttele das Ganze zehnmal, indem man das Gemisch auf einen festen Untergrund schlägt. Aus der so gewonnenen D1-Potenz entnehme man wiederum einen Tropfen, verschüttele ihn mit neun Tropfen Wasser und erhält die Potenz D2. Das ganze Prozedere mit einem Tropfen Substanz und 99 Tropfen Wasser ergibt die so genannten C-Potenzen. Mittlerweile gibt es Potenzen bis zu einer Million, die aber nur noch maschinell hergestellt werden können.

Je höher die Potenz, desto weniger Ausgangssubstanz ist logischerweise vorhanden. Ab der D23 lässt sich kein Molekül mehr nachweisen. Etwas vereinfacht kann man sagen, dass niedere Potenzen zur Heilung körperlicher Symptome verwandt werden, während Hochpotenzen auf eine noch nicht erforschte Weise emotionale und geistige Ebenen des Seins beeinflussen und dort das, was Hahnemann die Lebensenergie nannte, wieder ordnen und damit die Selbstheilungskräfte des Menschen in manchmal erstaunlichem Tempo in Gang setzen.

Im Fall von Jutta P. entschied sich George Vithoulkas für die C200-Potenz, weil der Organismus noch erschöpft war und zunächst hier eine Konsolidierung herbeigeführt werden musste.

Menschen mit einer Causticum-Symptomatik sind sehr mitfühlend mit anderen und können niemanden leiden sehen. Ungerechtigkeit ist für sie nicht hinnehmbar. Sie sind häufig stark sozial engagiert und legen sich leicht mit Autoritäten an. Sie neigen zu extremer Vergesslichkeit und Schlafattacken. Auf der körperlichen Ebene zeigt sich oft ein unwillkürlicher Harnverlust beim Husten, Niesen, Rennen oder Lachen. Bronchitis mit starker Schleimentwicklung ist häufig anzutreffen, ebenso Lähmungen, Stottern und eine Verschlechterung des Zustands bei feuchtnassem Wetter etwa am Meer.

Samuel Hahnemann hatte in seinem Standardwerk, dem *Organon der Heilkunst,* gelehrt, dass Ähnliches mit Ähnlichem zu heilen sei – ein Prinzip, das schon den alten Griechen bekannt war. Es bedeutet, dass ein Mittel, das einen gesunden Menschen krank macht, bei einem Kranken genau diese Symptome wieder heilt. Die Tollkirsche etwa, deren Wirkstoffe sich in dem homöopathischen Mittel Belladonna wiederfinden, verursacht erweiterte Pupillen und Fieber. Einem Kranken mit diesen Symptomen wird ein Homöopath vermutlich Belladonna verschreiben. Getestet werden all diese Dinge bei den so genannten Arzneimittelprüfungen. Oft über Jahre werden gesunden Probanden Mittel verabreicht, deren Name und Wirkung sie nicht kennen. Die entwickelten Symptome werden akribisch notiert und ausgewertet. Nach einer genügenden Anzahl von Prüfungen verdichten sich die Symptome, und es ergibt sich ein Arzneimittelbild – die Therapiegrundlage aller Homöopathen.

Der kurze Auszug aus dem Arzneimittelbild »Causticum« mag veranschaulichen, weshalb George Vithoulkas jedes andere Mittel für die Behandlung von Jutta P. ausschloss.

Die Frage, warum bei einer solch eindeutigen Lage nicht jeder Homöopath zu dem gleichen Schluss kommen musste, lässt sich nicht ohne weiteres beantworten. Es gibt viele Möglichkeiten, während der Fallaufnahme in eine Sackgasse zu geraten und falsche Schlüsse zu ziehen. George legt deshalb auf eine umfassende Ausbildung allerhöchsten Wert und hält sie für das wichtigste Instrument, um der Homöopathie weltweit Anerkennung zu verschaffen. Erfolg in neun von zehn Fällen ist seine Forderung. Nur dann, so ist er sich sicher, werden die Homöopathen die Skeptiker aus allen Fachbereichen überzeugen können. Aber nicht alle sind so gut wie George, und nur wenige Lehrer trauen sich, ihre Fälle mit jahrelangen Follow-ups vor ihren Schülern zu präsentieren. Bei George Vithoulkas gehört diese Praxis schon lange zum Standard. Denn nur durch die Begleitung der Fälle über die Jahre lassen sich Schlüsse ziehen und Fehler aufdecken.

Jutta P. erschien zum ersten Follow-up im Mai 1998 in der Akademie auf Alonissos und berichtete über ihre Reaktion auf das eingenommene Mittel: »Sofort wurde mir eisig kalt. Wie ein kalter Wind am Kopf, obwohl das Wetter sehr warm war. Das dauerte so drei oder vier Minuten. Dann hatte ich das Gefühl, ich sitze unter einer gewaltigen Druckwelle und ich könne nicht mehr aufstehen. Nach etwa 15 Minuten wurde mein Kopf plötzlich frei und mein Körper wurde warm. Ich glaube, mir war zum ersten Mal in meinem Leben richtig warm. Abends war ich sehr müde. Am nächsten Morgen hatte ich die Stirn voller Pickel. Das hielt fünf Tage lang an. Als die Pickel weg waren, setzten Schmerzen ein. Schmerzen wie ein Feuerwerk vor allem in der linken Brust und in den Gelenken. Die Schmerzen blieben mehrere Monate. Meine Sehstörungen wurden schlimmer, sogar im Sitzen. Meine Schwere zog langsam von oben nach unten in die Beine, bis ich kaum noch gehen konnte.«

Die Schwere in den Beinen hielt drei Wochen an. Es tauchten noch Warzen auf, die aber nach kurzer Zeit von selbst wieder verschwanden. Eines Morgens war plötzlich alles vorbei, und eine große Nervosität und Angst um die Kinder ergriff Besitz von Jutta P., nachdem ein kleines Mädchen vor ihrem Haus angefahren worden war. Das Mittel hatte gewirkt. Die Blackouts waren sofort verschwunden, die Sehstörungen nach einer Woche und die Sprachstörungen nach drei bis vier Wochen. Die neurologischen Störungen kamen auch nicht wieder. Allerdings wurde der Heilungsprozess gestoppt. Die Patientin war der Meinung, dies durch starken beruflichen Stress herbeigeführt zu haben.

»Drei Wochen später bekam ich wieder eine Erkältung mit Husten, aber nicht so schlimm wie früher. Einen Monat später folgte eine zweite, die aber ohne Behandlung vorüberging. Mitte Dezember setzte wieder neuer Stress ein. Das Rauschen im Kopf kehrte zurück, und ich bekam Schmerzen, die einen ganzen Monat anhielten. Im Februar folgten erneute Müdigkeitsanfälle. Das hat mich veranlasst, Causticum in einer C1000-Potenz zu wiederholen. Nach drei Sekunden setzten neue Schmerzen ein, und ich wurde wieder langsamer in allen Belangen. Aber langfristig hat sich meine Situation sehr gebessert. Vor Februar musste ich manchmal über Tag wieder ins Bett. Jetzt komme ich vollständig ohne Nachmittagsschlaf aus. Auch verliere ich keinen Urin mehr. Ostern bei meiner Schwester habe ich es geschafft, immer rechtzeitig zur Toilette zu kommen. Allerdings beiße ich jetzt auf einmal die Zähne zusammen. Das habe ich vorher nie getan.«

George war zufrieden mit dem, was er hörte. Jutta P.s Gesundheitszustand habe sich insgesamt sehr verbessert. Seine Anweisung lautete, weiter bei Causticum zu bleiben.

Am Krankheitsverlauf des vorliegenden Falls lässt sich

eine weitere Besonderheit der homöopathischen Behandlung verdeutlichen. Die so genannte Erstverschlimmerung tritt dann ein, wenn der Therapeut das richtige Mittel gefunden hat, und bewirkt die kurzfristige Verschlechterung des Zustands. Manche Symptome brechen noch einmal verstärkt aus, um anschließend, manchmal für immer, wieder zu verschwinden. Die Patienten ängstigt das und besonders Eltern reagieren auf die Erstverschlimmerung nicht selten mit Panik und verabreichen Antibiotika in der Hoffnung, ihrem Kind so am besten zu helfen. Für den Homöopathen geschieht hier aber das Gegenteil. Die Krankheit wird erneut unterdrückt, die Symptome werden unklarer und die Behandlung schwieriger.

Bei Jutta P. ergab das zweite Follow-up im September 1998 einige interessante Veränderungen. Nach einer gewissen Zeit hatte sich bei ihr wieder eine Leere im Kopf eingestellt. Das gipfelte darin, dass sie ihr Kind eines Tages einfach an der Straße stehen ließ, und es erst merkte, als sie wieder zu Hause war. Daraufhin beschloss sie, Causticum in einer C1000-Potenz zu wiederholen. Sie bekam Warzen an den Augen, die aber nach drei Wochen wieder verschwanden. Nach dem Sommer erschienen während einer leichten Erkältung an der Oberlippe Herpesbläschen. Später bekam sie eine schwere Erkältung, die jedoch ohne Herpes verlief. Auch die vor 20 Jahren diagnostizierte Bronchitis tauchte schon seit der ersten Behandlung mit Causticum nicht mehr auf. Bei der Befragung in der Akademie gab sie an, jetzt wieder ein Gefühl völliger Desorientierung zu haben. Sie wisse manchmal nicht, ob Morgen oder Nachmittag sei. Auch passiere es ihr, dass sie von einer Tankstelle wegfahre, ohne getankt zu haben, oder sich wieder Unsicherheiten beim Gehen sowie Wortverwechslungen einstellten.

Auf ihre Speisevorlieben angesprochen, erklärte sie, ein Verlangen nach Austern habe eingesetzt, und sie könne problemlos 50 bis 70 davon mit Vergnügen essen.

»Wie sieht es mit Ihrer Sexualität aus? Hat sich dort etwas verändert?«, fragte George.

»Nach Causticum hatte ich einen völligen Verlust des sexuellen Verlangens. Es war keine Abneigung, nur ein völliges Desinteresse.«

»Fällt Ihnen noch irgendetwas Besonderes ein?«

»Ja. Ich kann nichts Enges am Hals vertragen.«

»Wie steht es mit Ihrer Periode?«

»Vor Causticum war sie sehr spärlich, dauerte nur zwei Tage. Dann kam sie voll, ging aber wieder zurück.«

Eine der Lieblingsanweisungen von George Vithoulkas bei Fällen, wo sich keine Wirkung zeigt, lautet: »Abwarten! Nur kein Aktionismus, der das Krankheitsbild durcheinander bringt.« »Du wirst mir den Fall kaputt machen«, war ein häufiger Vorwurf, den sich Schüler anhören mussten, deren Geduld zu Ende war, und die deshalb ein neues Mittel ausprobieren wollten. Abwarten und beobachten ist Georges Devise. Bei Jutta P. hatte sich viel getan, aber der endgültige Durchbruch war noch nicht geschafft. Immer wieder gab es Rückfälle in alte Zustände. Bei der Besprechung des Falls verordnete George Causticum C10 000. Der Organismus sei mittlerweile gestärkt und die Patientin auf einer milderen Causticumebene. Die hohe Potenz sei deshalb gerechtfertigt.

Und George sollte Recht behalten. Bei den nächsten Follow-ups im Mai und September 1999 zeigte sich, dass so gut wie alle Beschwerden verschwunden waren. Der Blutdruck hatte sich bei 110/80 stabilisiert, und erstmals seit ihrer Kindheit war bei einer Erkältung wieder Fieber aufgetreten. Sie verspürte keine Erschöpfung mehr. Sehr zu ihrer Überraschung hatte sie nach 49 abstinenten Jahren plötzlich ein Verlangen nach Alkohol: »Nicht aus Genussgründen. Ich entspanne mich und schlafe sofort ein.« Anfang April 1999 zeigte sie beim Kartoffelschälen eine heftige allergische Reaktion. Nase und Augen schwollen stark an. Nachdem sie an Causticum auch nur gerochen hatte, verschwanden sofort alle Symptome. Als neue Beschwerden zeigten sich vermehrt Rückenschmerzen und Verspannungen. Einmal kurz nach dem Sommerurlaub, so berichtete sie, kam sie nach dem Bücken nicht mehr hoch. Ihr Rücken sei steif wie Beton gewesen. Nach einer Gabe Causticum sei die Steifheit aber wie weggeblasen gewesen. Ihr Appetit sei größer als früher. Sie habe zugenommen, schwitze nicht mehr und friere nachts kaum noch.

Nach zweijähriger Behandlung sind die neurologischen Symptome fast vollständig verschwunden. In der ihm eigenen Art hat George das richtige Mittel gefunden. Bei der Analyse ist immer wieder Unverständnis bei den Studenten darüber zu beobachten, das so offensichtliche Mittel nicht selbst gefunden zu haben. »Ich verstehe das nicht. Wenn man Georges Schlussfolgerungen hört, ist das Mittel eigentlich klar. Trotzdem bin ich selbst nicht darauf gekommen – vielleicht, weil ich meiner Wahrnehmung nicht traue, vielleicht auch, weil ich einige Details übersehen habe«, wundert sich die Heilpraktikerin Barbara Schelhorn aus Krefeld, die nach vier Studienjahren immerhin das Diplom der Akademie erhalten hat. Damit gehört sie zu den 60 Glücklichen, die im Mai 2000 die Abschlussprüfung schafften. Die Akademie hatte eines ihrer ehrgeizigen Ziele erreicht: die Ausbildung einer internationalen, hoch qualifizierten Gruppe von Ärzten und Heilpraktikern, versehen mit dem geballten Wissen des nunmehr fast siebzigjährigen Vithoulkas. Es ist mehr als fraglich, ob jemals wieder ein solcher vierjähriger Kurs stattfinden wird. Für George ist die Seminartätigkeit sehr anstrengend. Es gibt Tage, da kann er sich kaum zur Akademie schleppen. Die Erschöpfung hat von ihm Besitz ergriffen. Aber dann geht er durch die Tür zum Seminarraum, nimmt lächelnd den Applaus entgegen und stürzt sich voller Elan und sehr konzentriert in die Ausbildung seiner Studenten. Nur wer ihn sehr gut kennt, merkt ihm die Erschöpfung an, die sich auf die Qualität des Unterrichts jedoch nicht auswirkt.

Die Qualität der Ausbildung hatte für George immer einen sehr hohen Stellenwert. Zu oft in seinem Leben musste er beobachten, wie angehende Homöopathen und selbst Schüler, die später zu anerkannten Fachleuten wurden, nach einfachen Wegen suchten, das richtige Mittel zu finden. Er kann es verstehen, aber niemals tolerieren: »Es gibt keinen einfachen Ausweg für die Homöopathie. Sie ist eine sehr schwere Wissenschaft. Ein durchschnittlich intelligenter Student braucht sechs Jahre, um sie einigermaßen zu beherrschen. Man kann sie nicht an Wochenenden lernen.«

Mehrmals schon hat George versucht, andere Lehrer für seine Seminare zu gewinnen. Gelungen sind diese Versuche nicht. George findet dafür eine einfache Erklärung: »Die Studenten wollen nicht von jemand anderem unterrichtet werden. Sie kommen hierher und sind enttäuscht, wenn der Unterricht nicht von mir gehalten wird. Ich habe es versucht.« Eddy Thielens kam bei den Studenten sehr gut an und unterrichtete in den Jahren 1997/98 achtmal in der Internationalen Gruppe. Er hätte sich gut ein weiteres Engagement auf Alonissos vorstellen können. Zafiriou Vangelis hatte zwar Probleme mit seinem ehemaligen Lehrer, nahm aber Georges Angebote in der Akademie wahr und hält ihn auch heute noch für einen der führenden Homöopathen der Welt. George andererseits kann kaum abstreiten, dass er eine Menge Sympathie für seinen rebellierenden Schüler empfindet.

Der aus der Psychologie stammende Vangelis führt die Auseinandersetzungen auf die seiner Meinung nach sehr ausgeprägte Egozentrik des Meisters zurück: »George hat Probleme, andere Meinungen oder Kritik zu akzeptieren. Er braucht viel Anerkennung. Es ist sehr schwer, mit ihm zu arbeiten.«

Das Problem des Miteinander-Arbeitens taucht immer wieder auf. Angestellte, aber auch Weggefährten aus der Medizin und aus internationalen Organisationen können ein Lied davon singen. Die Südafrikanerin Lorna Tarn, die 1991 eine Teilzeitstelle antrat und erst im Jahr 2000 nach mehreren Anläufen ihren Abschied nahm, gehört wohl zu den Ausdauerndsten. Lorna sagt über ihn: »Er hat einfach zu viel um die Ohren, und er nimmt sich zu wenig Zeit für sich selbst. Das hat Auswirkungen auf seinen Umgang mit anderen. Er kommt einem manchmal vor, als würdige er nicht, was man für ihn tut, oder er entschuldigt sich nicht, wenn er einen Fehler gemacht hat. Ich glaube er ist ein sehr warmherziger Mann, der vielleicht selbst diese Wärme nicht spüren kann, weil er den ganzen Tag über unglaublich wichtige Dinge tun muss.« Georges Anforderungen sind und waren hoch, und nicht jeder hat die Bereitschaft, diesen Anforderungen nachzukommen.

Das Schlimmste aber sei die Ungeduld gewesen, mit der George seinen Mitarbeitern begegnete. Schon bei kleinen Fehlern konnte er harsche Kritik verteilen, wenn er nervös war. Während der Seminare waren Überstunden und Wochenendarbeit selbstverständlich, und selbst am Abend, so erinnert sich Lorna, konnte das Telefon klingeln, und George verlangte die schnelle Erledigung irgendeiner wichtigen Aufgabe. Trotzdem mache das Arbeiten mit ihm Spaß, betont sie. Seine Begeisterung sei ansteckend, die Wichtigkeit der Mission beseele über kurz oder lang jeden, der in seiner Nähe sei. Offenbar hat sich in den letzten Jahren auch einiges geändert. Seine jetzige Sekretärin Georgia, eine junge Frau aus Alonissos, ist voll des Lobes für ihren Chef. Ein indisches Ärzteehepaar, Atul und Lattika Jaeggi aus New Delhi, haben erst kürzlich sehr eng mit George gearbeitet und gelebt. Zwischen ihnen bestand großes Vertrauen und offensichtliche Zuneigung.

George macht sich in Arbeitszusammenhängen selbst zum Maßstab. Er, der jede freie Minute der Homöopathic widmet, verlangt das auch von anderen. Das Privatleben und persönliche Bedürfnisse haben an zweiter Stelle zu stehen, solange es um die Homöopathie geht. Hinzu kommt seine innere Distanz zu anderen Menschen, die er auch nicht abstreitet. Misstrauen und das Bedürfnis, sich engen Kontakten und Beziehungen, aus denen Ansprüche abgeleitet werden könnten, zu entziehen, tragen dazu bei, dass sich kaum einmal so etwas wie Freundschaft und Vertrauen zwischen ihm und einem anderen Menschen entwickelt. Das Verhältnis vieler ist geprägt von Bewunderung und Respekt oder von Angst. Ausnahmen bestätigen die Regel.

Georges Kritiker unterstellen ihm eine innere Kälte und eine Distanz, die sie eher als Leere und Desinteresse denn als moralische und geistige Reife interpretieren. Selbst seine Frau kann verstehen, wenn andere ihn für distanziert und kühl halten. »Aber sie kennen ihn nicht wie ich. Er ist ein sehr warmer und gefühlsbetonter Mann.« Viele persönliche Erfahrungen früherer Schüler und jetziger Kollegen, von Patienten und Freunden widersprechen der Theorie des coolen Egozentrikers. Sie haben George als Anteil nehmenden Menschen erlebt, der jederzeit zur Hilfe bereit war. Man muss allerdings einige Hürden nehmen, um diese Erfahrungen zu machen.

Niemals hat er sich in die Behandlung eines anderen Homöopathen begeben und weist auch heute den Gedanken weit von sich: »Was sollte ich da? Es würden nur wieder die gleichen Symptome erörtert, die ich bereits kenne und deren Mittel ich gefunden habe.« Er therapiert sich selbst mit Nux vomica. Auch seinem Vater ordnete George dieses Mittel zu. Es wäre interessant, die Analyse eines anderen Homöopathen zu hören. Doch dazu wird es voraussichtlich nie kommen.

Teil 2:
Die Akademie

Bereits kurze Zeit nachdem George Vithoulkas sich auf Alonissos niedergelassen hatte, begann er dort auch Seminare zu geben. Fast jedes Jahr im Sommer hielt er ein- oder zweiwöchige Kurse mit ungefähr 45 Teilnehmern in der kleinen Inselschule. Mehr Leute fasste der Raum nicht. Als der Andrang schließlich doch zu groß wurde, mietete George einen Raum in Rousoum, einer der drei Buchten des Hauptortes. Sie mussten die Stühle durch Bänke ersetzen, um alle Teilnehmer unterzubringen. Die Gruppen waren international besetzt, aber die meisten Schüler kamen damals aus Skandinavien.

In den Anfangszeiten hätte niemand geglaubt, dass es einmal eine Internationale Akademie auf Alonissos geben würde. George hatte seiner Vision von einer Art Privatuniversität für angehende Homöopathen bereits 1977 in einem Artikel für das Amerikanische Institut für Homöopathie Ausdruck verliehen. Es sollte noch 17 Jahre dauern, bis der erste Spatenstich erfolgte. Und wie bei all seinen wichtigen Projekten und Vorhaben gab es zunächst mehr Skeptiker als Unterstützer. Vor allem viele seiner Studenten rieten ihm ab. Sie sagten, er solle die Finger davon lassen. Niemand würde vier Jahre lang nach Alonissos kommen, um Homöopathie zu lernen. »Sie sagten, ich sei verrückt, und glaubten nicht an die Idee. Aber wenn du eine Vision hast, und es geht dir nicht um Geld oder Macht, sondern um das Wohl der Menschen, dann wird diese Vision auch wahr werden. Es passieren Dinge plötzlich wie von selbst.«

Es war Georges Suche nach spiritueller Erleuchtung, nach dem richtigen Weg, die ihn nach Alonissos führte. Er hatte von einem alten Mann gehört, einem Weisen, der auf einer Insel lebe. George beschloss, dass er diesen Mann treffen müsse, und reiste auf die Nördlichen Sporaden. Der alte Weise entpuppte sich als absonderlicher Kauz, der mit niemandem Kontakt hatte und völlig isoliert mit seinem Sohn ein Eremitendasein führte. Er mied jeden Kontakt und verbot seinem Sohn sogar, zur Schule zu gehen.

Als George in Patitiri aus dem Boot stieg, fragte er, wo er den weisen Mann finden könne. »Visthakis, der Verrückte? Ja, der wohnt dort oben.« Aber Visthakis war von dem Besuch nicht begeistert und wollte eigentlich mit niemandem sprechen. Er öffnete das Fenster ein kleines Stück und fragte nach Georges Begehren. »Er war drinnen, und ich war draußen. Ich sagte, ich wolle mit ihm reden, und versuchte ihn zu überzeugen. Das war gar nicht so einfach.« Schließlich ließ Visthakis sich überreden und verabredete sich mit George außerhalb des alten Dorfes ganz oben auf dem Berg. Visthakis ging niemals in ein Restaurant oder in ein Kaffeehaus. Wer ihn sprechen wollte, musste seine Bedingungen akzeptieren.

Das Erste, was er George fragte, war: »Wie heißt du und was tust du?« Für einen Moment war George unsicher, ob er als Beruf Bauingenieur oder Homöopath angeben sollte, entschied sich dann aber intuitiv gegen den Beruf und für die Berufung. Visthakis hielt inne und es schien, als vertiefe er sich auf der Suche nach dem Begriff »Homöopathie« in seine Erinnerungen. Als er wieder auftauchte, hielt er George einen Vortrag mit dem gesammelten Wissen der Zeit über Hahnemann und sein Medizinsystem und schloss mit »Similia similibus curentur«, Ähnliches werde mit Ähnlichem geheilt, dem Leitspruch der Homöopathie.

George und Visthakis wurden Freunde. Er zeigte ihm die Schönheit der Insel, und George war begeistert von dem einfachen und gesunden Leben der Inselbewohner. Kein Vergleich mit Athen, der hektischen und stinkenden Metropole im Dauersmog. Alonissos war jungfräulich und eine wahre Perle der nördlichen Ägäis. Stark bewaldet, bekannt für seine hervorragenden Weine schon seit der Antike und selbst im Sommer noch grün, war die Insel ein Refugium für seltene Pflanzen und Tiere. Heute bietet der von der UNO unter Schutz gestellte See-Park rund um Alonissos einer äußerst seltenen und vom Aussterben bedrohten Art das letzte Refugium: der Mönchsrobbe. Aber nicht nur sie weiß das sorgsam gehütete ökologische Gleichgewicht der Insel zu schätzen. Delfine begleiten die kleinen Boote, und seltene Vogelarten brüten auf den Felsen der kleinen Nachbarinseln, in deren Nähe nicht einmal kleinste Schiffe kommen dürfen. Alonissos hat sich seine Ursprünglichkeit bewahrt, und es sieht so aus, als ob sich daran auch nichts mehr ändern würde. Der Bau eines Flughafens wurde zu den Akten gelegt, große Hotels erst gar nicht gebaut und der einzige Sandstrand der Insel scheint überfüllt, wenn mehr als 50 Personen gleichzeitig ein Sonnenbad nehmen. Der Norden der kleinen Insel, wo nur noch sehr spärliche Vegetation herrscht, ist praktisch unbewohnt.

Einzige Touristenattraktion ist Alt-Alonissos, das von einem Erdbeben in den frühen Sechzigerjahren fast völlig zerstörte Dorf, das sich wie ein Adlernest an den Berg klammert und die Meerenge nach Skopelos überblickt. Das Dorf wurde seit Beginn der Siebzigerjahre fast vollständig von sonnenhungrigen Mitteleuropäern aufgekauft und mit viel Liebe zum traditionellen Detail wieder aufgebaut. Zwar ufert mittlerweile der Bauboom aus und verschlingt mit unansehnlichen Neubauten die Randbereiche des alten Dorfes, aber der eigentümliche Charakter der Insel wurde dadurch bislang nicht angetastet. Im Winter versinkt ohnehin alles in einen Dornröschenschlaf. Die Touristen verlassen ihre Ferienhäuser, die wenigen Hotels schließen und man ist froh, dass das Café am Hafen für seine Kundschaft aus Fischern, Arbeitern und Ladenbesitzern das ganze Jahr geöffnet hat.

George kam 1968 zum ersten Mal nach Alonissos. Und dann kam er jedes Jahr. Von der Insel wie magisch angezogen, beschlossen er und seine Frau Tati, sich hier dauerhaft niederzulassen. 1973 kaufte er ein 4000 Quadratmeter großes Grundstück etwa sechs Kilometer außerhalb des Dorfes und bezahlte den Spottpreis von ungefähr 1000 Dollar. 1979 wurde ein Weg zum Grundstück fertig gestellt. Ein Jahr später baute George ein kleines Häuschen mit Bad. Aber erst 1987 siedelte er endgültig nach Alonissos um. Das kleine Ferienhaus wurde jetzt ausgebaut und ein zweites Stockwerk aufgesetzt. Es wurde ein einfaches und gemütliches Zuhause, das George so gestaltete, dass

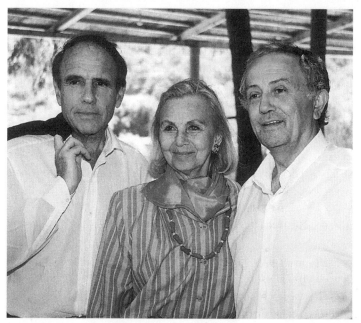

George mit dem Aga Khan und dessen Frau auf Alonissos

man ganzjährig völlig autark sein Leben hier bestreiten kann. Strom, Wasser und alles, was man zum Leben braucht, produziert Vithoulkas selbst. Sogar der Aga Khan und seine Frau zeigten sich bei einem Besuch auf Alonissos von Georges Anwesen begeistert. Zu seiner Frau sagte er: »Wir haben immer davon geträumt, so ein einfaches Zuhause zu haben, aber wir haben es nie geschafft.«

George wollte von der Insel nicht mehr weg. Das Reisen machte ihm mehr und mehr zu schaffen, und die vielen Seminare in Europa und Amerika griffen seine körperlichen und mentalen Reserven an. Seine alte Vision einer Internationalen Akademie nahm immer konkretere Formen an und hatte mit Alonissos jetzt auch einen adäqua-

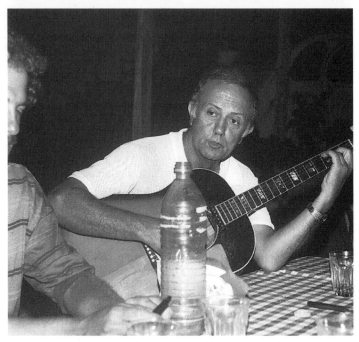

Bei einem Seminar auf Alonissos 1988

ten Platz gefunden. Und George wusste auch schon, wo er die Akademie bauen wollte. Es war ein Grundstück in unmittelbarer Nähe des Dorfes nahe bei den Hotels und den Anlegestellen am Hafen. 8 Millionen Drachmen (etwa 23 500 Euro) sollte es kosten, und George willigte ein. Einen Monat später, kurz vor Vertragsunterzeichnung, änderte der Verkäufer seine Meinung und verlangte plötzlich 10 Millionen Drachmen. Leicht irritiert stimmte George abermals zu. Das Grundstück hatte eine perfekte Lage und war das Geld wert. Als der Eigentümer aber beim Notar in Skopelos weiter pokern und den Preis auf 12 Millionen hochtreiben wollte, platzte George der Kragen. Er weigerte sich, auf die Forderung einzugehen und verließ das Notariat auf der Stelle. Der geschäftstüchtige Landbesitzer hatte nach und nach seine Informationen bekommen und in Erfahrung gebracht, was da eigentlich auf seinem Land gebaut werden sollte. Und so viel war klar: Das musste Vithoulkas mehr als 8 Millionen wert sein.

Schon ohne Hoffnung, dass sich die Akademie auf Alonissos noch verwirklichen lassen würde, machte ihm jemand nach 15 Tagen ein anderes Angebot. Ein Stück Land der gleichen Größe, aber ein Stück weiter außerhalb des Ortes auf einer Anhöhe. 7 Millionen sollte es kosten. George griff sofort zu. »Wenn ich das Land weiter unten gekauft hätte, wäre ich nicht glücklich geworden. Es liegt direkt an der Straße, und der ganze Autoverkehr hätte sehr gestört. Da unten gab es auch keine vernünftige Sicht. Hier oben trifft dich jeder Wind und jeder Sonnenstrahl. Alles in allem ist das Grundstück auf dem Hügel hundert Mal besser. Es war eine gute Fügung.«

Trotzdem haderte George mit sich und seinen Visionen. War es richtig, dieses große Projekt anzugehen und sich möglicherweise deshalb sogar zu verschulden? Gute Bekannte und Freunde, unter ihnen die New Yorker Homöopathin Sylvia Faddis und Dr. Margit Hasinger, Gründungsmitglied der George-Vithoulkas-Stiftung in München, redeten ihm ins Gewissen.

Ohne eigene Beteiligung, so rieten die beiden Frauen ihm unabhängig voneinander, werde das Projekt nicht gelingen. Alles andere müsse dafür in den Hintergrund treten, und er müsse selbst das Risiko tragen. »Nachdem er diesen inneren Schritt getan hatte«, so erinnert sich Sylvia Faddis, »gingen die Dinge plötzlich wie ganz von selbst. Alles schien auf einmal zu passen.« Als der Spendenfluss einsetzte, waren auch Georges letzte Bedenken zerstreut.

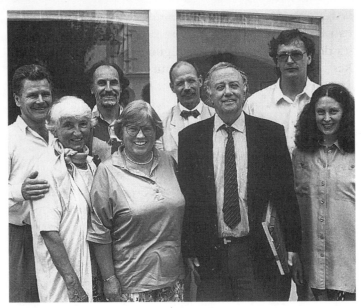

Die Direktoren der George-Vithoulkas-Stiftung in München

Das Geld kam buchstäblich aus aller Herren Länder. Wohlhabende Patienten trugen ihren Teil bei und gaben ihre Spenden an die Kailash-Foundation von Sylvia Faddis, die erhebliche Summen für den Bau zusammenbrachte. Die George-Vithoulkas-Stiftung in München brachte große Beträge durch die Organisation von Seminaren auf. Der Verkauf von Homöopathie-Aktien, einer eigens dafür ins Leben gerufenen Aktiengesellschaft, in deren Besitz sich die Internationale Akademie und das Zentrum in Athen befinden, an Menschen, die helfen wollten, füllte die Baukasse schneller als erwartet. Die Anteilsscheine wurden ihm nur so aus der Hand gerissen. Georges Schwester Pigi stellte all ihre Ersparnisse zur Verfügung und kaufte Aktien dafür. Circa 80 Millionen Drachmen verschlang der Bau der Akademie. Es waren vornehmlich Sylvias und Georges Patienten, unter ihnen vor allem Tamar Gindis, die ihr Geld für den guten Zweck zur Verfügung stellten. Einen letzten Rest, der weder über den Verkauf von Anteilen noch über Spenden zu decken war, bestritt George durch eine persönliche Hypothek – ein großer Schritt, wenn man bedenkt, welche tiefe Abneigung er gegen Schulden jeder Art hegt. 1994 begannen die Bauarbeiten. Ein Jahr später, am 5. Mai 1995, wurde die Akademie feierlich eröffnet. Erst eine Nacht vorher konnte George die letzten Arbeiten abschließen.

Natürlich war beim Bau nicht alles glatt gelaufen. Es gab Probleme mit der Baufirma. Eines Nachts kam George von einer Seminarreihe aus Deutschland zurück und fuhr direkt zur Baustelle. Er wollte alles nachmessen und sehen, ob die Dinge nach Plan verliefen. Aus seiner Zeit als Bauingenieur war er mit den Problemen vertraut. Ihm etwas vorzumachen, war fast unmöglich. Und an der Baustelle bekam er einen Schock. Die Ausschachtungen waren falsch berechnet und das ganze Gebäude würde zwei Meter zu tief im Fels liegen. Völlig aufgeregt weckte er seine Schwester Pigi, die den Kontakt zur Baufirma unterhielt. »Was haben sie getan? Alles ist viel zu tief!«, schrie er sie an. »Schrei nicht. Alles ist in Ordnung«, beruhigte ihn seine Schwester. »Wir treffen uns morgen an der Baustelle.«

Der Architekt und der leitende Ingenieur erzählten ihm etwas von einem Kellergeschoss und dem ersten Stock, der dadurch anderthalb Meter höher liegen würde. George glaubte ihnen kein Wort, ließ sie aber zunächst gewähren. Als die Arbeiten weiter gingen, sah er sich in seinen schlimmsten Vermutungen bestätigt: »Die ganze Schule wird ein Keller werden. Alles ist unterirdisch. Ich fragte sie: Was ist das? Und ich begann zu schreien und wurde wütend. Die Firma brach die Bauarbeiten ab.«

Die Akademie war halb fertig. George stellte einen Bauingenieur von Alonissos ein, der das Projekt zu Ende führen sollte. Aber auch mit dem neuen Leiter gab es Probleme. »Es war ein Desaster. Ich konnte mich nicht in Ruhe um irgendetwas kümmern. Immer hatte ich die Baustelle im Nacken.« Als er sah, dass sich kein Fortschritt einstellte, feuerte er auch den zweiten Ingenieur und übernahm selbst die Leitung der Baustelle.

Drei Monate lang verbrachte George seine Tage von morgens bis abends auf der Baustelle. Er arbeitete fast ununterbrochen, um termingerecht fertig zu werden. Der alte Ehrgeiz aus südafrikanischen Tagen brach in ihm durch. Für den 5. Mai waren die Gäste geladen. »Wir haben alles fertig gebracht, aber ich war völlig erschöpft, total fertig. Der Preis war hoch.«

Am Tag der Eröffnung wurden alle Namen derjenigen, die für die Akademie gespendet hatten, auf einer Inschrift aufgelistet. Sylvia Faddis erinnert sich gut an diesen Tag: »Da standen die Namen all derer, die Geld gegeben hatten. Und dann kam: ›Kailash Foundation‹.« Eine gewisse Enttäuschung kann die New Yorker Homöopathin nicht verbergen. »Er hat sich damals nicht so recht bei mir bedankt.« Erst in den letzten Jahren habe George sich geändert und könne seine Dankbarkeit ausdrücken.

Ganz unten auf der Liste der Spender fand sich ein alter Freund von Sylvia wieder – ein deutscher Arzt, der immer unter Geldproblemen litt. Um seinen Verpflichtungen nachzukommen, hatte er sich von Sylvia 1000 Dollar geliehen, die er umgehend zurückzahlen wollte. »Ich habe weder die 1000 Dollar noch meinen alten Freund je wieder gesehen.« Heute ist George Vithoulkas Shareholder seiner gut florierenden Internationalen Akademie. Der zu Stein gewordene Traum auf einem Hügel in der Ägäis lockt jedes

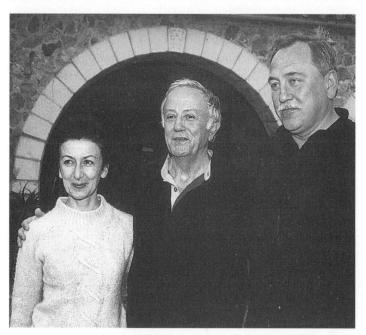

**Mit zwei Mitgliedern der russischen Gruppe 2000
vor der Internationalen Akademie auf Alonissos**

Jahr Hunderte von Studenten aus aller Welt nach Alonissos. Die kühnsten Erwartungen aus den Achtzigerjahren wurden damit übertroffen. Damals hatte George mit einem Internationalen Kurs gerechnet, vielleicht mit 50 oder 60 Teilnehmern. Im ersten Jahr waren es 87, im zweiten bereits 130 Teilnehmer. Das Gleiche passierte mit der italienischen und mit der russischen Gruppe. Die Teilnehmerzahlen wuchsen von Jahr zu Jahr. Mittlerweile haben alle Gruppen ihre Abschlussprüfungen gemacht und kommen in so genannten »Post-Graduate-Kursen« weiter einmal pro Jahr in die Akademie, um sich fortzubilden. »Es ist wichtig, immer wieder in den Unterricht mit George zu gehen.

Er hat einfach eine geniale Art, die Fälle zu analysieren«, beschreibt eine Teilnehmerin ihre Motivation, die teuren Kurse auf der entlegenen Insel zu buchen.

Georges Vision hat sich jedenfalls zum Teil erfüllt. Er wollte durch die Ausbildung guter Homöopathen zur weltweiten Verbreitung der Homöopathie beitragen. Die Resonanz war größer als erwartet, kann aber natürlich weder den weiter steigenden Bedarf sichern noch ausschließen, dass die Studenten von anderen, vielleicht attraktiveren und einfacheren Lehrrichtungen beeinflusst werden und sich nach Georges Meinung damit von der wirklichen Homöopathie abwenden. Der endgültige Durchbruch ist auch mit der Internationalen Akademie nicht gelungen. Zu viele Widrigkeiten stehen dem ganz großen Erfolg entgegen: die Bedenken der Universitäten, die der Homöopathie nach wie vor die Wissenschaftlichkeit absprechen, der Widerstand der Pharmaindustrie und der Ärzte, die Ignoranz der staatlichen Stellen und das Beharrungsvermögen der Einzelnen und der Gesellschaft.

Vielleicht wird der neue Gedanke des Altmeisters den erhofften breiten Erfolg mit sich bringen und gleichzeitig seiner sich zusehends vermindernden Reiselust Rechnung tragen: Über Videokonferenzen sollen weltweit Tausende von Ärzten dabei sein können, wenn George Vithoulkas Fälle aufnimmt und Mittel verschreibt. Immer wieder und immer wieder. Bis sie das gelernt haben, was eigentlich nicht zu lernen ist: ein hoch komplexes System von Abhängigkeiten zwischen physischen, emotionalen und mentalen Symptomen, gespickt mit Ausnahmen und individuellen Ausprägungen, dazu eine Materia medica mit über 2000 verschiedenen Substanzen und ihrem Erscheinungsbild sowie ein von George entwickeltes Theoriemodell, das die Kranken in verschiedene Gruppen einordnet, um ihre

Reaktionen klassifizieren zu können. »Man muss Fälle aufnehmen und immer wieder Fälle aufnehmen. Hunderte und Tausende. Und das mit einer guten Supervision. Nur so geht es«, erklärt George Vithoulkas auf die Frage, ob Homöopathie überhaupt lehrbar sei. Vielleicht ist die Videokonferenz die Lösung. Vielleicht muss aber auch alles beim Alten bleiben.

12

Heilen und Lehren

Der Mann nimmt ein Pendel, lässt es über den Körper gleiten, wartet, bis es ausschlägt, sinniert einige Minuten und nennt dann das Mittel, das den Patienten wieder gesund machen soll. Alternativ benutzt er eine Art Antenne, die er ausfährt und mit deren Hilfe er die Schwingungen der Krankheit erfasst. Das, was er tut, nennt er Homöopathie. Solche und ähnliche Vorfälle bringen George Vithoulkas zur Weißglut. Er, der sein Leben lang streng nach den Prinzipien von Hahnemann gearbeitet hat und nach langen Jahren eine internationale Reputation hat erreichen können, fühlt sich zusehends mit Fehlentwicklungen konfrontiert, die nach seiner Meinung die Homöopathie weltweit gefährden können.

Der Mann mit dem Pendel begegnete ihm während seiner Kurse, die er in Celle gab. Der Arzt fiel im Unterricht auf, weil er George ständig kritisierte. Bei genauerem Hinsehen stellte sich allerdings heraus, dass er immer das gleiche Mittel verschrieb, egal ob mit Pendel oder Antenne, egal bei welchem Patienten. Als George sich im nächsten Jahr nach ihm erkundigte, hörte er, dass der Mann in eine psychiatrische Klinik eingewiesen worden war. »Sie haben ihn eingeliefert. Er kann nichts mehr anrichten. Aber was ist mit den anderen? Es gibt so viele, die blanken Unsinn erzählen und es Homöopathie nennen.«

Ein anderes Beispiel ist das einer tatsächlich verkauften Maschine, welche die Eigenvibrationen eines homöopathischen Mittels auf eine Substanz übertragen sollte. Einer von Georges Bekannten, den er in Indien traf, besaß eine solche Maschine. Er war felsenfest davon überzeugt, dass sie funktionieren werde. Als er tatsächlich eines Tages eine Gelbsucht bekam, wandte er sich an George. Nicht ohne Häme bot dieser ihm an, mit Hilfe der Maschine das richtige Mittel zu finden und herzustellen. George wollte ihm zeigen, dass die vereinfachte Idee dieser Maschine nicht funktionieren konnte, und ließ ihn wenige Tage bangen, da das Mittel natürlich nicht wirken konnte. Erst dann gab er ihm das richtige Mittel, homöopathisch ermittelt, nach dem er sehr schnell wieder gesund wurde. Georges Bekannter wollte seine für viel Geld erworbene Maschine anschließend fortwerfen.

Dieses extreme Beispiel mag verdeutlichen, wo Georges Ängste liegen. Er hat Angst, persönlich mit solchen oder ähnlichen Tendenzen in Verbindung gebracht zu werden. Er hat Angst, dass die gesamte Homöopathie in Verruf gerät, wenn Menschen, die solche Praktiken anwenden, sich Homöopathen nennen dürfen.

George fühlt sich mit seinen Gedanken und seinen Theorien zur Homöopathie völlig auf einer Linie mit Hahnemann und Kent. »Hahnemann und ich denken auf der gleichen Ebene. Da gibt es keine Unterschiede. Wenn Kent, Hahnemann und ich zusammensitzen und diskutieren würden, dann wären wir, was die Homöopathie betrifft, sicher immer der gleichen Meinung. Es war meine Aufgabe, fehlende Teile ihrer Lehren zu ergänzen. Eine neue Theorie aber wollte ich nicht schaffen.«

George ist sich seiner selbst und seiner Meinung sehr sicher. Was die Homöopathie angeht, da gibt er die Richtung vor. Schlagen ihm Meinungen entgegen, durch die er die Homöopathie oder sein Lebenswerk gefährdet sieht, dann gerät er schnell in gedankliche und emotionale Turbulenzen. Zuletzt hat er sich monatelang in der Zeitschrift *Links* mit zum Teil ehemaligen Studenten und anderen Homöopathen über die Richtigkeit verschiedener Thesen heftig gestritten. Wenn er über solche Auseinandersetzungen berichtet, führt er gern das Beispiel der Berliner Mauer an, von der versucht wurde, ein homöopathisches Mittel herzustellen. »Ich fragte: Wie habt ihr das Mittel gemacht? Habt ihr ein Stück der Mauer genommen? Sie sagten, sie hätten nicht wirklich ein Stück der Mauer genommen, sondern in einem Kreis mit einem Stück Zucker sitzend darüber meditiert. Sie gaben es Leuten, die sich scheiden lassen wollten, und waren davon überzeugt, das wirkt. Sie nennen es Homöopathie, und ich bin so gut wie machtlos dagegen.« Mit den Allopathen, so erklärt George, könne man argumentieren, sie widerlegen. Unseriöse Homöopathen aber seien nicht zu bekämpfen. Hätten die Medien erst einmal geschrieben, was sie sagen, sei es kaum mehr wiedergutzumachen.

Für einen Außenstehenden ist es so gut wie unmöglich, den Diskussionen zu folgen oder zu beurteilen, was richtig oder falsch ist. Die Vielfalt der Meinungen ist groß: Soll der Schwerpunkt bei den großen Mitteln oder bei den kleinen Mitteln liegen? Kann man anhand des Periodensystems Rückschlüsse auf noch nicht geprüfte Substanzen ziehen? Welche Bedeutung können Träume bei der Findung des Mittels haben? Braucht die Homöopathie neue Mittel und müssen alte neu geprüft werden? Welche Potenzen sollen wann angewandt werden? Kann man die Signaturenlehre bei der Analyse zu Rate ziehen und Ähnlichkeiten mit bestimmten Tieren berücksichtigen?

Thesen und Fragen, die eine engagierte Diskussion hervorriefen, in deren Verlauf die persönliche Ebene häufig einen höheren Stellenwert bekam als die sachliche. George Vithoulkas sieht hinter der ganzen Diskussion ohnehin viele persönliche Motive. »Viele meiner Studenten arbeiten heute als Lehrer. Natürlich wollen sie ihre eigenen Standpunkte vertreten, sich profilieren. Doch dann überziehen sie das Ganze und bringen die Ideen um der Ideen willen.« George hat nicht grundsätzlich ein Problem mit neuen Ideen. »Sie müssen aber gründlich geprüft sein«, schränkt er ein. »Aber einen solchen Unsinn zu erzählen, um seinen Studenten zu imponieren, das kann ich nicht akzeptieren. Sankaran zum Beispiel sagt, einer seiner Patienten sehe wie ein Adler aus, und nimmt deshalb eine Adlerfeder, potenziert sie und gibt das Mittel. Solche Sachen sind für die Homöopathie tödlich.« Kritiker behaupten, George habe die Signaturenlehre Sankarans nicht verstanden oder sich nicht bemüht, sie zu verstehen. Auf jeden Fall ist sie für ihn so unwissenschaftlich und willkürlich, dass er sie niemals akzeptieren würde. Ansichten wie die, dass man Mittel nicht mehr prüfen müsse, sondern dass es reiche, sie sich vorzustellen, weist er von vornherein in das Reich der Fantasie.

George hat so viele Jahre um Anerkennung gekämpft. Jetzt, da er, versehen mit so vielen Anerkennungen und Ehrungen, die Homöopathie vor dem Durchbruch sieht und er in jahrelangen Diskussionsprozessen die Türen zu den Krankenhäusern und Universitäten aufgestoßen hat, kommen einige daher und bringen all das durch neue und in seinen Augen unausgegorene Ideen in Gefahr. »Diese Leute leben in Dunkelheit und produzieren deshalb immer mehr Konfusion, die sich auch in den Fällen widerspiegelt. Ich bekomme immer wieder Fälle, die durch die

Gabe falscher Mittel völlig durcheinander gebracht wurden.«

George will, dass man ihn nicht mit solchen Lehren und Menschen in Verbindung bringt. Bill Gray vermutete richtig, dass Georges heftige Reaktionen teilweise nicht einer unkontrollierbaren Emotion entsprangen, sondern Bestandteil einer Strategie sind, die ihn und die Homöopathie von den »Irrlehren« distanzieren soll. »Ich kritisiere diese Leute und sie kritisieren mich. Das ist gut so, denn ich muss mich und meine Arbeit von ihnen distanzieren.«

George Vithoulkas' Welt ist aufgeteilt in gute und schlechte Homöopathen, so wie er die ganze Welt nach recht einfachen Prinzipien in Gut und Böse unterteilt. Das Problem liegt in der Differenzierung. Was für die zukünftige weltweite Entwicklung der Homöopathie zutreffen mag, kann in der Beurteilung des Einzelnen eine nicht weiter differenzierte Kritik bedeuten.

George möchte von seinen Kritikern nicht gelobt werden. »Einige Buddhisten sagten über mich, ich sei ein netter Mensch. Das heißt für einige, dass ich also ein Buddhist sein muss. Wenn also meine Gegner mich sympathisch finden …«

Für das ganze Durcheinander in der homöopathischen Szene macht George sich selbst verantwortlich. Er habe durch unklare Definitionen und durch Begriffe wie Flexibilität seine Studenten verunsichert. Er habe ihnen geraten, sich auch an andere Lehrer zu wenden, um anschließend selbst zu entscheiden, was richtig und falsch sei. »Wie hätte ich ahnen können, dass sie sich so leicht beeinflussen lassen«, fragt er sich. »Sie verfügten noch nicht über genügend Wissen, kritischen Verstand und Selbstsicherheit, deshalb konnten sie auf solche Dinge wie die Verschreibung nach Träumen leicht hereinfallen.«

Homöopathie zu lehren ist genauso schwer, wie sie zu lernen. Die Materia medica, die Symptome, das Organon, die Theorie, all das kann im Kopf eines Lernenden für heillose Verwirrung sorgen. Dazu kommen die individuellen Unterschiede, die sich kaum in eine Systematik fassen lassen. »Die Studenten müssen bei den Fällen sehr genau aufpassen. Sie müssen all die verschiedenen Ausprägungen lernen, die ein Mittel haben kann. Sulfur zum Beispiel ist eine warme Person. Aber eines Tages finde ich eine ganz kalte Person, und ich gebe Sulfur. Sulfur kann eben auch kalt sein. Aber wann?«

All das sei lernbar, behauptet George. Man müsse eben nur etwa tausend Fälle mit ihm gemeinsam aufnehmen, und schon habe man die wichtigen Dinge verstanden. Natürlich ist ihm klar, dass kaum jemand je diese Gelegenheit haben wird.

Deshalb sinnt George nach anderen Wegen, wie er seine Erfahrungen möglichst vielen Homöopathen zugänglich machen kann. Weltweit übertragene Videokonferenzen sind, wie erwähnt, der Weg, den der Meister in Zukunft gehen will. Dabei, so stellt sich George vor, könnten Tausende Homöopathen an seinen Fallaufnahmen und Seminaren teilnehmen. Die Effizienz ließe sich so immens steigern. »Heute hören mir vielleicht 50 oder 100 Leute zu. Aber wie viele können sich wirklich konzentrieren, können ganz dabei sein, wenn ich einen Fall erkläre? Deshalb muss ich andere Wege suchen.«

Je mehr Studenten sich intensiv mit der klassischen Homöopathie befassen, desto weniger würden Gefahr laufen, sich obskuren Lehren anzuschließen, die über kurz oder lang zum Untergang der Homöopathie führen müssten, spekuliert George. »Das wirkliche Potenzial der Homöopathie geht verloren, solange sie immer und immer wieder in die Nähe zum Magischen oder Unglaublichen gebracht wird«, erklärt er.

Viele Homöopathen experimentieren mit neuen Ideen. Viele davon tun es ganz sicher nicht, um George Vithoulkas zu schaden, um der Homöopathie zu schaden oder weil sie ihren persönlichen Vorteil über alles stellen. Es gibt kein für alle verbindliches System, keinen Lehrkörper und keine Autorität, die Standards definieren könnten, die überall akzeptiert würden. Die Individualität der meisten ist zudem sehr ausgeprägt, was in der Natur der Homöopathie selbst liegt. Sie wollen sich nicht in eine Vithoulkas-Schublade oder in eine Morrison-Schublade stecken lassen. Sie wollen ausprobieren, testen, ihre eigenen Erfahrungen machen. Dieses manchmal naive Unterfangen kann, nimmt man das Beispiel der Berliner Mauer, durchaus ernsthafte Folgen für die ganze Bewegung haben.

Die Kritiker der Homöopathie sind hellwach. Ein Ausrutscher wie der mit der Berliner Mauer ruft sie sofort auf den Plan. Bei einem Treffen mit zwei Professoren der Universität Bonn musste sich George, bevor es zum eigentlichen Gespräch kam, zunächst etliche Stunden lang für diverse Artikel rechtfertigen, in denen eine Homöopathie beschrieben wurde, die ihre Wurzeln eher in den Sagen und Mythen denn in der Wissenschaftlichkeit sucht.

George wird dafür kritisiert, dass er keine neuen Ideen, jedenfalls solange es nicht seine eigenen seien, zulasse. Damit stünde er der Entwicklung der Homöopathie im Wege, erklären seine Gegner. Aber was tun, wenn in der Zeitschrift *Homeopathic Links* ein Artikel erscheint, in dem beschrieben wird, dass man das Mittel nicht mehr geben müsse, weil die Übertragung der Wirksamkeit schon funktioniere, wenn man einen Zettel mit dem Namen des Mittels unter ein Glas Wasser lege? Könnte Hahnemann all das hören, so vermutet George, würde er sich im Grabe umdrehen.

In den *Links* schoss Vithoulkas sich besonders auf Sankaran und Jan Scholten ein. Nach Georges Interpretation benutzt Scholten seine Imagination, um die Symptome eines Mittels zu benennen, und fordere jeden auf, es ihm gleich zu tun. George räumt ein, dass es noch viele offene Fragen in der Homöopathie gibt, und will eine Weiterentwicklung nicht gänzlich ausschließen. Allerdings reagiert er mehr als allergisch auf Vorschläge wie das Potenzieren von Musik oder die Übertragung durch Gedankenkraft. »Diese Dinge wären eine hervorragende Strategie, die Homöopathie zu vernichten. Hätte ich diesen Auftrag, würde ich genauso vorgehen, um die Öffentlichkeit zu verwirren. Nimm einfach einige ambitionierte Leute, die nach Anerkennung oder Geld streben, und sorge dafür, dass ihre verworrenen Theorien veröffentlicht werden.« Als er solche Meinungen in der Zeitschrift *Links* vertrat, ging ein Aufschrei der Entrüstung durch die internationale Gemeinschaft der Homöopathen. George hatte ihre Seriosität nicht nur in fachlicher Hinsicht in Frage gestellt. Genau dies warfen ihm Freunde und Feinde unisono vor. Er habe sehr persönlich reagiert und zum Teil unter der Gürtellinie argumentiert. Das bereits erwähnte Treffen in Bonn mit zwei Professoren der dortigen Universität hat ihn nachhaltig beeinflusst. Hier erkannte er, dass er diese Entwicklungen bekämpfen musste, um den Zugang zu den Universitäten offen zu halten. Er hatte bis dahin niemals öffentlich die Arbeit etwa von Sankaran oder Jeremy Sherr kritisiert. Nur in seinen Seminaren hatte er keinen Hehl aus seiner Abneigung gemacht. Jetzt trat die Zeitschrift *Homeopathic Links* an ihn heran und fragte nach einem Interview über diese Sachverhalte. George nutzte die Gelegenheit, um seinem Unmut und seiner Kritik Ausdruck zu verleihen. Nach seiner Darstellung hat sich die Redaktion der *Links* nicht korrekt verhalten, als sie das Interview unüberarbeitet veröffentlichte. »Sie gaben alles Wort für Wort so wieder, wie ich es beim Interview gesagt hatte, mit der Begründung, dass sie ›die Worte des Meisters‹ nicht ändern wollten. Das hat schon zu einigen Verfälschungen geführt. Meine anschließende Stellungnahme jedoch wurde überarbeitet.«

George wurde wütend und wie immer, wenn er die Homöopathie in Gefahr sieht, hart wie Stein. Dann werden auch persönliche Schicksale für ihn weitgehend uninteressant. Nur die Idee zählt dann noch. Die Homöopathie ist noch lange nicht so gefestigt, dass sie einer groß angelegten Kampagne standhalten könnte. Es existiert kein wissenschaftliches System, durch das jede Neuerung geprüft werden könnte. Die Homöopathie ist wie ein im Aufbau befindliches Haus: Zwar gibt es einen Grundriss, aber keine Ausführungspläne und niemanden, der die Baustelle leitet. Das kann zu mancherlei Durcheinander führen, kann auch die Kreativität der Beteiligten fördern, führt jedoch in aller Regel dazu, dass das Haus große Mängel aufweist. Was George versucht, ist die Baustellenleitung zu übernehmen, damit, um im Bild zu bleiben, keine Apartments für die Astrologie oder für Sciencefiction gebaut werden, sondern das Schild »Wissenschaftliche Homöopathie« später am Eingang hängt. Manche seiner Kritiker gehen einen Schritt weiter und behaupten, das Schild müsse lauten: »Wissenschaftliche Homöopathie von George Vithoulkas.« Sie behaupten, und tun dies öffentlich, dass George keine anderen Ideen außer seinen eigenen gelten lasse, dass er generell anderen Homöopathen neben sich keinen Platz einräumen könne. Schließlich sei er es, der durch seine Art und seine Aktionen dafür sorge, dass die homöopathische Bewegung nicht vereint sei.

George weiß natürlich um diese Vorwürfe und kontert auf der Ebene, die er am besten beherrscht: »Warum finden sie nicht die richtigen Mittel? Warum haben sie nicht die gleichen Erfolge wie ich? Hätten sie die, wäre ich der Letzte, der ihnen die Anerkennung versagt.« Stattdessen, und das ist mehr als Georges Interpretation, tauchen immer wieder Fälle bei ihm auf, die jahrelang von den verschiedensten Homöopathen mit den verschiedensten theoretischen Ansätzen erfolglos behandelt wurden. George heilt sie, und das ist und bleibt ein Faktum, gegen das nur schwer zu argumentieren ist. George verlangt Beweise von denen, die mit von der Klassischen Homöopathie abweichenden Methoden behaupten, Erfolge zu erzielen. Spekulationen und Modelle überzeugen ihn nicht. Er will Resultate, die sich an den hohen Maximen des *Organon* messen lassen können. »Warum soll ich mich mit Leuten einlassen, deren Wissen nur bruchstückhaft ist und deren Aktionen der Homöopathie schaden? Ich kann mit jedem ein wenig träumen. Aber wenn es an den Punkt kommt, eine schwere Lungenentzündung zu heilen, trennt sich die Spreu vom Weizen.« Große Stücke hält George auf den belgischen Homöopathen Alfons Geukens, der in seinem Zentrum hervorragende Ergebnisse erzielt, oder auch auf Eddy Thielens, den er für einen hervorragenden Lehrer hält. George ist bereit, über Kunst zu diskutieren und andere Standpunkte gelten zu lassen – aber nicht über Homöopathie. »Sie können die Homöopathie erlernen und besser werden, als ich es bin, wenn sie sich an die Regeln halten. Sie können meine Erfahrung nutzen und müssen nicht das Rad neu erfinden. Sie können auf einer Basis starten, die ich ihnen zur Verfügung stelle. Von da an können sie in die Zukunft gehen.« Allerdings in eine Zukunft, wie George Vithoulkas sie sieht. In der Tat ist er nur sehr begrenzt bereit, seine Ansichten und Überzeugungen zur Diskussion zu stellen, was ihm auch bei dieser Auseinandersetzung wieder schnell den Ruf eines ignoranten und arroganten Einzelgängers einbrachte.

Was in dem ganzen Hin und Her etwas unterging, war die Tatsache, dass Georges Standpunkte durchaus Unterstützung fanden. Es gab etliche Zuschriften, die seinen Standpunkt teilten, die aber, so George, in den *Links* keine Beachtung fanden. Er nimmt für sich in Anspruch, nach wie vor die Säle zu füllen. »Die Menschen wissen, wo sie die für sie wichtigen Informationen finden können und welche eher unbrauchbar sind.« George geißelt heftig alle Tendenzen, die ihm schädlich erscheinen. Und er glaubt nicht, dass die Erfolge, die etwa Sankaran aufweisen kann, der Signaturenlehre zuzuschreiben sind. Auch Sankaran nehme zwei oder drei Schlüsselsymptome und verschreibe danach das Mittel. Das führe dazu, dass die Studenten anschließend verwirrt seien, weil sie nicht verstehen könnten, wie nun der Heilerfolg herbeigeführt wurde. George bemängelt, dass die Folgebehandlungen nicht öffentlich seien, es also keine Kontrolle über die Erfolge gebe.

In der ganzen Diskussion, die im Wesentlichen über Leserzuschriften in den *Homeopathic Links* geführt wurde, fühlte George sich permanent missverstanden; missverstanden von den Redakteuren und von seinen Gegnern. Es ist ein Gefühl, das ihn häufig begleitet, denn Missverständnisse durchziehen seine Geschichte. Er hat in den frühen Siebzigern mit Patherakis über dessen Ideen gestritten, mit Vangelis über die Theorie, Japan sei eine Aurum-Nation, in der LIGA über den Einsatz von Komplexmitteln, und mit allen, die es darauf anlegten, über die Prinzipien der Homöopathie. »Kämpfen, kämpfen, immer nur kämpfen …«, sagt Vithoulkas und trägt doch seinen Teil dazu bei, dass die Kämpfe nicht aufhören wollen. Das heißt nicht, dass er nicht gute Gründe für seine Reaktionen hat. Es heißt, dass er, an dem man sich ohnehin leicht reiben kann und der immer für eine kontroverse Diskussion gut ist, leicht an die Grenze dessen gelangt, was viele als persönlichen Angriff empfinden. Die Sache wird dann zweitrangig für die so Betroffenen, ebenso wie Georges vielleicht gerechtfertigte Kritik in Anbetracht persönlicher Betroffenheit nicht mehr wahrgenommen wird. Bei wirklich nur ganz wenigen ist das grundlegende Vertrauen so groß, dass offene Auseinandersetzungen geführt werden können. Einer der wenigen ist Bill Gray.

Die Frage der Arzneimittelprüfungen wird immer wieder zum Streitpunkt zwischen George und anderen Homöopathen. Er verlangt, dass man erst dann mit neuen Mitteln an die Öffentlichkeit geht, wenn sie sorgfältig nach den im *Organon* festgelegten Regeln geprüft wurden. Das jedoch kommt selten vor. Sogar mit Bill geriet er deswegen aneinander. Bill wollte die Milch des Berglöwen prüfen, mit der seine Frau seit einiger Zeit experimentierte. Er fragte George, ob er am Prüfungsverfahren teilnehmen wolle. George bejahte und wollte wissen, wie das Verfahren strukturiert sein werde. Er erinnert sich, dass Bill keine Struktur vorgesehen hatte. Jeder solle so arbeiten, wie er wolle, war die Vorgabe. »Das heißt, er wollte sich nicht die Arbeit machen und sorgfältig Protokolle führen, die zwischen allen Beteiligten ausgetauscht werden. Unter diesen Umständen habe ich meine Teilnahme abgesagt. Und dann schließen die Leute, dass ich keine neuen Arzneimittelprüfungen wolle.« Aber es geht darüber hinaus. Viele Homöopathen argumentieren, dass die Welt sich in den vergangenen 200

Jahren verändert habe und dass auch Hahnemann, würde er heute leben, neue Mittel prüfen würde. George stimmt dem theoretisch zu, sieht jedoch aufgrund seiner Erfahrungen keine wirkliche Notwendigkeit, neue Mittel zu erproben. Den Unterschied zu früher sieht er vielmehr darin, dass es heute eine Menge mehr giftiger Substanzen gibt, die den Körper beeinflussen. Der Körper reagiere aber in jedem Fall auf die Beeinflussung und könne mit Hilfe der vorhandenen Mittel wieder zur Selbstheilung gebracht werden, argumentiert Vithoulkas. Einen weiteren Unterschied macht er in der Häufigkeit der Rückfälle aus. Während früher die Wirkungsdauer leicht zehn oder fünfzehn Jahre betragen konnte, benötigen die Patienten heute immer häufiger eine neue Gabe des Mittels. Außerdem lehrt George, dass sich neue Krankheitsschichten im Laufe der Generationen gebildet haben. Die Zeiten, in denen ein Mensch mit einem Mittel zu heilen war, scheinen vorbei. »85 Prozent der Fälle brauchten damals nur ein Mittel. Heute sind es drei Mittel. Das sind Fakten. Und es sind diese Fakten, die wir brauchen und keine neuen Mittel.« 90 Prozent aller Fälle heilt George mit den bekannten Mitteln und bei den restlichen 10 Prozent ist er sicher, dass er das richtige Mittel einfach nicht findet. Roger Morrison sieht die Frage nach der Notwendigkeit neuer Mittel vollkommen anders und beruft sich dabei auf Kent, der gesagt hat, man solle alle Arten von Milch als Mittel in Betracht ziehen. »Das sind genau die Mittel, die George ablehnt«, sagt Roger. »Er sagt, wir brauchen sie nicht, aber Kent schrieb bereits 1916, dass wir uns ihnen zuwenden sollten. Es gibt so viele Mittel, die nur unzureichend geprüft sind und von denen wir nicht genau wissen, wozu sie gut sind. Vor zehn Jahren hatten wir rund 2000 Mittel. Von den 70 Tiermitteln war nur eines von einem Vogel. Das ist ein Ungleichgewicht.« Doch auch Roger stimmt mit George darin überein, dass es zurzeit eine Inflation neuer Mittel gebe; die Berliner Mauer etwa, Benzin oder Alkohol.

Neue Mittel stehen bei George weit unten auf der Prioritätenliste. Dabei ist er nicht grundsätzlich gegen neue Mittel, wie ihm einige unterstellen. Er sagt aber klar und unmissverständlich: Wenn eine Arzneimittelprüfung durchgeführt wird, dann nach den Regeln Hahnemanns. »Jedem, der eine regelrechte Arzneimittelprüfung zu Ende bringt, werde ich für immer dankbar sein, denn sie erweitert die Möglichkeiten der Homöopathie.« Sich jedoch Symptome vorzustellen, die einem Mittel zugeordnet werden könnten, ohne das bewiesen zu haben, lehnt George in Bausch und Bogen ab. Er appelliert hier gleichzeitig an die Verantwortung, die große Homöopathen auch als Vorbild und Lehrer wahrnehmen müssen. Auch dass einige mit von ihm völlig verworfenen Therapieansätzen, wie den Traummitteln, Heilerfolge erzielen konnten, führt er nicht auf deren Wirksamkeit, sondern auf den häufig beobachteten Placeboeffekt zurück. »Sie kommen und sagen, es gehe ihnen besser. Aber in Wirklichkeit hat sich nichts verändert.« Die Veränderungen in der Homöopathie sind bei der Wahl des richtigen Mittels meistens sehr schnell zu sehen und recht beeindruckend.

So bei dem Fall des 74-jährigen griechischen Bauingenieurs Stathopoulos, der 1979 in der Houstoner Herzklinik von dem bekannten griechischen Kardiologen Dr. Boulafentis operiert wurde. Stathopoulos sollte eine neue Aorta bekommen. Der Körper nahm das fremde Gewebe nicht an, und der Patient fiel in ein Koma. Nach zwei Monaten Koma wurde er ins Athener Krankenhaus Hygia verlegt, wo er einen weiteren Monat im Koma verbrachte. Zu dieser Zeit wurde der Patient mit starken allopathischen

Medikamenten, wie dem Antimykotikum Amphoterisine D behandelt. Das Gefäßsystem war in einem furchtbaren Zustand, seine Nieren waren kurz vor dem Zusammenbruch und sein Blutdruck konstant hoch. Er wurde ständig von zwei Kardiologen betreut. Seine Extremitäten waren geschwollen und bläulich. Nach der langen Zeit und in Anbetracht seines ernsten Zustands setzten sich die Ärzte mit der Tochter des Patienten, einer Architektin, und ihrem Mann, einem Universitätsprofessor, in Verbindung und erklärten ihnen, dass in diesem Fall nichts mehr getan werden könne. Der Patient habe nur noch wenige Tage zu leben. Unter diesen Umständen setzten sich die Tochter und ihr Ehemann, beides gute Freunde von George Vithoulkas, mit ihm in Verbindung und wollten wissen, ob die Homöopathie noch etwas für den Vater der Frau tun könne. Natürlich war Georges erste Reaktion negativ. Aber da es sich um gute Freunde handelte, fuhr er mit ihnen ins Krankenhaus, um sich den Patienten anzuschauen.

Als George den Fall genauer betrachtete, kam er zu dem Schluss, dass es einen winzigen Hoffnungsschimmer gebe, und er stimmte einer Behandlung unter der Bedingung zu, dass die Ärzte im Krankenhaus ihre medikamentöse Behandlung einstellten. Unter homöopathischer Behandlung kehrte das Bewusstsein des Patienten nach sieben Tagen zurück, und nach zwölf Tagen wollte der Patient nach Hause gebracht werden. Einen Monat später ging es dem Mann so gut, dass nur ein geschwollenes Gelenk übrig geblieben war. George forderte ihn auf, sich mit dem behandelnden Kardiologen in Verbindung zu setzen und dessen Meinung einzuholen. Der Arzt kam und Herr Stathopoulos öffnete die Tür, an der sich folgender Dialog abspielte. »Guten Tag, ich bin der Kardiologe und bin gekommen, um Herrn Stathopoulos zu untersuchen.« »Ja, ich bin Herr Stathopoulos«, erwiderte der Patient. »Nicht Sie will ich untersuchen, sondern den Patienten Stathopoulos«, entgegnete der Arzt. Stathopoulos musste es sehr deutlich machen: »Ich bin der Patient.« Der Kardiologe hatte seinen Patienten nicht mehr wiedererkannt und rief später George Vithoulkas an. »Sie haben ein kleines Wunder vollbracht«, erklärte er ohne Neid.

Herr Stathopoulos lebte noch zehn weitere Jahre in bester Gesundheit und starb plötzlich wenige Tage nach einem Gehirnschlag im Alter von 84 Jahren.

Solche Erfolge sind mit einem Placebo nicht zu erzielen. Eine schwere Pathologie kann nicht durch Einbildung oder Zuckerwasser geheilt werden und sicher auch nicht durch neue Mittel, die nicht oder nur unvollständig geprüft wurden. »Nur wenn ich ein bestimmtes Symptom immer und immer wieder gesehen hätte, nur, wenn ich mir völlig sicher gewesen wäre, hätte ich öffentlich davon gesprochen, um eine Untersuchung zu initiieren.« Atul Jaeggi, Georges indischer Assistent, überarbeitete sechs Monate lang Hunderte dokumentierte Fälle, um die dort am stichhaltigsten und vollständigsten beschriebenen Symptome herauszufinden. In einem halben Jahr schaffte er 50 Symptome, die allesamt bereits bekannt waren. In Anbetracht dieses Aufwandes kann man sich leicht vorstellen, was es bedeutet, ein neues Mittel zu prüfen und alle seine Symptome zu beschreiben.

George wacht über die Homöopathie mit Argusaugen. Es ist seine Mission, seine Aufgabe, sein Lebenswerk. Er meldet sich auch dann, wenn er nicht gefragt wird, verfolgt aufmerksam alle Entwicklungen und kommentiert sie. Dabei gehen nach Bill Grays Meinung seine Handlungen manchmal über das Ziel hinaus. Gray ist sich sicher, dass ihn sein Stil in Schwierigkeiten bringt. »George sollte,

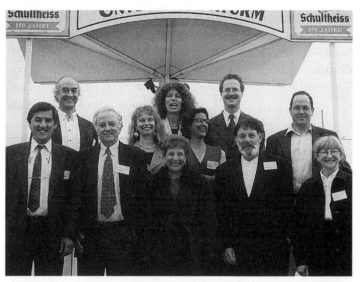

Die homöopathische Elite der Welt. Von links: Alfons Geukens, Jan Scholten, George Vithoulkas, Nancy Herrick, Anne Schadde, Ananda Zaren, Nandita Shah, Paul Herscu, Jonathan Shore, Jeremy Sherr, Suzanne Lepage

wenn er etwas zu kritisieren hat, nicht öffentlich Namen nennen. Das schadet auch der Homöopathie und seiner Reputation.« Trotzdem versteht Gray Georges Reaktion in den *Homeopathic Links*. »Er hatte etwas wirklich Wichtiges zu sagen. Er wollte die Integrität der Homöopathie wahren, besonders in den Augen der Allopathen, die er überzeugen will. Letzteres halte ich nicht für so wichtig, wie George das tut, für den es immer schon einen höheren Stellenwert hatte, medizinische Autoritäten zu überzeugen.«

Grundlegend jedoch pflichtet Bill Gray ihm bei. Die Homöopathie müsse bei ihren empirischen Wurzeln bleiben, Interpretationen der Ergebnisse im Sinne einer Be-

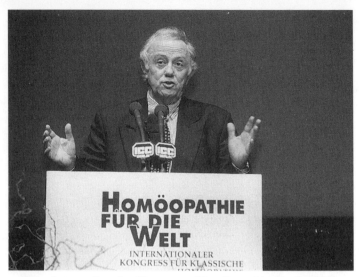

**Beim Internationalen Kongress »Homöopathie für die Welt«
in Berlin 1997**

stätigung der eigenen Theorien kritisiert Gray ebenso scharf wie George. Scholtens Periodensystem etwa hält er für brillant, aber für wenig praxistauglich. Selbst Rajan Sankaran, der seine Frau behandelt und den Gray für einen hervorragenden Homöopathen hält, bedenkt er mit Kritik. »Rajan versucht, das ganze Universum zu organisieren.« Immer, wenn es dogmatisch wird, gerät die Homöopathie in Schwierigkeiten. Sie muss sich an der Wirklichkeit orientieren und darf nicht versuchen, diese ihren Erfordernissen entsprechend zu interpretieren. Genau das, was George so vielen seiner Gegner unterstellt. Aber besonders was Sankaran angeht, wähnt Bill Gray George auf dem Holzweg. »George bekommt Second-hand-Informationen über Rajan und attackiert ihn. Der ganze Prozess ist kontraproduktiv. Er sollte direkt mit ihm sprechen. Das ist auch

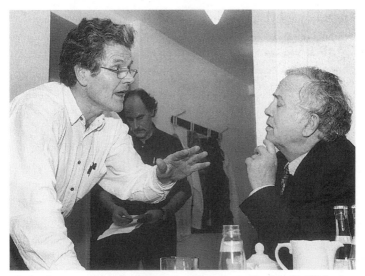

Beim Internationalen Kongress »Homöopathie für die Welt« in Berlin 1997 mit dem Vorsitzenden der Stiftung, Fred Stückrad

der Grund, weshalb ich mich nicht an den Auseinandersetzungen beteiligt habe. Auf Georges Stil zu reagieren, ist unklug und bringt nichts. Die Leute machen ihn zu einer großen Vaterfigur.«

Genau das wusste Sylvia Faddis für sich zu umgehen. Die New Yorker Homöopathin konnte immer die nötige Distanz zu ihrem großen Lehrer halten, die es ihr ermöglichte, sich auch kritisch mit George auseinander zu setzen. Über alles schätzt sie seine geniale Gabe, die richtigen Mittel zu finden. Es ist häufig eine Frage des Standpunkts, der richtigen oder veränderten Sichtweise, des tiefen, aber undogmatischen Verständnisses eines Mittels, das es beispielsweise erlaubt, in Barium carbonicum nicht unbedingt einen physisch rohen und unterentwickelten Menschen zu sehen, sondern dies auch auf das emotionale Wachstum übertragen kann. »George öffnet neue Betrachtungsweisen«, schwärmt Sylvia Faddis. »Er beschrieb den Fall eines Wall-Street-Managers, der einen großen Schock erlitten hatte, weil die Aktienkurse ins Bodenlose fielen, als einen Barium-carbonicum-Fall: Der Mann büßte in der Folge seine gesamten geistigen und emotionalen Fähigkeiten ein. Ich wäre da im Traum nicht draufgekommen.« Die Wahl des richtigen Mittels kann man von niemandem so lernen wie von George Vithoulkas, aber gleichzeitig ist es bei niemandem so schwer wie bei ihm, der keine Vereinfachungen gelten lässt. Auch Sylvia, die viele Lehrer hatte, konnte dieses Kapitel nur bei George lernen. »Alle, die es können, haben es bei George gelernt.« Sylvia blickt auf eine lange Erfahrung mit allen wichtigen Homöopathen der USA zurück.

Etwas anders liegt die Sache mit Dr. Massimo Mangialavori aus Italien. Massimo bevorzugt die so genannten kleinen Mittel, mit denen er ausgezeichnete Resultate erzielt. Bill Gray hält ihn für einen der besten Verschreiber der Welt. Er sagt über ihn: »Massimo hat die gleichen hohen Standards wie George. Er hat weniger Erfahrung, aber ist in jedem Fall genauso gewissenhaft.« Gray selbst hat sich nach einer Zeit des Ausprobierens wieder den großen Mitteln zugewandt. George Vithoulkas hat von dem italienischen Arzt eine sehr dezidierte Meinung und hält ihn auch für einen der guten Verschreiber. Erst als er zum Lehrer wurde, so sieht es George, begab er sich auf einen für ihn nicht akzeptablen Weg. Angespornt durch einige Erfolge mit kleinen Mitteln, die er durch das »Vithoulkas-Expert-System« ermittelt habe, habe er begonnen, seine Erkenntnisse zu verallgemeinern. »Aber diese kleinen Mittel brauchst du einmal in zehn Jahren«, erklärt George seine Ablehnung der Lehre. »Das alles bringt die Studenten durcheinander. Wie sollen sie noch wissen, was richtig und falsch ist, wenn jeder etwas anderes lehrt?«

Massimo Mangialavori trat 1993 zum ersten Mal in Berlin als Dozent in Erscheinung und wurde anschließend sehr schnell bekannt. Er selbst mag den Begriff »kleine Mittel« nicht und sagte dazu in einem Interview mit Rainer Ginolas: »Ich denke, die Bezeichnung ist nicht korrekt. Ich hege die Ansicht, dass in unseren Repertorien und Arzneimittellehren eine Anzahl Mittel präsentiert werden, die wir besser kennen als andere. Einige kennen wir wenig, einige zu wenig, andere hingegen sind gut bekannt, werden aber nicht mehr genutzt. Und wieder andere sind gut bekannt, wurden aber nie nach ihren tatsächlichen Möglichkeiten genutzt.«

Dr. Mangialavori benutzt nach eigenen Angaben in etwa 70 Prozent seiner Fälle eines der kleinen Mittel, sei aber, wie er im gleichen Interview sagt, bei der Fallaufnahme generell für alle Mittel offen.

Noch immer sind in der Homöopathie viele Fragen offen. Wie wirkt sie im menschlichen Körper und wie wirken die verschiedenen Mittel bei den unterschiedlichen Symptomen? Das sind nur zwei der grundlegenden Fragestellungen. Auch George stellt sich seit Jahren immer wieder Fragen, auf die es bis heute keine zufrieden stellende Antwort gibt. Warum laufen manche Fälle schlecht? Warum gibt es Rückfälle? Warum muss das Mittel so häufig wiederholt werden? Warum stehen bestimmte Erkenntnisse aus der Praxis im Gegensatz zu den bekannten Regeln? George lernt durch Beobachtung. Also beobachtete er jeden Fall, der ihm begegnete, sehr genau. Was passierte da genau? Fiel ihm etwas Besonderes auf, dann forschte er so lange, bis er eine Antwort gefunden hatte, die er für richtig hielt und die er deshalb lehren konnte.

Man könnte die Homöopathie als die Wissenschaft des richtigen Fragens bezeichnen. Wer die falschen Fragen stellt, bekommt auch die falschen Antworten. Wichtiger noch als die Fragen ist jedoch die richtige Bewertung der Antworten und der Informationen, die darüber hinaus zur Verfügung stehen. Ungeübte Homöopathen stellen zu viele Fragen. Dann enden sie mit 50 oder 100 Symptomen. Viel zu viel, um zu einem verwertbaren Ergebnis zu kommen. Eine Schuppenflechte, und ist sie noch so dominant bei der Beschreibung des Patienten, muss nicht unbedingt wichtig bei der Findung des richtigen Mittels sein. Dies zu erklären ist immer wieder Gegenstand von Georges Unterricht. Im Jahr 2001 hielt er zum ersten Mal wieder ein offenes Seminar für griechische Ärzte im Homöopathischen Zentrum in Maroussi. Und hier war zu beobachten, wie wichtig der persönliche Kontakt zwischen Vithoulkas und seinen Studenten ist, wie beim Einzelnen das Gefühl entsteht, jetzt eine für sein Leben wichtige Entscheidung treffen zu müssen: die Homöopathie zu seinem Lebensinhalt zu machen. Solche Entscheidungen fallen nicht in Videokursen. Schon die Teilnehmer des internationalen vierjährigen Kurses auf Alonissos bemängelten Georges schwindende Präsenz im Laufe der Jahre. Anfangs fuhren sie nach Hause mit dem Gefühl, Bestandteil einer Bewegung zu sein, die die Welt verändern konnte. Dann nahm George sich mehr und mehr zurück. Die Inspiration blieb aus.

Für George ist es jedoch keine Frage der Inspiration, sondern der Energie. Wenn er müde ist, kann er sich nicht mit den Studenten hinsetzen und sich persönlich ihrer annehmen. Gern würde er mit ihnen am Abend im Restaurant sitzen und diskutieren. Aber woher soll der Mann die Zeit nehmen? Wenn die Seminare beendet sind, ist auch er am Ende seiner Kraft. Der Rest des Tages gehört den wichtigen Erledigungen, die während des Seminarbetriebes auf der Strecke bleiben. »Sie wollen, dass ich mit ihnen rede, ihnen zuspreche, ihnen Ratschläge gebe, mit ihnen singe und tanze. Aber ich kann das nicht. Meine Energie ist endlich.« Trotzdem vermissen seine Studenten den persönlichen Kontakt, der auch im Unterricht im Laufe der Jahre abgenommen haben soll.

Roger Morrison glaubt gar, dass George ohnehin kein großer Lehrer sei, und stellt sich damit in krassen Gegensatz zu fast allen seinen Studenten. »Ich glaube, er würde dieser These zustimmen«, vermutet Morrison. »Er ist vermutlich der größte Homöopath aller Zeiten und einem einzelnen Schüler kann er immens viel beibringen. Aber einer großen Gruppe …? Das ist einfach nicht sein größtes Talent. Er ist allen einfach viel zu weit voraus. Es ist, als ob der große brasilianische Fußballstar Pelé jemandem beibringen müsste, gegen einen Ball zu treten.«

Morrison geht noch einen Schritt weiter, wenn er erklärt, dass George sein Wissen, seine Techniken eigentlich nicht vermitteln kann. »George kann dir das Ergebnis zeigen, aber er kann dir nicht erklären, wie man dieses Ergebnis erzielt, es sei denn, man sitzt jahrelang an seiner Seite. Er hat einige gottgegebene Talente, die nicht kommunizierbar sind.«

Bill Gray hat ihn seit 15 bis 20 Jahren nicht mehr im Unterricht gesehen, konnte sich aber wohl erinnern, was George am meisten stört: »Er mag keine respektlosen Fragen, geht selbst sehr respektvoll mit seinen Studenten um.« Das Beeindruckendste für Bill waren die Fallaufnahmen vor einem großen Auditorium und die Follow-ups, die auch hätten schief gehen können. »Das ist wirklich mutig. Kaum jemand traut sich das. Aber der Kontakt zu seinen Studenten bricht in solchen Momenten fast völlig ab.«

Nach den vielen Seminaren, die George seit den Siebzigerjahren gegeben hatte, träumte er seit 1988 von der Möglichkeit, in einem Mehrjahreskurs Studenten in einer schulähnlichen Situation zu unterrichten. 1991 kam die Idee eines Krankenhauses hinzu, an dem die Studenten ihr theoretisches Wissen in der Praxis vertiefen könnten. Leider wurde bislang nur die Schule verwirklicht, wo George heute die Post-Graduate-Kurse unterrichtet und seit kurzem sogar eine japanische Gruppe.

George beschreibt den Unterricht als eine Art von Kunst. Feste Regeln könne es deshalb nicht geben, argumentiert er. Man müsse geben, was in einem ist, sein inneres Selbst, mit dem man authentisch das vermitteln könne, was ansonsten nur trockene Materie bleibe oder blanker Unsinn werde. Der Lehrer, wie er in Griechenland von vielen genannt wird, hat auch beim Lehren seine Messlatte hoch angelegt. So hoch, dass er sie manchmal selbst nicht erreichen kann.

Wie bereits erwähnt, hält Roger Morrison, der viele Jahre mit George eng zusammengearbeitet hat, ihn nicht für einen der wirklich großen Lehrer und begründet das damit, dass sein Wissensabstand zu groß sei. Selbst seine Art, die Fallaufnahme zu kopieren, sei keine besonders gute Idee. »Wenn er etwas macht, sieht es brillant aus, tun wir das Gleiche, macht es einen dummen Eindruck.« Roger erinnert sich an einen Fall, den George in den USA aufnahm. Seine erste Frage war: Haben Sie jemanden sterben sehen? Der Patient war schockiert und bejahte die Frage und erzählte, dass seine Leidensgeschichte begann, als er eines Tages im Meer schwamm und unter Wasser einen Toten fand und in sein Gesicht sah. Seine Studenten fragten George, warum er diese Frage gestellt habe. Antwort: »Es war ein Ausdruck in seinen Augen.« »George kann manche

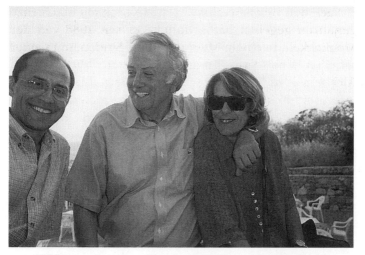

**1991 mit seiner Frau Sissula und Roman Butchimenski
aus Tel Aviv**

Dinge sehr schnell erfassen, für die wir sehr viel länger brauchen. Er hat diese Eigenschaft der absoluten Ruhe, die wir erst mühsam lernen müssen«, erklärt Roger die Unterschiede. George kann mühelos vielen verschiedenen Gedankengängen zur gleichen Zeit folgen und ist deshalb in der Lage, bei der Fallaufnahme Schlüsse zu ziehen, die anderen verborgen bleiben. Die gleiche Fähigkeit ermöglicht es ihm, den New Yorker Schachmeister zu schlagen.

Roger Morrison ist sicher einer seiner treuesten Schüler, der weiß, was er ihm zu verdanken hat. Trotzdem gab es auch zwischen ihnen Probleme, als er sich in einem Artikel zur Signaturenlehre Rajan Sankarans bekannte. George sah sich gezwungen, öffentlich darauf zu reagieren, und übte heftige Kritik an seinem ehemaligen Schüler. Die Signaturenlehre ordnet die Patienten bestimmten Bereichen, wie den Mineralien, den Tieren oder den Pflanzen zu. Aufgrund dieser Zuordnungen werden Rückschlüsse auf das benötigte Mittel gezogen. »Wie kann man sagen, jemand sehe aus wie ein Gemüse?«, ereifert sich George. »Das ist doch blanker Unsinn und schadet der Homöopathie. Und um es zu beweisen, behauptet Roger, alle seine Fälle daraufhin überprüft zu haben. Wie kann er Tausende von Fällen noch einmal gelesen haben? Das würde so viel Zeit kosten!«

George fühlt sich auch von Roger hintergangen, den er lange Zeit für einen der korrektesten Homöopathen der Welt hielt. Roger sieht denn auch in seinen Überzeugungen und Georges Lehre keinen eklatanten Widerspruch und sicher keinen Betrug. »Er fühlt sich betrogen, wenn jemand seine eigene Meinung hat. Aber die Studenten, die er selbst unterrichtet hat, wenden sich nicht gegen ihn. Sie sind voll der Bewunderung für ihn. Wenn er etwas brauchen würde, gäben sie ihr letztes Hemd für ihn. Er weiß nicht, was in den Herzen vorgeht.«

Das weiß er umso besser, wenn er einen Fall aufnimmt. Dann kann er tief in eine Person eintauchen, sie von Grund auf verstehen. George ist dann wie ein unbeschriebenes Blatt, bereit, jedwede Information aufzunehmen. Hat er sie erfasst, wird sie sofort weiterverarbeitet, geprüft, nochmals geprüft und bewertet. Diese Fähigkeit der sekundenschnellen Bewertung von Fakten entspringt seiner Erfahrung und ist kaum vermittelbar. Wie er selbst und alle seine frühen Schüler sagen, muss man jahrelang neben ihm gesessen haben, um seine Auffassungsgabe und die daraus folgenden Schlüsse begreifen zu können. George hält seine griechischen Schüler für die besseren Verschreiber. »Sie setzen sich hin und hören zu. Sie studieren weniger als ihre westeuropäischen Kollegen, laufen nicht von einem Lehrer zum nächsten. Das hat seine Nachteile, aber auch seine Vorteile«, beschreibt Vithoulkas seine Landsleute, mit denen er manchmal hart ins Gericht gegangen ist.

Durch das ewige Kämpfen ermüdet, träumt George von einer Situation, in der in einem vertrauensvollen Miteinander die Probleme offen angesprochen werden können, Lösungen gemeinsam gesucht werden oder die offenen Fragen der Homöopathie eine Antwort finden können. Diese Erwartung hatte er mit seiner Akademie in Verbindung gebracht, gehofft, dass hier eine solche Atmosphäre entstehen könnte. Aber zu kurz sind die Zeiten, in denen die Studenten gemeinsam arbeiten können. George Vithoulkas ist auch nicht mehr der Jüngste, der sich voller Energie in neue Projekte stürzen kann oder nächtelang mit Studenten die Probleme der Homöopathie diskutiert. Er muss ökonomisch mit seinen Ressourcen umgehen, die ihm solche Eskapaden nicht mehr erlauben. George bräuchte einen Stab von Mitarbeitern, die ihm wesentliche Arbeiten abnehmen, sodass er sich auf die für ihn und die Homöopathie essenziellen Dinge konzentrieren könnte. Aber solange er sich um jede Kleinigkeit selbst kümmert, bleibt seine Energie auf der Strecke, und neue wichtige Projekte, wie etwa das Krankenhaus auf Alonissos, in dem eine Arbeit von unschätzbarem Wert geleistet werden könnte, werden nicht angegangen und verstauben in einer Ecke.

Die Idee des Krankenhauses wurde mittlerweile in Deutschland von einem seiner eng vertrauten Schüler aus den Achtzigerjahren auf den Weg gebracht. Dr. Gotthard Behnisch ist mit seinen Planungen für ein homöopathisches Krankenhaus in der Nähe von Detmold schon sehr weit, obgleich immer wieder neue und unerwartete Schwierigkeiten bei der Realisation auftauchen. Eine stationäre homöopathische Behandlung ist beispielsweise in Deutschland schlicht untersagt. Das Hahnemannsche System darf nur ambulant angewandt werden, weshalb Behnischs Krankenhaus kein homöopathisches sein wird, sondern alternative Therapien anbieten soll und auch nicht Krankenhaus heißen wird. Gesundheitszentrum für Homöopathie war der Name, der zur Diskussion stand. Behnisch, der mit seiner Familie in Griechenland seine Studien bewältigt hat, hofft auf eine intensive Zusammenarbeit mit George, wenn das Krankenhaus, das keines ist, einmal fertig werden sollte. Behnisch stammt aus Dresden und studierte Medizin in Marburg, München und Hamburg. Über die Komplexmittel kam er zur Klassischen Homöopathie, die er als einer der führenden Vertreter in Deutschland sehr erfolgreich ausübt. Sein Wunsch für die Zukunft ist, dass George die Materia medica beendet und eine ausführliche Beschreibung seiner Fälle anfertigt. Fälle wie den des Malers mit einem Tumor an der Bauchspeicheldrüse und Metastasen in der Leber, der im Juni 1995 der internationalen Klasse in Alonissos vorgestellt wurde. Der Tumor war operiert worden, und dem Mann wurde mitgeteilt, dass er nur noch einige Monate zu leben habe. Seine Leberwerte waren sehr schlecht. Die homöopathische Behandlung wurde sofort in die Wege geleitet. Nach vielen Hochs und Tiefs im ersten Jahr der Behandlung normalisierten sich seine Werte bis 1999 fast auf ein Normalmaß. Der Mann verfügt heute über eine exzellente Gesundheit und führt ein ausgefülltes und arbeitsreiches Leben. Der Fall wurde unter den Augen von 300 Ärzten aufgenommen und behandelt. Das hier wiedergegebene Resümee ist nur eine knappe Zusammenfassung der stundenlangen Befragungen und Diskussionen im Auditorium, bis schließlich das richtige Mittel gefunden wurde.

Ein anderer überzeugender Fall ist der eines italienischen Arztes mit einer statistischen Lebenserwartung von

78 Tagen nach einer Leberkrebsdiagnose. Der behandelnde italienische Professor erklärte den Fall für unheilbar. Im September 1998 wurde er während eines Seminars auf Alonissos der internationalen Gruppe vorgestellt. Der Patient erfreut sich heute bester Gesundheit, ist voller Elan und Tatendrang, aber immer noch in homöopathischer Behandlung. Natürlich wurde der Fall, wie auch alle anderen, auf Video festgehalten und steht für weitere Studien zur Verfügung.

Einer der nach Georges Worten dramatischsten Fälle seiner Laufbahn beschreibt die Geschichte einer Frau, die an Lungenkrebs mit Metastasen im Gehirn und in den Knochen erkrankt war. George erhielt einen Anruf einer Londoner Klinik. Eine Frau mit der hier beschriebenen Symptomatik wollte ihn dringend sprechen. George lehnte ab, da Homöopathie in solch einem fortgeschrittenen Stadium nicht mehr helfen könne. Auch der Chefarzt der Klinik konnte George nicht umstimmen. Ein dritter Anruf erreichte George, bei dem die Frau ihm anbot, jede erdenkliche Summe zu zahlen, wenn er sie einmal anhören würde. Wieder schlug George aus, denn die Frau stand unter starken Schmerzmitteln und konnte sich ohne Hilfe nicht mehr bewegen. George hatte den Fall bereits vergessen, als er den Anruf eines griechischen Freundes erhielt, der ihn bat, sich eine Frau aus Australien mit Lungenkrebs anzusehen. Er stimmte zu, warnte aber, sich keine großen Hoffnungen zu machen. Es stellte sich heraus, dass es sich um dieselbe Frau handelte, die George bereits mehrfach abgewiesen hatte. Nachdem sie den Weg über Georges Freund geebnet hatte, reiste sie, an den Rollstuhl gefesselt, ins Athener Zentrum, wo George den Fall mit einem anderen Arzt gemeinsam aufnahm. Zu Beginn sagte George ihr, dass er nichts für sie tun könne, und wollte die Konsultation beenden. Erst als die Frau mit einer schier unglaublichen Geschichte aufwartete, änderte George seine Haltung. Sie habe zu Gott gebetet, erzählte sie, und um Hilfe gebeten. Und dann habe sie plötzlich eine Stimme gehört, die sagte: »Geh zu Vithoulkas. Er wird dich heilen.« Deshalb habe sie so auf einer Behandlung bestanden, erklärte sie dem staunenden George, der zunächst noch hart blieb: »Ich weiß nicht, was Gott Ihnen gesagt hat, aber ich weiß, dass Homöopathie in einem Fall wie dem Ihren machtlos ist«, erwiderte er ihrem Flehen. Schließlich stimmte er zu, sich ihre Geschichte anzuhören, die eine der merkwürdigsten sein sollte, die er je gehört hat.

Die Frau war 43 Jahre alt und entstammte einer sehr reichen australischen Familie. Ihr Vater war schon einige Jahre tot, und ihre Mutter hatte einen solchen Hass auf ihre Tochter entwickelt, dass sie ihr während einer heftigen Auseinandersetzung wünschte, sie möge Krebs bekommen. Zwei Jahre später erkrankte die Tochter tatsächlich an Krebs. Auch die Tochter, die für ihre Mutter einen ähnlichen Hass empfand, wünschte dieser den Tod. Schwierig war die Situation für die Tochter, weil das gesamte Vermögen der Familie unter der Kontrolle ihrer Mutter stand, die ihr wiederum kaum das Nötigste zum Leben ließ. Die Tochter stürzte sich in die Londoner High Society, lebte weit über ihre Verhältnisse und borgte sich eine Menge Geld in der Hoffnung, alles nach dem Tod ihrer Mutter begleichen zu können.

Nach drei Stunden erkannte George in der komplexen Symptomatik ein klares und seltenes Mittelbild, das ihm Anlass zur Hoffnung gab. Er erklärte der Patientin, dass sie, solle das Mittel wirken, aufhören müsse, Schmerzmittel zu nehmen. Sie erklärte, das sei kein Problem. George bezweifelte ihre Aussage, denn die Knochenschmerzen würden nach seiner Meinung nicht auszuhalten sein. Am nächsten Tag flog die Patientin nach London zurück.

Nach einer Woche erhielt George einen Anruf. Ihre ersten Worte waren: »Mir geht es gut.« Er fragte, was sie damit meine. Hatte sie wirklich die Schmerzmittel abgesetzt? Sie bejahte die Frage und erklärte, dass sie keine Schmerzen mehr gehabt habe. George traute seinen Ohren nicht. Er gab weitere Anweisungen und kümmerte sich nicht weiter um den Fall. Nach drei Monaten rief sie erneut an und erklärte, dass sie wieder im Krankenhaus gewesen sei, wo man ihren Fall weiter betreue, um den Ärzten zu zeigen, wie gut es ihr gehe. »Ich habe vor den Ärzten getanzt, um ihnen zu beweisen, dass ich keine Schmerzen mehr hatte«, erklärte sie.

Wieder einen Monat später rief die Patientin George um drei Uhr morgens in seinem Haus an. Sie konnte vor Schmerzen kaum sprechen und erzählte, dass sie sich wahrscheinlich im Schlaf die Rippen gebrochen habe. George war sicher, dass er die Schmerzen nun nicht mehr in den Griff bekommen würde, und erklärte seiner Patientin, dass sie keine gebrochenen Rippen, sondern einen Rückfall habe. Er verschrieb ein Mittel und bat sie, ihn am Abend wieder anzurufen. Natürlich rief sie an und verkündete, all ihre Schmerzen seien wieder verschwunden. Sie bekam noch dreimal solche Rückfälle, die aber jedes Mal mit Hilfe homöopathischer Mittel unter Kontrolle gebracht werden konnten. Es kam noch ein weiterer Anruf, bei dem sie über starke Schmerzen im Kopf klagte und ihr Auge sich nach außen wölbte. Wieder konnten die Symptome beigelegt werden. Nach einem Jahr betrachtete die Frau sich als geheilt und rief nicht mehr an.

Drei Jahre später erkundigte sich George nach dem weiteren Schicksal seiner Patientin bei der Londoner Klinik.

Dort ließ man ihn wissen, dass die Mutter der Frau gestorben war und ihr gesamtes Vermögen einer Stiftung hinterlassen hatte. Die Tochter geriet in völlige Verzweiflung, ging in eines der teuersten Londoner Restaurants und nahm beim Abendessen genügend Tabletten, um ihren Tod damit herbeizuführen. George bedauert, dass er nie Zugang zu ihren Krankenakten bekommen hat und deshalb auch keine verlässlichen Aussagen über die tatsächliche Wirkung seiner Behandlung geben kann. Der Fall zeigt aber, was die Homöopathie bewirken könnte, würde sie richtig und kontrolliert angewandt. Er zeigt auch Georges immense pathologische und medizinische Kenntnisse, die selbst von einem renommierten Arzt wie dem israelischen Professor Zvi Bendvich bestätigt werden.

Aber die Homöopathie ist noch meilenweit davon entfernt, eine breite Akzeptanz zu finden, die es ihr ermöglichen würde, ihre Ergebnisse weiter zu stabilisieren und wissenschaftlich akzeptable Erklärungen dafür zu finden. Sie wird mit Anforderungen konfrontiert, die niemals an die Schulmedizin angelegt würden. Professor Papadopoulos von der pharmakologischen Fakultät der Universität Athen bringt es auf den Punkt: »Große Pharmakologen sagen, dass jede Therapie ein Versuch sei. Auch mit konventionellen Medikamenten. Man weiß nicht, wie der Patient reagieren wird. Medizin ist eben keine Wissenschaft und nicht wiederholbar. Es gibt sehr viele Medikamente mit sehr positiven Bewertungen, wenn sie auf den Markt kommen. Nach fünf Jahren gibt es plötzlich eine Arbeit, die sagt, dass dieses Medikament vom Markt muss. Wieso haben alle Arbeiten vorher das Medikament gelobt? Entweder wurden sie von der Firma bezahlt oder es gibt in den Köpfen ein Selbstverschönerungsgen. Anders kann ich das nicht erklären.«

Wer weiß, wie viele Jahre noch vergehen müssen, bevor die Homöopathie mit gleichem Maß gemessen wird wie die konventionelle Medizin. George beklagt diesen Zustand immer und immer wieder: »Millionen von Menschen könnten ein gesundes Leben führen, aber der Homöopathie wird die Möglichkeit verweigert, ihr Potenzial unter Beweis zu stellen.«

13

Der Durchbruch

Man muss aufhören, etwas zu wollen, um es zu bekommen, denn der Wille, ein höchst brauchbares Mittel auf dem Weg, erweist sich kurz vor dem Ziel nicht selten als hinderlich. George Vithoulkas hoffte bereits seit langem auf die Verleihung des Alternativen Nobelpreises. Er war bereits 1989 zum ersten Mal nominiert worden. Seitdem musste er jedes Jahr Berichte über seine Arbeit nach Stockholm schicken.

Die Kommission sammelt alle in Frage kommenden Informationen über die Kandidaten. Aber jedes Jahr wurde jemand anders ausgewählt. 1996 wollte er keinen Bericht mehr anfertigen. »Ich glaubte nicht mehr an eine Verleihung. Überall wartete andere, wichtige Arbeit auf mich. Ich sagte zu meiner Sekretärin, dass wir keinen Bericht mehr schreiben würden.« Dann bekam er telefonisch die Nachricht, dass der Alternative Nobelpreis in diesem Jahr an ihn verliehen werden würde. Dr. Margit Hasinger, Mitbegründerin der Münchener George-Vithoulkas-Stiftung für klassische Homöopathie, saß neben George auf der Couch. Sie waren mitten in einem Seminar. Natürlich konnte George die Neuigkeit nicht für sich behalten, obgleich es ihm verboten war, vor der öffentlichen Bekanntgabe mit der Nachricht nach außen zu gehen. Für Margit Hasinger waren die nächsten Tage sehr schwierig. Am liebsten hätte sie es allen erzählt, denn die Insel wimmelte von Studenten und Freunden.

Das Nobelpreiskomitee würdigte mit der Auszeichnung Georges herausragende Bemühungen um die Verbreitung der Homöopathie und seine Arbeit, sie als wissenschaftliche Disziplin zu etablieren. In der Laudatio hieß es: »Er hat es möglich gemacht, dass die Homöopathie einen Platz unter den Wissenschaften beanspruchen kann, als wirkungsvolle Alternative zur mechanistisch ausgerichteten Universitätsmedizin.« Bis dahin war es ein langer Weg, angefangen im südlichen Afrika über Indien und seine spirituellen Erfahrungen im Himalaja bis hin zu der zähen Arbeit und der Entschlossenheit, mit der er die Homöopathie in Griechenland vorantrieb und dafür sorgte, das Tor zum Haus der Wissenschaften für das alternative Medizinsystem aufzustoßen. Georges Handeln ist dabei schwer zu verstehen und nachzuvollziehen. Einerseits steckt hinter seinen Entscheidungen, jedenfalls was die Homöopathie angeht, eine langfristige Strategie. Der meisterliche Schachspieler denkt immer um einige Züge voraus, um am Ende der Partie den Gegner matt zu setzen. Andererseits trifft George manchmal Entscheidungen, die nur von seiner Intuition geleitet scheinen. Vielleicht ist die geniale Kombination aus Intellekt und Intuition das Erfolgsgeheimnis sowohl beim Erreichen seiner großen Ziele als auch bei der erfolgreichen Behandlung seiner Patienten.

Als der Anruf aus Stockholm ihn in Alonissos erreichte, ging für George ein großer Traum in Erfüllung. Durch die mit dem Preis verbundene weltweite Anerkennung gelangte nicht nur ihr bekanntester Repräsentant, sondern auch die Homöopathie selbst in die Schlagzeilen der Medien. Viele enge Bekannte sagen, dass der Alternative Nobelpreis das wohl wichtigste Ereignis in Georges Leben war. Nichts, so glaubt auch seine ehemalige Sekretärin Lorna Tarn, habe ihn mehr bewegt als die Nachricht über die Verleihung. Für George selbst war die Verleihung eher eine Gnade Gottes als eine logisch zwingende Konsequenz seiner Handlungen. »Was wusste die Kommission wirklich von mir? Sie kannten meine Bücher, meine Veröffentlichungen, wussten, was die Leute von mir sagten. Das alles bleibt an der Oberfläche. Vielleicht gab es viele andere, die den Preis eher verdient hätten als ich. Aber niemand kennt sie.«

Die Verleihungszeremonie im schwedischen Parlament im Dezember 1996 war für George einer der Höhepunkte seines Lebens. In Anwesenheit des Parlamentspräsidenten erhielt er den Preis aus den Händen des Philatelisten und Journalisten Jakob von Uexküll, der den Preis 1980 zum ersten Mal vergab und ihn aus dem Verkauf seiner sehr wertvollen Briefmarkensammlung finanzierte. Er wird jedes Jahr an vier Personen vergeben. Unter den Trägern befinden sich unter anderem der Physiker Hans-Peter Dürr und Petra Kelly. Durch weitere Spenden ist er mittlerweile mit rund 100 000 Euro dotiert. Das schwedische Parlament hat sich entgegen seiner sonst immer auf völlige Neutralität besonnenen Tradition den »Right Livelihood Award«, wie der Alternative Nobelpreis eigentlich heißt, zu Eigen gemacht. Der »richtige« Nobelpreis wird durch den schwedischen König einmal jährlich an Personen vergeben, die nach der Diktion seines Stifters Alfred Nobel »der Menschheit den größten Nutzen gebracht haben«. Der Alternative Nobelpreis hingegen würdigt nicht wissenschaftliche Spitzenleistungen für einige wenige, sondern zeichnet jene aus, die beispielhaft zeigen, wie mit geringen Mitteln große Widerstände überwunden werden können, um durch konkrete Handlungsanweisungen und Modelle für menschen-

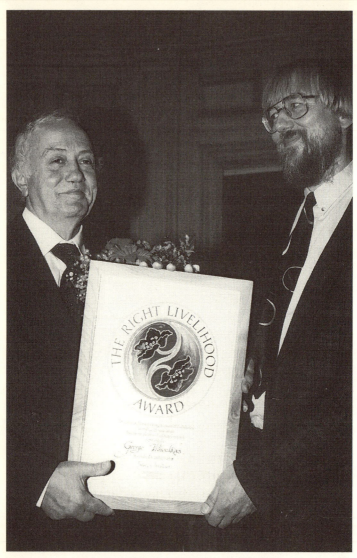

**George erhält von Jakob von Uexküll
den Alternativen Nobelpreis (1996)**

würdige Lebensweisen zu sorgen. Er will darin bestärken, konstruktiv und mutig an der Gestaltung der Zukunft zu arbeiten.

George Vithoulkas' Rede aus Anlass der Verleihung spiegelt konzentriert das wider, was ihn zum größten lebenden Homöopathen gemacht hat. Deshalb sei sie hier auszugsweise wiedergegeben.

> Ich möchte mich bei der Right Livelihood Award Jury für diese große Auszeichnung bedanken. Damit hat sie zunächst die Klassische Homöopathie selbst geehrt sowie alle meine Studenten, die sich mit einem solchen Enthusiasmus und einer solchen Hingabe für die richtige Anwendung und das korrekte Unterrichten dieser Heilmethode einsetzen.
>
> (…) Dieses unablässige Untersuchen und Erforschen führte zu der Herausarbeitung eines neuen Modells, das der medizinischen Denkweise eine neue Richtung und Dimension gibt. Ich denke, dass zum ersten Mal die Gesetze, welchen eine »energetische« Medizin gehorcht, festgelegt worden sind, diese subtile Kraft, die hinter all den medizinischen Phänomenen in lebenden Organismen wirkt.
>
> (…) Es klingt vielleicht seltsam – sogar eigenmächtig, arrogant oder oberflächlich –, dass eine solche Kritik der konventionellen Therapieverfahren gerade von jemandem kommt, der keine herkömmliche medizinische Ausbildung genossen hat. Dennoch sprechen Fakten mehr als Vorurteile, und wenn die Fragen so wichtig und dringend sind, werden vielleicht die medizinischen Instanzen jemandem zuhören, der Erfah-

rung in der Behandlung von mehr als 100 000 Fällen gesammelt hat, Fällen, die nicht nur von der konventionellen Medizin aufgegeben, sondern oft von ihr verursacht worden sind. Ich behaupte, dass die Krankheiten der Menschheit von der konventionellen Medizin nie richtig angegangen worden sind. Im Gegenteil, sie wurden falsch behandelt – auf eine unterdrückende Art –, sodass hinter den maskierten Symptomen die wirkliche Störung weiterwuchs, bis sie schließlich das Innere des Organismus erreichte, das das zentrale und periphere Nervensystem darstellt.

Ich möchte Ihnen ein paar Fakten nennen, damit Sie selbst beurteilen können. Multiple Sklerose, die im schlimmsten Fall eine völlige Lähmung verursacht, ist eine der Erkrankungen, unter welcher Tausende von Menschen in der westlichen Welt leiden. Sie ist aber völlig unbekannt in Afrika, Asien oder Südamerika, das heißt in Ländern, die nicht in den »Genuss« der ausgezeichneten westlichen Medizin gekommen sind.

(...) Das neue Modell deutet darauf hin, dass all diese chronischen Krankheiten, Heuschnupfen, Asthma, Krebs und Aids eingeschlossen, das Ergebnis einer falschen Intervention in den Organismus durch die konventionelle Medizin sind. Es zeigt auf, dass der Zusammenbruch des Immunsystems der westlichen Bevölkerung durch starke chemische Medikamente und wiederholte Impfungen verursacht wird und dass am Ende die Erkrankung immer tiefer in den Organismus eindringt, bis das (...) Nervensystem betroffen ist. Kurzum, dieses Modell weist darauf hin, dass die etablierte Medizin, anstatt Krankheiten zu heilen, eigentlich der Grund ist für die Degeneration der menschlichen Rasse. Es ist also für jeden sehr einfach nachzuvollziehen, dass wir heute im Westen eine Bevölkerung hätten, die geistig, seelisch und körperlich gesund wäre, wenn die konventionelle Medizin chronische Krankheiten wirklich heilen würde.

Dank dieses Modells sagte ich schon 1970 das Aufkommen von Aids voraus.

(...) Heute möchte ich eine andere Voraussage machen. Wenn die etablierte Medizin nicht Notiz nimmt von dem, was wir sagen, und ihre Praktiken nicht drastisch ändert, sondern weiterhin chemische Medikamente verordnet, wenn sie also die Richtung ihrer Suche nicht ändert, werden bald Krankheiten ins Zentrum unseres Organismus, das heißt ins Nervensystem gelangen, und der größte Teil der Bevölkerung auf der Erde wird geistig krank werden.

Ich erwarte nicht, dass dieses Modell von den medizinischen Instanzen verstanden oder bald geschätzt wird, aber ich denke, dass es von nun an keine Entschuldigung mehr gibt, die so genannten Nebenwirkungen zu ignorieren, die die konventionellen Therapien mit sich gebracht haben und der Menschheit immer noch zufügen.

(...) Ich lernte sehr viel über menschliches Leiden in Zehntausenden von Fällen, und ich kann sagen, dass ich durch meine Patienten außer Sympathie Schmerzen in all ihren Manifestationen und auf allen Ebenen erfuhr. Ich fühlte, als ich sie untersuchte, was es bedeutet, geistig, seelisch und körperlich zu leiden. Die Dringlichkeit zu helfen und die Vorstellung, dass dies durch die Homöopathie erfolgen könnte, inspirierte meine Bemühungen während dieser frühen Tage und gab mir Hoffnung während meiner Nächte voller Qualen.

Ich lernte aus diesen schmerzhaften Erfahrungen, dass wahre Gesundheit ein primäres und grundlegendes Eigentum ist, das in der Tat sehr wenige Menschen in der westlichen Welt besitzen. Ich kam zu der Schlussfolgerung, dass Gesundheit am besten mit dem Wort Freiheit definiert werden kann:

- Freiheit von Schmerz auf der körperlichen Ebene, mit einem Gefühl des Wohlbefindens;
- Freiheit von Leidenschaft auf der emotionalen Ebene, mit einem Gefühl der Gelassenheit und Ruhe;
- Freiheit von Selbstsucht auf der mental-spirituellen Ebene, mit der Verbindung mit der Wahrheit oder mit Gott.

Ich sah, wie vielen Menschen nicht nur so ein perfekter Zustand von Gesundheit fehlte, sondern häufig lebten sie auch in Angst, Qual, Panik, Depression oder in geistiger Verwirrung. Alle mussten chemische Medikamente einnehmen, um gerade noch zu funktionieren.

Ich fühle die Verzweiflung derjenigen Menschen, deren Schreie auf taube Ohren treffen. Die konventionelle Medizin widersteht mit Nachdruck den Informationen, die von uns kommen, will nicht einmal Notiz von ihnen nehmen, will nicht einmal in den Dialog mit uns treten und davon profitieren. Wir haben das jüngste Beispiel der Swedish Medical Association, die auf meine Nominierung für den Alternativen Nobelpreis negativ reagierte.

Dennoch, wenn wir die völlige Bedeutungslosigkeit

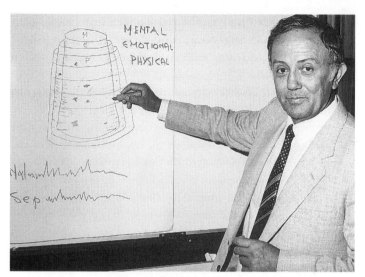

1986 in London mit seinem Modell der drei Ebenen

und die kurze Zeitdauer unseres Lebens auf diesem Planeten und andererseits die Ewigkeit des Kosmos und seine endlose Evolution betrachten, dann haben die Kontroversen und Konfrontationen, die aus selbstsüchtigen Interessen und persönlicher Gier oder Unsicherheit entstehen, überhaupt keinen Platz bei unseren Anstrengungen und Bemühungen, der leidenden Menschheit zu helfen.

Da der größte Widerstand gegen die Homöopathie – die die kostengünstigste Heilmethode ist – von der pharmazeutischen Industrie kommt, möchte ich vorschlagen, dass pharmazeutischen Konzernen von der internationalen Gesetzgebung nicht erlaubt wird, Profit aus dem Verkauf ihrer Produkte zu schlagen. Nur so, denke ich, können wir auf eine Änderung hoffen.

Wenn die medizinischen Instanzen aller Welt weiterhin daran festhalten, die heilbringenden Entdeckungen Hahnemanns zu ignorieren, verpassen sie nicht nur eine einmalige Gelegenheit, ein Heilsystem einzuführen, das bessere Gesundheit fördern könnte und damit eine größere Harmonie und friedlicheres Leben auf dem Planeten; sie werden darüber hinaus von den kommenden Generationen wegen krimineller Vernachlässigung und Kurzsichtigkeit verurteilt werden.

Ich glaube, dass die Menschheit eine mühselige Schlacht zu schlagen hat in ihrem Kampf um wahre Gesundheit, und ich glaube ehrlich – aus meiner hart erworbenen Erfahrung heraus –, dass die Homöopathie einige Lösungen zu diesem Problem anbieten kann.

Ich fühle, dass mich diese 36 Jahre kompromisslosen Bemühens um die Anerkennung eines so wunderbaren Heilsystems entkräftet haben, und ich war nahe daran, den ungleichen Kampf aufzugeben. Aber wenn durch die heutige Auszeichnung der Unterschied zu diesen dermaßen tauben Ohren der medizinischen Instanzen klar herauskristallisiert wird, dann würde ich sagen, wie Hahnemann, dass ich mein Leben nicht umsonst gelebt habe.

Die großen Tageszeitungen brachten Interviews mit George Vithoulkas, Fernsehanstalten fragten nach, die Magazine druckten sein Konterfei auf der Titelseite. Der Südwestfunk produzierte einen vielbeachteten Beitrag und auch die Deutsche Welle machte einen Film über den griechischen Heiler. Vithoulkas und die Homöopathie wuchsen noch mehr als vorher zu einem untrennbaren Begriffspaar zusammen. Die Medien der Welt würdigten George als jemanden, der beharrlich und unbeirrbar seinen Weg ge-

Bei den Dreharbeiten zum Südwestfunkbeitrag »Heilen mit Liebe« mit der Regisseurin Luardes Picareta (unten)

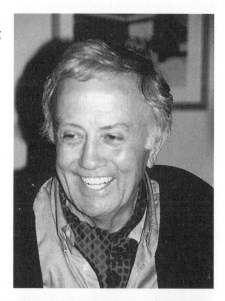

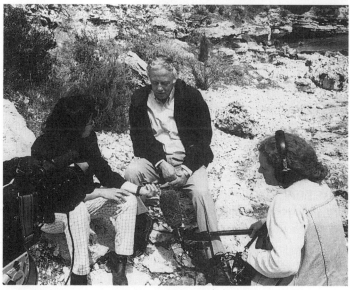

macht hatte. Die Süddeutsche Zeitung schickte einen Mitarbeiter nach Alonissos, um George für das Magazin zu interviewen. Gut vorbereitet verbrachte die Redakteurin mehrere Tage mit ihm. »Sie wusste alles. Wer meine Feinde waren, wer meine Freunde. Sie konfrontierte mich mit Aussagen anderer Leute. Es war sehr beeindruckend.« Die Homöopathie erfuhr eine schlagartige Aufwertung und gewann an Popularität. Aber George blieb mit beiden Beinen auf dem Boden. Öffentliche Auftritte nahm er nur dann wahr, wenn er sich einen Gewinn für die Homöopathie daraus versprach. Auch sein ehemaliger Weggefährte Bill Gray attestiert ihm eine gesunde Medienscheu. »George braucht das nicht. Er hat alle Anerkennung, die er braucht. Fernsehauftritte sind ihm nicht wichtig.« Nach der Verleihung des Alternativen Nobelpreises war George plötzlich in aller Munde. Die Nachfrage nach George Vithoulkas stieg steil an. Sein ohnehin immerwährend klingelndes Telefon stand nicht mehr still.

Nur in seinem Heimatland wollte die Begeisterung nicht so recht Fuß fassen. Zu allem Überfluss warfen die Medien die Begriffe »Nobelpreis« und »Alternativer Nobelpreis« durcheinander. George musste selbstverfasste Meldungen verschicken, um die Begriffsverwirrung aufzuklären. Feinde behaupten sogar noch heute, er habe sich den Begriff »Alternativer Nobelpreis« selber ausgedacht, um sich aufzuwerten. Ein Arzt schrieb in einem Beitrag für ein medizinisches Fachjournal, Vithoulkas habe den Begriff erfunden. »Es war ihnen egal«, erinnert sich George. »Sie fragten nicht nach, recherchierten nicht. Im besten Fall übernahmen sie mehr oder weniger die Meldungen der großen Agenturen.« In Griechenland war George Vithoulkas relativ unbekannt. Zwanzig Jahre lang hatte er sich mehr oder weniger aus der Öffentlichkeit ferngehalten.

Selbst dem Drängen einiger seiner journalistisch tätigen Patienten auf Interviews oder Fernsehauftritte hatte er immer widerstanden. Die Fernsehanstalten brachten eine kurze Notiz, die Zeitungen erwähnten das Ereignis eher beiläufig. Während sich im Ausland die Leute um ihn rissen, behandelten ihn die griechischen Medien eher stiefmütterlich. Die privaten Fernsehsender ignorierten die Verleihung fast vollständig. George führt das auf den Druck der Pharmaindustrie zurück. Wenige Monate vorher hatte Vithoulkas bereits schon einmal sehr schlechte Erfahrungen mit dem Fernsehen machen müssen. Vassilis Ghegas behandelte damals den griechischen Premierminister Papandreou, der im Juni 1996 an einem Herzversagen starb. Ghegas hatte ihm das homöopathische Mittel Arsenicum gegeben – in der Öffentlichkeit wurde schnell das Gift Arsen daraus. Ein Journalist eines privaten TV-Kanals wollte mit Ghegas über Papandreous Tod sprechen. Hatte die Homöopathie ihn vergiftet? Nachdem Ghegas sich weigerte, öffentlich Stellung zu nehmen, trat der Journalist an George mit der Vermutung heran, er habe Ghegas bei der Wahl des Mittels beraten. Der Journalist sparte nicht mit Drohungen. Er sagte zu George: »Ich kann tun, was ich will. Ich breche in sein Haus ein und hole mir die Unterlagen. Ich kann alles so darstellen, dass die Homöopathie schuld an Papandreous Tod ist.« George erklärte sich zu einem Interview bereit, das nicht live gesendet werden sollte. Zwar wurde das gesamte Interview aufgenommen, aber dann nur auszugsweise gesendet. George erklärte, dass er selbst die Medikamente hätte nehmen können und nichts wäre geschehen. Bei der Sendung wurde der Satz so aus dem Zusammenhang gerissen, dass der Fernsehsender öffentlich die Schlussfolgerung zog, Homöopathie sei nichts als Wasser und habe keine Wirkung. Seitdem ist George

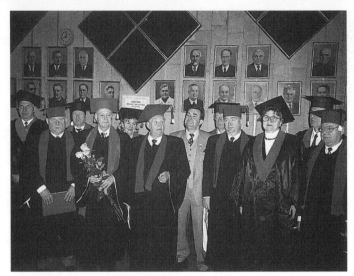

**Bei der Verleihung der Ehrenprofessur in Kiew 2000
(vorne links mit Rose)**

auf Fernsehinterviews nicht gut zu sprechen. Sein Vertrauen ist bis ins Mark erschüttert. Bis heute ist er in seiner Heimat als Heiler nicht anerkannt und darf trotz aller Ehrungen offiziell keine Patienten behandeln, denn George ist weder Arzt noch Heilpraktiker. Selbst die Professuren, 1999 an der Baskischen Universität in San Sebastian und im Jahr 2000 an der Universität Kiew, konnten bislang daran nichts ändern. Auch Elisavet Papazoi, im Jahre 2001 stellvertretende Außenministerin Griechenlands, hält diesen Zustand, über den die Welt den Kopf schüttelt, für kaum tragbar. Vithoulkas, so sagt sie, habe viel für Griechenland getan. Jetzt werde es Zeit, dass Griechenland etwas für ihn tue. Wiedergutmachung ist angesagt, denn von Seiten der Regierung erhielt George zur Verleihung des Alternativen Nobelpreises nicht die angebrachte Anerkennung.

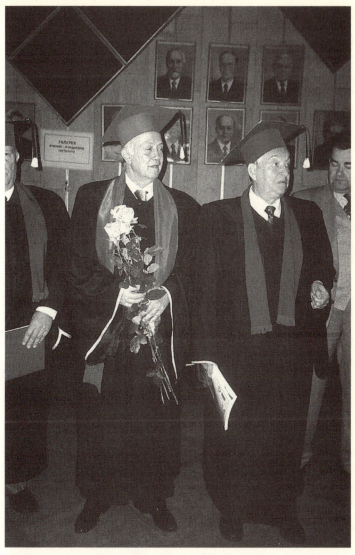

George (links) mit dem Direktor der Medizinischen Fakultät von Kiew bei der Verleihung der Professur

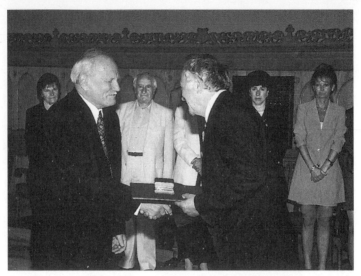

**George erhält vom ungarischen Präsidenten
die Goldmedaille der Republik (2000)**

Etwa zeitgleich mit Georges Triumph in Stockholm wurden die griechischen Medien von den Berichten über die Praktiken eines Scharlatans beherrscht, der sich als Homöopath bezeichnete, und dessen bizarre Praktiken in der Tagespresse täglich neu aufgelegt wurden. Sogar die griechische Regierung sah sich in dieser Situation genötigt, auf Distanz zu George Vithoulkas zu bleiben. Später wurden ihm vom Präsidenten persönlich die Gründe dafür mitgeteilt. Beiden, so lautete die Erklärung, hätten gemeinsame öffentliche Auftritte unter den gegebenen Umständen geschadet. In gewisser Weise nachgeholt wurde die Ehrung durch die Einladung Vithoulkas' zu einem gemeinsamen Essen mit dem schwedischen Königspaar und dem griechischen Präsidenten, als dieses Griechenland besuchte. George behauptet, es habe ihm wenig bedeutet. Öffentlichen Anlässen ohne für ihn erkennbaren Sinn und Zweck konnte er nie viel abgewinnen. Aber er ging hin, und es ist zu vermuten, dass er es genießen konnte und zu nutzen wusste. Eine offizielle Anerkennung und Würdigung seines Wirkens in Griechenland fand trotz seiner zahlreichen persönlichen Kontakte zu führenden Politikern nie wirklich statt. Auch die Verleihung des Alternativen Nobelpreises änderte daran wenig. In einem Interview nahm seine Patientin Elisavet Papazoi zu George Vithoulkas Stellung. Persönlich kennen sie sich seit etwa elf Jahren. Papazoi wandte sich an George, als ihre Mutter gesundheitliche Probleme hatte. Danach wurden sie selbst und viele Familienangehörige seine Patienten. Von Georges Fähigkeiten ist sie absolut überzeugt: »Er ist ein sehr guter Heiler, dessen Ergebnisse mich einfach überzeugen. Mehr Beweise brauche ich nicht. Vithoulkas verfügt über eine große und tiefe Weisheit. Er ist ein ruhiger und verständnisvoller Mann, dem man vertrauen kann.«

Die im Außenministerium für europäische Angelegenheiten zuständige Politikerin macht keinen Hehl aus ihrer Skepsis gegenüber den mit Nebenwirkungen bestückten Produkten der Pharmaindustrie. Papazoi studierte in Paris und ist schon seit Ende der Sechzigerjahre im politischen Geschäft. Vithoulkas bescheinigt sie eine große Bedeutung für Griechenland. Ohne offizielle Unterstützung habe er weltweites Ansehen erlangt und Griechenland zu einer der führenden Nationen auf dem Feld der Homöopathie gemacht. Die Tatsache, dass die Homöopathie in Griechenland immer noch nicht anerkannt ist und George ohne ein Medizinstudium eigentlich nicht praktizieren darf, hält die Ministerin für einen unhaltbaren Zustand, der so schnell wie möglich geändert werden müsse. Sie hofft, dass die Homöopathie bald als eine medizinische Spezialdisziplin

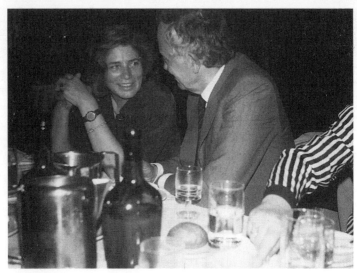

1993 mit der späteren stellvertretenden Außenministerin Elisavet Papazoi beim Internationalen Kongress der LIGA in Athen

anerkannt wird. Die Zeichen dafür sieht sie allenthalben. »Immer mehr Ärzte«, so Papazoi, »wenden sich der Homöopathie zu. Die homöopathischen Apotheken werden immer zahlreicher. Und nicht zuletzt wächst die Zahl derer, die sich homöopathisch behandeln lassen, stetig an.«

Elisavet Papazoi ist nur eine von vielen prominenten Patienten und Freunden, die George Vithoulkas im Laufe der Jahre gewonnen hat. Manche, die es sich leisten können, fliegen um die halbe Erde, um sich auf Alonissos behandeln zu lassen. Es ist eine illustre Liste, auf der sich bekannte Politiker ebenso wiederfinden wie Industriebosse, Vertreter des Hochadels oder Größen aus der Unterhaltungsbranche. Selbst Mediziner aus aller Welt sind bei ihm in Behandlung. George verkehrt mit den Großen dieser Welt, aber am wohlsten fühlt er sich in seinem Haus auf

Alonissos zwischen seinen Ziegen, Schafen und Hühnern. Dabei brachte ihm die internationale Anerkennung zahlreiche weltweite Einladungen ein. Wenn er wollte, könnte George Vithoulkas jahrein, jahraus durch die Welt reisen und sich dafür bezahlen lassen. Doch das ist nicht sein Ansinnen. George arbeitet und hat kaum Sinn für anderes. Aber er ist Grieche. Vielleicht entspricht er nicht dem gängigen Klischee des griechischen Mannes, der in jeder Frau gleich eine Bettgefährtin sieht. Den weiblichen Reizen ist er jedoch so wenig abgetan wie dem Flirten. So ist es nicht verwunderlich, dass die wildesten Gerüchte über irgendwelche Affären kursieren, worüber sich sogar seine Frau Tati amüsiert.

Der Blick über den Tellerrand der Medizin und über die Grenzen Griechenlands, der sich automatisch mit Georges Engagement für die Verbreitung der Homöopathie einstellte, machte ihn auch sensibel für das politische Zeitgeschehen. Es gibt kein Ereignis, zu dem George nicht eine dezidierte Meinung hat. Er ist ein kritischer Beobachter der amerikanischen und europäischen Außen- und Sicherheitspolitik, an der er in der Regel kein gutes Haar lässt. Die Demokratie hält er für eine Illusion, die den Menschen eine Freiheit vorgaukelt, die sie in Wahrheit nicht haben. »Die Leute werden mit Informationen überschüttet, die sie nicht mehr bewerten und einordnen können. Sie bekommen Spiele und Vergnügungen serviert, während andere über Kriege bestimmen, die ihnen Profit einbringen sollen.« George ist ein Kulturpessimist, der den bestehenden Systemen keine allzu große Zukunft einräumt.

Trotzdem mischt er sich ein, wo immer er kann; besonders natürlich auf dem Feld der Gesundheitspolitik. Nicht immer will man ihn mit seinen unbequemen Fragen und Thesen hören, aber die zunehmende wissenschaftliche An-

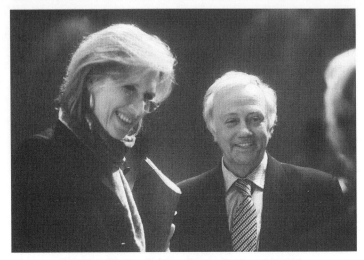

**Mit der saarländischen Gesundheitsministerin
Wackernagel-Jakobs 1998**

erkennung brachte ihm auch Gehör im politischen Raum. Besonders in Deutschland, wo er häufig lehrte und er durch Freunde und Studenten, aber auch durch namhafte Institutionen Unterstützung erfuhr, gelang es ihm, Gespräche mit Politikern zu führen.

Das saarländische Gesundheitsministerium lud 1996 zu einem runden Tisch ein, an dem auch George Vithoulkas teilnahm. Mit ihm diskutierten Ärzte, Universitätsprofessoren, Vertreter von Behörden und Politiker neue Wege in der Gesundheitspolitik. Dass ihm dabei von Medizinerseite auch Arroganz entgegenschlug, ist nicht weiter verwunderlich. Nebenwirkungen und Spätfolgen von Impfungen etwa wurden schlicht abgestritten. Allein die Resonanz bei den Vorträgen vor über 800 Zuhörern gab Vithoulkas Recht. Während sein Beitrag regelrecht gefeiert wurde, herrschte bei den Ausführungen seines Gegenparts eisige Stille. »Ich kann das nicht verstehen. Warum kommt jemand und diskutiert mit mir ein Thema, von dem er nichts versteht?« In München fand einige Tage später ein weiteres Treffen mit Politikern und Medizinern statt. Georges Meinung war gefragt. Auf seine Sachkenntnis konnte man nur schwer verzichten.

Doch nicht nur in Deutschland fand George mehr und mehr Gehör. Auch die Europäische Union (EU) war auf ihn aufmerksam geworden. Dort tagte seit vier Jahren eine Expertengruppe, die einen Vorschlag für die Kommission erarbeiten sollte, wie in Zukunft mit alternativen Therapieformen verfahren werden sollte. George kam am 13. Dezember 1996 nach Brüssel und traf dort an einem Tag die Expertengruppe, die aus Mitgliedern des Parlamentes bestand, den Vorsitzenden des Ausschusses für Umweltfragen, Volksgesundheit und Verbraucherschutz, Kenneth Collins, und den Parlamentspräsidenten Klaus Hänsch.

Die Lage in der Expertengruppe war verfahren. Vertreter verschiedenster Therapieformen konnten sich nicht auf einen gemeinsamen Vorschlag einigen. Es fanden ideologische Auseinandersetzungen statt, die die Arbeit behinderten. George hatte 45 Minuten Zeit, zu ihnen zu sprechen, und wusste, dass er mit einigen erbitterten Gegnern der Homöopathie zu rechnen hatte. Sein Vortrag schien jedoch so überzeugend gewesen zu sein, dass im Anschluss daran keine kritischen Fragen mehr gestellt wurden. Jetzt war er gerüstet für das Treffen mit Ken Collins. Collins stand in dem Ruf, ein harter und arroganter Mann zu sein, der keine andere Meinung gelten ließ. Nur 15 Minuten hatte er George eingeräumt und ließ ihn prompt warten. Ein Abgeordneter der Grünen, der das Treffen vermittelt hatte, war dabei und sagte zu George: »Das macht er mit Absicht. Er will dich verunsichern.« Tatsächlich empfing Collins die

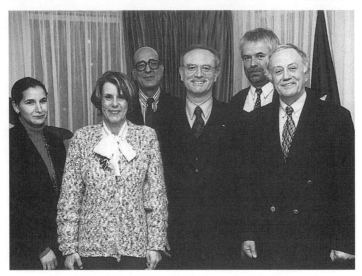

**Beim Besuch der EU in Brüssel mit dem Präsidenten
Klaus Hänsch. Vorne linke Mitte Georges Frau Sissula**

beiden in einer nicht sehr respektvollen Haltung mit den Füßen auf dem Tisch. George begann seine Argumentation und ließ Collins keine Chance zur Intervention. »Nach fünf Minuten nahm er die Füße vom Tisch. Nach zehn Minuten saß er gespannt und aufrecht in seinem Stuhl und hörte mir aufmerksam zu«, beschreibt George das Zusammentreffen. Collins hatte nie einen Hehl daraus gemacht, was er von der alternativen Medizin hielt, und erklärte dies zu Beginn des Gesprächs auch George Vithoulkas: »Wir haben heute die moderne Medizin. Es gibt keinen Grund, 200 Jahre zurückzugehen.« George aber blieb strikt bei seiner Argumentation und machte den wohl nicht wenig staunenden Collins darauf aufmerksam, dass er sein Amt bekleide, um die Gesundheit der Menschen zu schützen. »Sehen Sie jetzt, was Sie beschützen? Und können Sie es

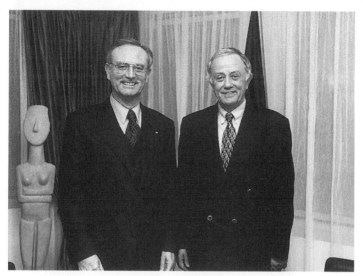

Beim Besuch der EU in Brüssel mit dem Präsidenten Klaus Hänsch

verantworten, die Chance auf eine wirkliche Alternative nicht wahrzunehmen?«

Einmal mehr hatte George einen Widersacher überzeugen können. Collins erklärte seine Zustimmung zu Georges grundlegenden Positionen und forderte ihn auf, ihm die Vorschläge schriftlich einzureichen. George hatte sich gegen eine so genannte Paketlösung gewandt, die gleiche Regelungen für so unterschiedliche Dinge wie Homöopathie, Yoga, Meditation oder Osteopathie anstrebte. Er pochte auf die Unterschiede der Therapien, besonders auf die Sonderstellung der Homöopathie. Vier Monate später wurde der von George Vithoulkas so maßgeblich beeinflusste Entwurf von der EU verabschiedet. George erinnert sich an Collins als einen sehr harten aber fairen Gesprächspartner, dem er sich letztendlich zu Dank verpflichtet fühlt.

Als Vithoulkas im nächsten Jahr auf Einladung der Europäischen Union auf Zypern an einem Treffen des Ausschusses teilnahm, überraschte ihn dort eine haarsträubende Meldung aus Griechenland. Die griechisch-orthodoxe Kirche war im Begriff, die Homöopathie als Sekte einzustufen. Über die Hintergründe dieser Aktion gibt es viele Spekulationen. George vermutet, dass ein weiteres Mal die Pharmaindustrie als Drahtzieher fungierte. Es gibt tatsächlich einige Hinweise, die darauf hindeuten. Einen Konflikt mit der Kirche konnte sich Vithoulkas nicht erlauben, denn das hätte katastrophale Folgen für die Homöopathie in Griechenland haben können. In Windeseile verfasste er einen Brief an den Patriarchen, worin er genau

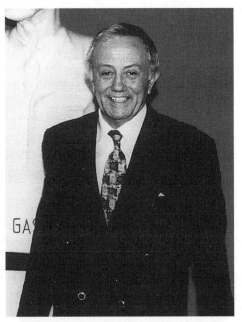

1996 beim Besuch der EU in Brüssel

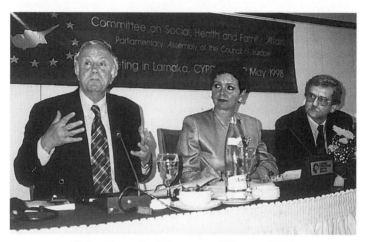

Beim Council of Europe auf Zypern 1998

erklärte, welche Ziele die Homöopathie verfolgt. Es wurde klar, dass es wichtig war, eine Abgrenzung zu religiösen und esoterischen Tendenzen zu schaffen. Überdies wurde ihm immer wieder unterstellt, er sei Hindu, weil er viele Jahre in Indien verbracht hatte und der Leibarzt von Krishnamurti gewesen ist. »Gegen ein solches Denken ist man fast machtlos. Wenn es irgendwo geschrieben steht, glauben es die Leute.« Obgleich tief religiös und spirituell, ist George heute sehr vorsichtig, wenn es um solche Aspekte in Verbindung mit der Homöopathie geht. Zu tief sitzen seine Erfahrungen und zu groß ist die Gefahr, die er durch eine solche Verquickung für die Homöopathie sieht.

Sich nicht einspannen lassen für die Interessen anderer, sich nicht benutzen lassen, unabhängig bleiben – das waren immer Georges wichtigste Maximen. Manch ein Angebot schlug er aus, weil er Gefahren darin sah oder weil er es moralisch nicht vertreten konnte. Aus Italien zum Beispiel bekam er immer wieder Einladungen zu Seminaren oder anderen Veranstaltungen. Viele davon waren von der Pharmaindustrie finanziert. George lehnte immer ab. »Warum sollte ich dorthin fahren? Um Unsinn zu erzählen? Sie boten viel Geld.«

George erinnert sich an ein Gespräch in Italien, bei dem ihm für die Teilnahme an einem Seminar eine stattliche Summe geboten worden war. Nachdem er auch das letzte Angebot abgelehnt hatte, ging die Runde auseinander. »Ein Assistent des Geschäftsführers kam noch mit zu meinem Wagen und fragte mich, ob ich das Angebot wirklich verstanden hätte. Er fragte mich, was für ein Mensch ich sei, dass ich 10 000 Mark für eine kurze Lehrstunde ablehnte. Er verstand nicht, dass sich das Angebot gegen die Homöopathie richtete und nur der Werbung für die Pharmaindustrie diente.«

George Vithoulkas ist sicher kein armer Mann. Aber sein Geld verdient er mit der Homöopathie und nicht durch undurchsichtige Seminartätigkeiten für die Pharmaindustrie. Zählt man seine Einnahmequellen aus seinen Büchern, seiner Lehrtätigkeit, seiner Praxis und seiner Schule zusammen, so kann man davon ausgehen, dass genug dabei übrig bleibt, um nicht auf die Zuwendungen seiner Gegner angewiesen zu sein.

Etliche Mäzene unterstützen Georges Bemühen um die Verbreitung der Homöopathie. Internationale Kontakte sorgen dafür, dass es ständig Einladungen zu Seminaren gibt und dass seine Kurse in der Akademie auf Alonissos voll sind. Einen besonders intensiven Kontakt pflegt er in den letzten Jahren zu den Staaten der ehemaligen Sowjetunion. Aus Russland kommt ein ganzer Kurs, der auf Eigeninitiative einer Teilnehmerin zu Stande gekommen ist. Auch nach Georgien bestehen beste Kontakte. Tina Topuria aus Tiflis war Georges erste Schülerin aus der Sowjetunion. Sie lernte ihn bei seinen Seminaren in Celle kennen und erzählt immer noch voller Begeisterung von ihren Erfahrungen, die sie 1990 in Celle gemacht hat. Besonders beeindruckt war sie von einem Fall, der von einer Teilnehmerin vorgestellt wurde. Es handelte sich um ihre Mutter, die kurz vor der Amputation beider Füße aufgrund eines fortgeschrittenen Gangräns stand. Das Auditorium war von dem Fall nicht sonderlich begeistert, da ihn niemand für heilbar hielt. Aber George fuhr ins Krankenhaus und verschrieb ihr ein Mittel. Bereits am nächsten Tag konnte eine Verbesserung der Durchblutung festgestellt werden. Die Ärzte verschoben aufgrund der sich ändernden Werte zunächst die Operation und verzichteten später ganz darauf. Nach einer Woche, am Ende des Seminars, konnte die Frau aus der Klinik entlassen werden und auf ihren eigenen Beinen, wenn auch mit Hilfe, das Krankenhaus verlassen. In Celle wurde George mit stehenden Ovationen entlassen. Tina gehört seitdem zu den Studenten, denen er aus finanziellen Gründen die Teilnahmegebühr an seinen Kursen erlassen hat. Sie gründete 1991 das erste homöopathische Zentrum in Tiflis, das 1993 zu einem Zentrum für Alternative Medizin mit staatlicher Anerkennung erweitert wurde. Mit Georges Hilfe initiierte Tina Topuria außerdem Kurse für Homöopathen in Georgien und ein Hilfsprojekt für rachitiskranke Kinder in abgelegenen Bergregionen. Besonders in Ländern, deren Bewohner sich die konventionelle Medizin kaum leisten können, ist die Bereitschaft zur Kooperation mit der Homöopathie relativ groß.

In Russland stehen die Zeichen anders. Zwar feiert auch dort die Homöopathie eine beachtliche Renaissance, aber weit verbreitet ist die Komplexmittelhomöopathie, die George so vehement bekämpft. Julia Sternschiss aus Moskau, deren Mutter den Kurs in Russland organisierte, glaubt nicht, dass der Homöopathie in absehbarer Zeit in ihrer Heimat der Durchbruch gelingen wird. »Wenn die Patienten zu einem normalen Arzt gehen, sind sie bereit, lange auf eine Besserung zu warten. Kommen sie aber zu einem Homöopathen, dann erwarten sie ein Wunder, nachdem sie bereits alles andere probiert haben und meist schwer krank sind. Alle Schmerzen müssen sofort verschwinden. Außerdem ist die Homöopathie so schwierig. Nur wenige werden die Mühe auf sich nehmen, immer weiter zu studieren. Sie nehmen lieber Komplexmittel, die aus Deutschland geliefert werden.«

Auch der Kostenfaktor, so vermutet Julia Sternschiss, wird in Russland keine Rolle spielen, da die homöopathische Behandlung aus der eigenen Tasche bezahlt werden muss, während die Krankenkassen die konventionelle Behandlung bezahlen. Homöopathie sei in Russland nur etwas für Reiche.

Die Neunzigerjahre, so kann man rückblickend sagen, brachten für George Vithoulkas den endgültigen Durchbruch auf internationaler Ebene. Die Verleihung des Alternativen Nobelpreises, die Professuren in Spanien und in Kiew, das Interesse der Medien und die zunehmende Akzeptanz der Homöopathie in weiten Teilen der europäischen Bevölkerung, verbunden mit einer wachsenden Skepsis gegenüber der Schulmedizin – all das führte zu einer stetig steigenden Popularität des Autors und Heilers. Dass er bei all dem Trubel um seine Person nicht die Bodenhaftung verloren hat, spricht für seine Integrität. Wer ihn erlebt, merkt schnell, dass er wenig Affinität zum immer schnelleren Leben einer sich im Globalisierungsprozess befindlichen Welt hat.

George Vithoulkas ist im Grunde seiner Seele ein einfacher Mann, der gern fischt und sich um seine Tiere und seinen Garten kümmert. Fünf Mal am Tag geht er für eine von ihm so genannte »Inspektion« über sein etwa zwei Hektar großes Grundstück. Anstatt mit New York oder London zu telefonieren, füttert er die Schafe, Hühner, Ziegen, Wildkaninchen und Wildschweine. Alle Anspannung fällt von ihm ab. Er wird anders, authentischer, verhafteter. Er gräbt Kartoffeln aus und zeigt Atul Jaeggi, seinem indischen Assistenten, wie man eine Hacke am kraftschonendsten einsetzt. »Das ist der beste Teil meiner Arbeit«, pflegt er zu sagen, wenn er auf seinem Land erntet, jätet oder düngt. Fast ist man versucht, ihm zu wünschen, er möge seine Mission vergessen, seine Arbeit liegen lassen und stattdessen lieber fischen und Schafe hüten. Aber noch ist George nicht am Ende seines Weges angelangt. Wie dieser sein wird, ist unklar. Er betrachtet seine Mission noch nicht als erfüllt. Einige sagen, er solle sich auf die Materia medica konzentrieren. Andere sehen seine Rolle eher an der vordersten Front im Kampf um die Sonnenplätze der Medien. Einer, der ihn wie kaum ein anderer kennt, der amerikanische Arzt Roger Morrison, glaubt, George solle nun dafür sorgen, dass der Übergang zu einer weiteren Entwicklung der Homöopathie ermöglicht wird. »Er muss uns eine Vision für die Zukunft geben und selbst ein Symbol dafür werden – als eine Person mit großer Hingabe und Wissen, als ein Mann mit einer über jeden Zweifel erhabenen Integrität.«

14

Der Metaphysiker: Zeit für die ganze Wahrheit

Es gibt sehr verschiedene Ebenen, auf denen man sich religiösen Aspekten nähern kann. George hat wahrscheinlich viele ausprobiert. Er stammt aus einer griechisch-orthodoxen Familie. Aber da fast sämtliche Verwandten Kommunisten waren, blieben die Kontakte zur Kirche auf die großen Feiertage wie Ostern und Weihnachten beschränkt. Erst während eines Sommerurlaubs mit seiner Tante, im Alter von 13 oder 14 Jahren, fand er Kontakt zu einem jungen Mann, der mit ihm das Gespräch über Gott und Christus suchte. Gemeinsam mit ihm betete er an entlegenen Stellen an der Küste. »Durch ihn hatte ich das erste Gefühl von Gott, den ersten wirklichen Kontakt.« Als er nach den Sommerferien wieder zu seinen Freunden in Athen stieß, spürten sie, dass eine Veränderung mit George vorgegangen war. »Ich wusste nicht, was sie meinten, aber sie konnten es sehen. Es war merkwürdig.«

Seine erste religiöse Phase hielt indes nicht sehr lange an. Anderthalb Jahre waren es nach seinen eigenen Erinnerungen. Dann ging er ins Polytechnikum, und andere Dinge wurden für den jungen Mann wichtiger. Was blieb, war die Erinnerung an das erste Mal, an eine Qualität, die er nicht in den Gottesdiensten finden konnte. Er hatte eine Erfahrung gemacht, die vielleicht nur wenigen Menschen vorbehalten ist: der direkte persönliche Kontakt zu Gott, zu einem höheren Selbst oder welchen Namen man auch immer wählen mag. Alles andere musste dagegen verblassen.

Die Jahre vergingen, George wuchs heran, arbeitete, wurde schließlich zur Armee einberufen. Er litt unter seinem Leben, unter der Welt, die für ihn nur Leid und Mühsal bedeutete. Er hatte den Krieg erlebt, das Sterben und Töten. Er hatte seine Eltern verloren und mit ihnen die Sicherheit in einer feindlichen Welt. Seit dem elften Lebensjahr musste er hart arbeiten, um zu seinem Lebensunterhalt beizutragen. Es war zu viel. Mehr als einmal dachte er an Selbstmord.

Die Biografie von Yogananda, die er wie zufällig in einem Buchladen fand, öffnete ihm einen neuen Weg. Plötzlich war die Erinnerung an seinen frühen Kontakt zu Gott wieder lebendig. Plötzlich schien wieder etwas möglich zu sein, was seinem Leben Ziel und Richtung geben konnte. »Die Möglichkeit, in direkten erlebbaren Kontakt zu Gott zu treten, versetzte mich in Aufregung. Ich wusste, was ich tun musste. Mein Weg wurde klar. Ich wollte nach Indien, um dort mit wirklich religiösen Menschen zu leben.« Aber es war auch eine Flucht vor der harten Wirklichkeit, die für George kaum noch zu ertragen war. Das meiste schien ihm oberflächlich und sinnlos zu sein. Doch der Traum von Indien war viel mehr als die Schwärmerei eines jungen Mannes, der seinem Alltag nicht gewachsen ist. George wusste, dass das, was er in der Biografie über die Kontaktaufnahme zu Gott gelesen hatte, Wirklichkeit war – eine Wirklichkeit, die er bereits erlebt hatte. »Mich interessierten immer nur die wirklichen Dinge. Über etwas zu lesen, langweilte mich. Ich suchte nach direkter Erfahrung.« Diese

Suche führte ihn nicht nur nach Indien, sondern auch in die inneren Kontinente der spirituellen Erfahrungen, der Weisheit und Demut. George kam in Kontakt zu esoterischen Religionen, zu esoterischen Gruppen des Judentums, des Islam und schließlich des Christentums.

Nach vielen Erfahrungen mit allen Schattierungen tiefer Spiritualität und einer langen Suche nach den wirklichen Wahrheiten, die sich erst hinter der Verzweiflung der Menschen auftun, ist George wieder dort angelangt, wo er aufgebrochen war: in Griechenland und beim Christentum, dessen Lehren ihm als die vollständigsten und logischsten erscheinen. Hier findet er die Regeln und Anweisungen, die einen wirklichen Kontakt zu Gott für ihn ermöglichen. »Alle anderen Lehren beinhalteten Teile der Wahrheit. Die Lehre Christi empfinde ich als vollkommen.«

Auf der Suche danach hatte er meditiert, Enthaltsamkeit geübt, Geist und Körper geschult. Keine Herausforderung und kein Opfer waren zu groß. Seine Bemühungen waren ehrlich und ernsthaft. Niemand hatte ihm den Weg gewiesen, keiner ihm erklärt, was zu tun sei, was richtig oder falsch ist. Er fand seinen Weg allein – mit allen damit verbundenen Risiken.

Selbst die überwältigenden spirituellen Erfahrungen, die er im Himalaja machte, als er seinen Körper verließ und wieder zurückkehrte, waren ihm nicht genug. Einmal auf dem Weg, sehnte er sich nach immer engerem Kontakt. Nicht umsonst lautete sein Entschluss zeitweilig, in den Bergen zu bleiben, um dort ein reines Leben führen zu können. Aber etwas trieb ihn weiter. Und es trieb ihn, bis er zu der klaren Entscheidung kam, sein Leben der Homöopathie zu widmen: »Diese Entscheidung beraubte mich vieler Möglichkeiten zur weiteren spirituellen Entwicklung. Aber ich habe sie ganz bewusst getroffen. Das war meine

Mission, das hatte ich zu tun. So als wäre es mein Karma, wie eine alte Rechnung, die noch offen ist. Ich wusste auch, dass mit dieser Entscheidung nicht wenig Leid verbunden sein würde, aber auch, dass ich nur so zu wirklichem Glück gelangen würde. Ich hätte vielfach anders entscheiden können. Die Möglichkeiten waren da.«

Die Götter machten es ihm nicht leicht. Immer wieder gab es Versuchungen auf seinem Weg, Aussichten auf ein sorgenfreies Leben voller Luxus. Aber George ging seinen eigenen Weg, den auch seine engsten Freunde manchmal nur kopfschüttelnd zur Kenntnis nahmen. Während andere ihren einfachen Vergnügungen nachgingen, erstickte George in Arbeit. Während die meisten den Weg des geringsten Widerstands wählten, blieb George unbeirrt bei seinen Überzeugungen und vertrat sie auch noch dann, wenn seine gesamte Existenz dadurch in Gefahr geriet. Er war und ist sich völlig sicher, dass das höchste Gut der Menschen ihre Gesundheit ist – Gesundheit, so wie er sie definiert: als Freiheit von körperlichen, geistigen und seelischen Leiden. Als junger Mann hatte er sich einmal die Frage gestellt, was er den Menschen geben könnte, um sie glücklich zu machen, wenn er die Macht dazu besäße. Geld? Das schien ihm unsinnig, und seine Erfahrung sprach gegen einen unbedingten Zusammenhang zwischen materiellem Reichtum und Glück. Erfolg? Auch die Erfolgreichen hatten kein Abonnement auf das Glück. Dann fiel ihm wie ein Blitz aus heiterem Himmel die Gesundheit ein. Etwas, das man nicht kaufen konnte, das weder vom Erfolg noch vom Geld beeinflussbar war. Dieser Gedanke hat sein Leben geprägt und seinen vorbestimmten Weg geebnet.

Obwohl George selten eine Kirche von innen gesehen hat und ihn religiöse Formalismen langweilen, kann man ihn mit Fug und Recht als eine sehr religiöse Person bezeichnen. Nachdem er wieder nach Griechenland zurückgekehrt war, besuchte er häufig eine bestimmte Kirche in Athen und verbrachte dort Zeiten der Andacht und des Gebets. Aber es musste diese eine Kirche sein, in keiner anderen fand er die Atmosphäre vor, die er brauchte, um in stillen Kontakt mit Gott zu treten. »Ich musste manchmal eine Stunde lang fahren, um die Kirche zu erreichen, aber eine andere kam nicht in Frage. Hier herrschte eine ruhige religiöse Stimmung, und keine lärmenden Menschen störten mich. Die, die dort beteten, meinten es ernst mit ihrem Bemühen.« Niemand wusste von Georges regelmäßigen Kirchenbesuchen, so wie auch bis heute niemand wirklich seine religiösen Überzeugungen kennt. Dauernd wird ihm die Nähe zu der einen oder anderen Glaubensrichtung unterstellt. Nur mit wenigen spricht er darüber, wie es wirklich ist. »Es scheint ein wichtiges Anliegen der Leute zu sein, mich einer bestimmten Gruppe oder Glaubensrichtung zuzuordnen. Aber das kommt für mich nicht in Frage. Die ernsthaft Suchenden aller Religionen kommen früher oder später zu den gleichen Gotteserfahrungen, zu einem tatsächlichen Dialog mit dem höheren Wesen, zu dem wir beten.«

Der Himmel ist kein Selbstbedienungsladen. Hilfe kommt erst dann, wenn der Mensch an seine Grenzen gegangen ist. Diese Erfahrung musste auch George Vithoulkas machen. Hilfe wurde ihm zuteil, wenn er darum bat, aber erst dann, wenn er selber keine Kraft mehr hatte und der Kampf aussichtslos erschien. In seinen eigenen Worten lässt sich am besten wiedergeben, was Religion für ihn bedeutet: »Bis zu meinem Tode werde ich diesen Kontakt zu Gott brauchen. Es ist eine überwältigende Erfahrung, die man nicht jeden Tag haben kann. Aber wenn du sie einmal gemacht hast, willst du es immer wieder erleben. Für mich bedeutet Religion, den inneren Weg zu Gott zu nehmen. Hat man einmal akzeptiert, dass Gott existiert, stellt sich ein Bewusstsein ein, das es einem fast unmöglich macht, etwas Falsches zu tun. Das bedeutet, ein Urteil zu fällen. Wenn ich etwas Falsches tue, habe ich sofort einen inneren Tumult, und ich muss meine Handlung korrigieren.«

George wurde im Laufe seines Lebens immer wieder angegriffen, war Ziel heftiger persönlicher Attacken und Opfer mancher Intrige. Er lernte, mit diesen Dingen umzugehen. Verzeihen wurde im Zuge seiner Entwicklung zu einer einfachen Übung. Nur wer einen seiner sensiblen Punkte erwischt und ihn tief verletzt, kann mit wenig Nachsicht rechnen. Nicht, dass er auf Rache sinnt. Es scheint, dass dieses Gefühl ihm fremd ist. Er streicht die Menschen, die ihm übel zugesetzt haben, für eine Zeit aus seinem Leben – weniger als Strafe denn aus verständlichem Selbstschutz. Danach scheint alles wie vergessen. Ghegas und Patherakis erhielten Einladungen an die Akademie, die sie nie beantworteten.

Einen Sergeant aus der Armee, der ihn während seiner Militärzeit häufig malträtierte, ihm unsinnige Befehle erteilte und ihn sogar ins Gefängnis brachte, traf George Jahre später, in seiner Funktion als Bauingenieur, wieder. Der Mann hatte sich als Subunternehmer für ein Bauvorhaben beworben, das George leitete. Die Versuchung war wohl da, aber George gab ihm nicht den Zuschlag, mit dem er ihn hätte ruinieren können. Er zog es vor, weiter unbelastet durchs Leben zu gehen und keine Schuld auf sich zu laden, die er irgendwann wieder hätte abtragen müssen. »Es ist, als säße ein Richter in mir, der keinen Widerspruch duldet und mir unmissverständlich sagt, was richtig und was falsch ist«, erklärt er seine Handlungen.

Es ist eine jahrtausendealte Wahrheit, gelebt und gelehrt in allen Kontinenten und zu allen Zeiten, dass der Weg der inneren Pflicht und des Rechts zu großer Freiheit führt. »Glücklich ist man dann, wenn man gesund ist und ohne Schulden«, sagt ein chinesisches Sprichwort. Es bildet ein Äquivalent zu Georges Definition von Gesundheit: Glück bedeutet Gesundheit; Gesundheit bedeutet Freiheit im Inneren und Äußeren.

Folgt man diesen Gedankengängen, kommt man fast automatisch zu der Frage, in welcher Weise Religion, spirituelle Entwicklung und Homöopathie miteinander verwoben sind. George ist der festen Überzeugung, dass ein durch die Homöopathie völlig gesundeter Mensch kaum mehr zu aggressiven Handlungen fähig ist. Die spirituelle Entwicklung macht ihn empfänglicher für die heilende Wirkung homöopathischer Mittel; andererseits bewirken diese durch die Beseitigung von Störungen der Lebensenergie eine Öffnung für spirituelle Entwicklung. Das eine setzt das andere in Gang. Aber nichts geschieht ohne das Zutun des Einzelnen, denn auch der beste Samen verdorrt, wenn er auf Fels liegt und weder Erde noch Wasser findet. George träumt von einer Gesellschaft gesunder und freier Menschen ohne Krieg und Hass, die sich in Liebe und Verständnis begegnen, und er ist felsenfest überzeugt, dass die Homöopathie dazu einen wesentlichen Beitrag leisten kann.

Sein intensives Arbeitsleben lässt ihm keine Zeit für Meditation und Versenkung. Die erforderliche Ruhe kann sich in der alltäglichen Anspannung nicht einstellen. Nur ganz selten, so erzählt er, kommt für einige Sekunden ein Kontakt zu Stande. »Man braucht eine Menge Energie dafür, Energie, die mir fast nie zur Verfügung steht. Ich stecke alle meine Kraft in die Arbeit. Das tut mir nicht gut.«

Er nimmt sich keine Zeit für sich, er hat keinen Frieden und nur wenige Minuten am Tag zur Entspannung. Sein fortschreitendes Alter und seine immerwährende Erschöpfung lassen ihn nicht ruhen. Er weiß, dass er nicht mehr viele Jahre der Kraft hat, um sein Werk zu vollenden. Dabei treibt er sich von Tag zu Tag weiter und kann doch nicht alles erledigen, was zu tun wäre. »Vielleicht«, so sinniert er, »würde ich viel effizienter arbeiten, wenn ich mir mehr Zeit für mich selbst nehmen würde, weniger hetzen und meiner Spiritualität mehr Raum gäbe.« Die Weisheit der Weisen endet bei ihnen selbst nicht selten da, wo sie bei anderen beginnt.

Aber George muss weiter und weiter. Er schreibt Artikel, gibt Interviews, arbeitet an der Materia medica und versucht, die homöopathische Bewegung zu steuern. Dabei mangelt es ihm nicht an Ideen für neue Projekte. Aber alles hat seine Zeit, und manchmal ist die Zeit für eine Idee nicht reif. Sie dann doch mit Gewalt zu verwirklichen, hält er für falsch. Erst wenn ein in die Welt gesetztes Zeichen eine Resonanz finde, könnten die Zahnräder ineinander greifen. Davon ist er überzeugt. Widerstand bedeutet im Umkehrschluss, dass man versucht, etwas zu ändern, das noch nicht zu ändern ist. Als Beispiel nennt er gern seine Erfahrungen in Indien, wo ein »Zufall« den nächsten jagte und Wege öffnete, die sonst verschlossen geblieben wären. »Wenn man auf dem richtigen Weg ist, öffnen sich die Türen von allein. Wenn nicht, kann man tun, was man will. Der Erfolg wird sich nicht einstellen.«

Viele seiner Studenten suchen in der Homöopathie auch einen spirituellen Weg. Immer wieder und immer häufiger kommen Verbindungen zwischen der Homöopathie und esoterischen Gruppen und Praktiken zu Stande. Vieles davon ist blanker Unsinn. George wehrt sich mit aller Kraft dagegen, mit solchen Tendenzen in Verbindung gebracht zu werden. Er hält sie für schädlich für die Homöopathie. Andererseits hat er bereits in seinem ersten Buch Anfang der Siebzigerjahre enge Verbindungen zur Esoterik hergestellt. Sein Bild vom ätherischen Körper, die Lehre von der gestörten Lebensenergie, ja selbst die bislang nicht erklärbare Wirkungsweise der hochverdünnten Substanzen – all das sind Gegenstände esoterischer Diskussionen. Die Grenze zu ziehen, scheint das Problem. Ein homöopathisch behandelter Patient wird nicht automatisch spiritueller oder religiöser. Aber ein gesunder Mensch tendiert dazu, glücklicher zu sein. Glückliche Menschen sind offener und eher im Einklang mit der natürlichen Energie der Welt. Mentale Probleme und krankhafte Ängste können den Kontakt zur Welt unterbrechen. Das Individuum wird isoliert von seiner realen Umgebung, von den harmonischen Gesetzen der Natur und schließlich von sich selbst. Der emotionale, geistige oder physische Tod ist die Folge.

Körperliche Gebrechen, so lehrt George Vithoulkas, stehen einer spirituellen Entwicklung nicht im Weg. Krankheiten auf der emotionalen und geistigen Ebene hingegen lassen eine solche nicht zu. Gefährlich wird es dann, wenn solche Menschen in Führungspositionen gelangen. Die Geschichte ist voll von emotional und geistig verkrüppelten Führern, die ganze Völker ins Verderben führten, versklavten und immer am Ende sich selbst vernichteten.

Die Zunahme psychischer Leiden in der westlichen Welt ist erschreckend, wobei auch hier eine Relativierung zu erkennen ist. Da die gesamte Gesellschaft von psychischer Degeneration betroffen ist, sind die Kranken von gestern die Gesunden von heute. Die Grenzen dessen, was als »krank« definiert wird, sind in dauernder Bewegung. George prangert diese Entwicklung seit Jahrzehnten an und weist auf deren Ursachen und Gefahren hin. Spiritualität ist für George untrennbar mit einem klaren Verstand gekoppelt. Deshalb lässt er weder eine von Drogen unterstützte Gottessuche noch eine naturromantische Sicht der Dinge gelten. Jemand, der geistig verwirrt ist und dem deshalb ein enger Kontakt zu einer »anderen Welt« unterstellt wird, ist für George nichts anderes als ein Sklave seiner eigenen Träume, denen er sich nicht entziehen kann. So wenig wie er den Ritualen hinduistischer Tempel aufgesessen ist, so wenig lässt er sich von einer nur oberflächlich verstandenen Esoterikwelle mitreißen oder vereinnahmen.

Wo aber sind die genauen Verbindungen zwischen der Homöopathie und der esoterischen Philosophie? Wo ist die Grenze, die gezogen wurde, um der Homöopathie die Anerkennung im wissenschaftlichen Raum zu sichern? Wo verläuft diese Grenze bei George Vithoulkas, der immense Anstrengungen unternimmt, die Universitäten und andere Horte akzeptierter Erkenntnis von der Wissenschaftlichkeit der Homöopathie zu überzeugen, und gleichzeitig in seinem Buch *Die neue Dimension der Medizin* umfangreiche metaphysische Betrachtungen über den Astralkörper und die Energie des Kosmos anstellt?

In der Vergangenheit hat sich George in seiner Lehrtätigkeit fast immer auf die Vermittlung von Wissen beschränkt. Seine Studenten wollten Fakten, Techniken, Materia medica. »Sie haben bekommen, wonach sie gefragt haben«, beschreibt er sein Vorgehen in großer Gelassenheit. »Hätten sie andere Fragen gestellt, hätten sie andere Antworten bekommen. Es gab natürlich immer wieder Studenten, die mehr wissen wollten, die sich nicht zufrieden gaben mit ein paar nackten Fakten. Aber die Mehrheit wollte nicht tiefer gehen. Die Zeit war nicht reif.«

Dabei hätte jedem, der Georges Heiltätigkeit beobachtet, auffallen können, dass seine unglaublichen Erfolge nicht allein auf seinem zweifellos ungeheuren Wissen beruhen. Er sieht in die Menschen hinein, versteht ihre energetischen Verbindungen und ihre inneren wie äußeren Verquickungen. Er erkennt Dinge, die vielleicht in naher Zukunft von der Quantenphysik erhellt werden können oder die andere Forscher wie Rupert Sheldrake über das Phänomen der morphologischen Felder zu erklären versuchen.

George ist Pragmatiker. Für ihn stimmt das, was wirkt. Und damit befindet er sich in fast wörtlicher Übereinstimmung mit Samuel Hahnemann, der klar formulierte, dass das, was den Patienten heilt, eine wirksame Medizin ist – auch wenn es theoretisch nicht sein kann. George ist aufgrund seiner spirituellen Erkenntnis in der Lage, die Entsprechungen der Menschen zu sehen. Er überträgt sie in das System der Homöopathie und findet mit traumwandlerischer Sicherheit das richtige Mittel. Er versucht seinen Studenten zu vermitteln, dass ein guter Homöopath einen klaren Verstand, großes Wissen und vor allem eine Reinheit des Herzens haben muss. Nur dann, so predigt er, sei man in der Lage, die Entsprechungen seiner Patienten zu verstehen, die Fakten zu deuten und das richtige Mittel zu finden.

Genau hier liegt ein großes Manko, das der Entwicklung der Homöopathie im Wege stehen könnte. George hat so gut er es konnte sein Wissen weitergegeben. Er ist der große Lehrer, der Meister, der auch die Fälle heilen kann, an denen alle anderen verzweifeln. Damit beweist er einerseits die Wirksamkeit der Homöopathie, andererseits betoniert er damit lang bestehende Vorurteile. Dr. Zvi Bendvich etwa, einer der weltweit anerkanntesten Mediziner auf dem Gebiet der Aids-Forschung und ein guter Freund des Vithoulkas-Schülers Menachem Oberbaum, sagt: »Ich glaube nicht wirklich an die Homöopathie, aber ich glaube an George Vithoulkas.« Ihm traut man den nicht zu erklärenden Erfolg zu, doch schon seine engsten Schüler werden mit Skepsis beäugt.

George ist nie als spiritueller Lehrer aufgetreten. Im Gegenteil, er klammerte das Thema aus. Teils aus Angst um die Anerkennung der Homöopathie, teils um nicht zur Zielscheibe öffentlicher, besonders kirchlicher Kritik und Polemik zu werden.

Kann man Spiritualität lehren und ist dies die Aufgabe der Homöopathie? Letzteres ist sicher zu verneinen, denn die Grenze muss im Interesse der Disziplin und Transparenz erhalten bleiben. Aber darf man, wenn man Ganzheitlichkeit eben auch als spirituelle Ganzheit begreift, den Aspekt völlig ausklammern? George hat einmal gesagt, wenn in wenigen Jahren die Homöopathie gefestigt sei, dann würde er keine Rücksicht mehr nehmen müssen und könne ungehindert auch die metaphysischen Zusammenhänge lehren. Einige sind der Meinung, er solle es ohnehin tun, bevor ihn die Naturwissenschaften auf diesem Gebiet überholen.

Vithoulkas fühlt sich wohler, wenn er aus vollem Herzen unterrichten kann, wenn Wissenschaft und Spiritualität zusammenfließen können. Aufgrund zurückliegender starker Kritik und den Anforderungen von, wie er sie nennt »materialistisch eingestellten Leuten« behält er seine persönlichen spirituellen Erfahrungen für sich und beantwortet Fragen, die sich mit der Indikation von Mitteln und der Analyse von Fällen beschäftigen. »Manchmal verlasse ich diese materialistische Ebene und zeige eine andere Herangehensweise auf. Aber dadurch öffne ich mich für alle und mache mich angreifbar. Dieser Prozess ist sehr gefährlich, wie in einer Liebesbeziehung, wenn man den falschen Partner gewählt hat.«

Dabei basiert Georges Konzept auf uraltem Wissen. Hahnemann hat es beschrieben, die alten griechischen Lehrer legten es nieder. Es ist Bestandteil aller großen Religionen und war auch Bestandteil der Medizin, als sie noch eine Kunst war und noch keine Wissenschaft sein musste.

Wer die geistige Ebene beim Heilen vernachlässigt, richtet im Menschen ein Chaos an. Das sagte George Vithoulkas bereits vor 30 Jahren. Das Geistige aber wird in der Wissenschaft negiert. In seinem letzten Buch, *Die neue Dimension der Medizin,* geht George noch einen Schritt weiter. Er erklärt die physische Ebene für belanglos und beschreibt das menschliche Sein als eine Interaktion verschiedener Energiefelder. Das ist Georges wahre Überzeugung, und sie war es immer. Diese feinstofflichen Energiefelder mögen auch die Erklärung dafür sein, weshalb die hochverdünnten homöopathischen Potenzen solch überraschende Wirkungen zeigen können. Sie bewegen sich in einem Schwingungsbereich, der jenseits des stofflich Fassbaren liegt. Im Vergleich dazu erscheint ein Antibiotikum wie ein steinzeitliches Werkzeug. Über die Folgen seiner Lehren ist er sich völlig im Klaren: »Ich weiß, dass es mich den Kopf kosten kann. Bestenfalls werde ich ignoriert. Aber das spielt keine Rolle, denn es ist die Wahrheit.«

Vithoulkas ist seiner Zeit mal wieder voraus. Er kombiniert – ohne sie vielleicht wirklich zu verstehen und sicher ohne sie zu einem früheren Zeitpunkt gekannt zu haben – Erkenntnisse der Quantenphysik mit den Gesetzen der Homöopathie und nennt das Ganze zu Recht eine neue Dimension der Medizin. »Der Körper ist nicht wirklich eine feste Materie. Er besteht aus manifestierter Energie, die diesen oder jenen Ausdruck nehmen kann, sich ändert

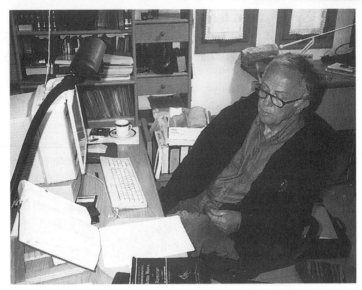

An seinem Schreibtisch in Alonissos 2001

und die auf der gleichen energetischen Ebene beeinflusst werden kann.«

George ist von der Idee der Energiefelder felsenfest überzeugt, obwohl ihm auch von seinen Studenten sehr viel Skepsis entgegenschlug. Aber wie er ist, wird er sich keinen Millimeter bewegen, solange er von der Richtigkeit seiner Annahme überzeugt ist. Er sieht sich im völligen Einklang mit Hahnemann, nimmt aber für sich in Anspruch, die Gedanken und Lehren verständlicher und wissenschaftlicher gemacht zu haben. George fühlt, dass er von einer Kraft getragen wird, die es ihm ermöglicht, auch die härtesten Auseinandersetzungen durchzustehen. Er macht seine Beobachtungen, sammelt die Fakten und zieht seine Schlüsse. Dabei ist es zweifellos vorteilhaft, dass niemand seinen Ruf zerstören kann, denn er steht außerhalb des wissenschaftlichen Establishments. Er denkt, was er will, er tut, was er will, und er schreibt, was er will.

Das esoterische Kapitel ist für George Vithoulkas noch lange nicht abgeschlossen. Er glaubt, dass die Menschen mehr sind als das, was wir mit unseren fünf Sinnen wahrnehmen können. Das Bewusstsein beinhaltet für ihn viel mehr Möglichkeiten, als unsere momentanen Erfahrungen vermuten lassen. Und er sieht die Menschheit auf einem klippenreichen Weg dorthin. »Die Menschen werden sich langsam diesem Bewusstsein öffnen und sich im Vergleich zu heute völlig ändern. In diesem Moment fühle ich, dass die Welt im Dunkel liegt. Es herrscht völlige Verwirrung. Niemand kennt den Weg aus dem Dunkel. Nur ein winziges Licht gibt ein wenig Hoffnung. Aber es werden Menschen kommen, die den Weg aus dieser Dunkelheit weisen, die wissen, was zu tun ist. Die Homöopathie kann diesen evolutionären Prozess unterstützen, denn oft reicht es, den Kopf ein wenig zu heben, um das Licht zu sehen. Ansonsten kann man sein Leben lang im Dunkel bleiben, ohne jemals zu wissen, dass es überhaupt ein Licht gibt.«

15

Der Traum: Wie es sein könnte

George Vithoulkas sagt, Samuel Hahnemann sei eine der wichtigsten Persönlichkeiten in der Geschichte der Menschheit. Und nur so wenige kennen ihn! Selbst in Deutschland, wo er geboren wurde und gearbeitet hat, ist Hahnemann weitgehend unbekannt. George sucht und findet schnell Superlative, wenn es um den Begründer der Homöopathie geht. »Man kann es natürlich nicht vergleichen, aber wie viele Menschen hat Jesus Christus geheilt? Vielleicht 15? Hahnemann hat Millionen Menschen von Leid und Krankheit befreit. Aber sein Name bleibt begraben.« Den großen Dichtern und Musikern habe man Denkmäler gebaut, Straßen nach ihnen benannt; jeder kenne Alexander Fleming, den Entdecker des Penicillin, aber niemand Hahnemann, fährt George resigniert fort. Für ihn leben wir in Dunkelheit, können nicht zwischen dem Wichtigen und Unwichtigen unterscheiden. »Hahnemann hätte zumindest unseren Respekt verdient, aber in den Universitäten spricht niemand von ihm.«

Sein halbes Leben kämpfte George Vithoulkas für die Verbreitung und Anerkennung der Homöopathie und damit für die posthume Ehrung der Leistungen Samuel Hahnemanns. Er hat dabei mehr erreicht als sonst jemand in den vergangenen 50 Jahren. Nach umfangreicher Recherche drängt sich die Gewissheit auf, dass die Homöopathie ohne Vithoulkas immer noch im Dornröschenschlaf läge. Auch seine ärgsten Gegner stellen das nicht ernsthaft in Frage. Weltweit gibt es Forschungs- und Lehranstalten der Homöopathie, die Universitäten öffnen sich, große Hospitäler eröffnen homöopathische Abteilungen, die Zahl der Ärzte, die nicht länger Symptome unterdrücken, sondern wirklich heilen wollen, wächst stetig – und mit ihnen die Zahl der Menschen, die in die Kraft der kleinen weißen Kügelchen vertrauen und sich homöopathisch behandeln lassen. Wie kann es nun weitergehen und was kann die Homöopathie noch erreichen?

Um diese Frage im Zusammenhang mit der Person George Vithoulkas zu beantworten, muss ein erneuter Blick auf einen wesentlichen Charakterzug des unbeirrbaren Griechen geworfen werden. Die Abhängigkeit von Personen und Institutionen, ja gar von Umständen ist ihm ein Gräuel und paralysiert ihn.

Auf Alonissos hat er sich ein Refugium geschaffen, in dem er auch im Falle einer Katastrophe relativ unabhängig weiterleben könnte. Das Haus verfügt über eine eigene Stromversorgung, das Grundstück hat mehrere Quellen, und Nahrungsmittel kann Vithoulkas selbst produzieren. Nicht einmal, wenn man ihn zum Leiter einer medizinischen Hochschule machte, würde er dafür seine Unabhängigkeit eintauschen. Über seine eigene Person hinaus dehnt George dieses Prinzip ebenso auf die Homöopathie aus und würde deshalb niemals Konzessionen eingehen, die seine unabhängige Position gefährden würden. Alle Entwicklungen, alle Angebote, alle Projekte müssen, solange sie mit George in Verbindung stehen, unter diesem Aspekt betrachtet werden.

Ausgangspunkt und Basis von Georges Aktivitäten war in den Siebzigerjahren das Homöopathische Zentrum in Athen. Für Griechenland hat es nach wie vor eine überragende Bedeutung, und es wird auch in Zukunft eine wichtige Rolle spielen, denn hier ist neben der Griechischen Homöopathischen Vereinigung alle Kompetenz vereinigt. Fast jedes Wochenende nimmt George die mühsame und Zeit raubende Reise von Alonissos nach Athen in Kauf, um sich um die Belange des Zentrums zu kümmern. Im Jahr 2001 hat er dort nach 20 Jahren sein erstes offenes Seminar für Griechen gegeben. Seine Schwester Pigi arbeitet ebenfalls im Zentrum in Maroussi und ist in erster Linie für die Finanzen zuständig. 16 Ärzte und 4 Sekretärinnen sorgen im Schichtdienst für einen reibungslosen Ablauf der einzigartigen homöopathischen Ambulanz. Etwa 1500 Patienten müssen in Maroussi jeden Monat behandelt werden, etwa 200 000 insgesamt in den letzten 25 Jahren. Der jetzige Direktor Dr. Christos Ramenos arbeitet seit 18 Jahren im Zentrum, seit 10 Jahren in verantwortlicher Position. Er hält es für erforderlich, die Arbeit des Zentrums auszudehnen. Die Ausbildungskapazitäten seien zu gering und das Haus insgesamt zu klein. Zwar gibt es weitere Zentren in Saloniki und Volos, aber nur 15 Ärzte hatten im Jahr 2001 die Ausbildung zum Homöopathen aufgenommen, die in Griechenland von der Homöopathischen Vereinigung vorgenommen wird. Dort dauert der theoretische Teil drei Jahre und endet mit einer Prüfung. Anschließend müssen die Ärzte bei praktizierenden Homöopathen oder im Zentrum hospitieren, um ihre endgültige Zulassung zu erhalten. Dr. Ramenos hält 15 für eine angemessene Zahl, denn noch mehr könnten anschließend nicht praktisch ausgebildet werden. Dazu fehlen die Kapazitäten.

Wäre alles so gekommen wie geplant, stünde auf Alonissos bereits ein homöopathisches Hospital, das viele der Aufgaben des Zentrums hätte übernehmen können, besonders in den Bereichen der Aus- und Fortbildung der Ärzte. Das Hospital ist ein alter Traum von George Vithoulkas. Es sollte für Patienten aus aller Welt zur Verfügung stehen und gleichzeitig der homöopathischen Forschung dienen. Das einzige Überbleibsel dieses Traums ist ein kleines verstaubtes Modell auf dem Lehrerpodest in der Internationalen Akademie. Dabei waren die Voraussetzungen nicht einmal so schlecht.

Vithoulkas wollte das Hospital realisieren, um einen systematischen Fortschritt der Homöopathie zu gewährleisten. Er erhoffte sich dadurch eine Antwort auf die vielen noch offenen Fragen. Insbesondere die Ursachen der rapide um sich greifenden Allergien hätten dort weiter erforscht werden können. Für George sind die damit zusammenhängenden Fragestellungen von elementarer Bedeutung: »Der eine reagiert sehr sensibel auf etwas Staub, während es anderen überhaupt nichts ausmacht. Was geschieht in einer solchen Situation? Was hat es auf sich mit all den Allergien, mit denen wir uns konfrontiert sehen? Wo hat die Veränderung im evolutionären Prozess stattgefunden? Sogar Rosen können Menschen krank machen oder Gräser. Sehr natürliche, eigentlich unbedenkliche Substanzen machen die Menschen plötzlich krank. Was bedeutet das?«

Auch die chronischen Erkrankungen, bei denen die Schulmedizin am nachhaltigsten versagt, hätten zum zentralen Studienobjekt des Hospitals werden können. Unter kontrollierten Bedingungen wären auch vergleichende Studien mit Vertretern der Schulmedizin möglich gewesen, um so die Möglichkeiten und vielleicht die Grenzen der Homöopathie zu beschreiben. Aber auch darüber hinaus gehende

Fragen nach den Schnittstellen zwischen Pathologie und Normalität sollten Gegenstand klinischer Forschung werden. Können genetische Fehler korrigiert werden? Wie werden Charakter und Persönlichkeit von Krankheiten beeinflusst? Hat Kriminalität pathologische, genetische oder persönliche Ursachen?

Das Hospital sollte die theoretische Ausbildung der Ärzte abrunden, ihnen die Möglichkeit geben, gemeinsam mit Vithoulkas und anderen großen Homöopathen für einen längeren Zeitraum Krankheitsfälle zu analysieren und die Wahl des richtigen Mittels unter realen Bedingungen zu vertiefen. Vithoulkas war von der Idee des Hospitals so angetan, weil sich hier schnell und zweifelsfrei herausstellt, wo und warum man Erfolg hat und wo man versagt. In welchem Umfang ist bei schweren Krankheiten in fortgeschrittenen Stadien die Gabe allopathischer Medikamente vonnöten und wann kann man sie verantwortungsvoll einstellen? »All dies sind unbeantwortete Fragen, auf die wir in einem Hospital die Antworten finden könnten.«

Aber hier stieß George an die Grenzen seiner organisatorischen und finanziellen Ressourcen. Ein Mammutprojekt wie dieses ließ sich nicht mehr mit seinen Mitteln realisieren. Die Erfahrungen beim Bau der Akademie hatten ihn klüger und vorsichtiger gemacht.

Der eigentliche Initiator des Projekts war Professor Manfred Huber. Nach erfolgreicher Behandlung bei Vithoulkas schlug er vor, auf Alonissos ein Krankenhaus oder Gesundheitszentrum zu bauen. Nachdem er eine Professur in München angetreten hatte, organisierte er einen internationalen Wettbewerb mit drei Universitäten. George hatte von Anfang an zu verstehen gegeben, dass er das Projekt zwar unterstützen würde, aber mit der Organisation, der Finanzierung und dem Bau nichts zu tun haben wolle. Es gab sogar bereits einen Bauplatz, den George aber nicht kaufte, weil die Realisation des Hospitals noch nicht gesichert war. 12 Millionen Dollar waren für den Bau und die ersten sechs Monate Betrieb veranschlagt. Die hohe Summe konnte bislang nicht aufgebracht werden. Neben der Homöopathie sollten auch Therapien wie die Akupunktur, die Osteopathie und die Chiropraktik ihren Platz in dem neuen Haus finden. So faszinierend es ist – seit fünf Jahren ruht das Projekt. Der Wettbewerb ist gelaufen, und es gab einen Preisträger, dessen Entwurf sich relativ stark an den kulturellen und geografischen Gegebenheiten orientiert hatte. Es müsste schon noch ein Wunder geschehen, sollte das Hospital noch gebaut werden. Vor 10 Jahren hätte George das Projekt vielleicht noch angepackt. Heute fehlt ihm die Energie dazu. Er hat andere Prioritäten gesetzt. Sollte sich doch noch eine Möglichkeit ergeben, wäre er selbstverständlich sofort mit dabei. »Das Grundstück«, so erklärt er, »wird kein Problem darstellen. Es muss nicht nahe an der Stadt sein. Solch ein Projekt würde die Homöopathie weit voranbringen.« Es fehlen die Menschen mit dem gleichen Enthusiasmus, der gleichen Überzeugung, der gleichen Kraft und dem Mut, wie George ihn hat, um ein solches Großprojekt auf die Beine zu stellen. Derzeit sieht es nicht so aus, als würde der Traum noch erfüllbar sein.

Das Hospital war ein wichtiger, aber nicht der entscheidende Baustein in Georges Strategie zur Verbreitung der Homöopathie. Sein wichtigstes Ziel war und ist es, den Durchbruch an den Universitäten zu schaffen. Hier sieht er die Zukunft der homöopathischen Bewegung. Homöopathie sollte nach seinen Vorstellungen den Studenten nach dem Grundstudium als Spezialisierung angeboten werden. Unter Beibehaltung der von ihm geschaffenen hohen Standards könnte so eine Elite von homöopathischen Ärzten geschaffen werden, die nicht erst nach komplett durchlaufenem Studium und erfolgter Spezialisierung zur Homöopathie finden, sondern in ihrer besten Zeit die Ausbildung durchlaufen. Doch auch der Durchbruch an den Universitäten will nicht so recht gelingen. Zwar hat George mittlerweile als wahrscheinlich einziger Nicht-Mediziner eine Professur an einer medizinischen Fakultät inne, aber das wissenschaftliche Establishment rümpft immer noch die Nase, wenn es um die Homöopathie geht. Zu viel steht auf dem Spiel. Ganze Vermögen, pharmazeutische Produktionsstätten, Laborketten, riesige Verwaltungseinrichtungen, die ganze weiße Industrie und schließlich das eigene Weltbild und Selbstverständnis. Was wäre, wenn die Homöopathie doch Recht hätte? Diese mutige Frage hat Roger Morrison mitten in der Nacht in Panik aus dem Bett und zum Mülleimer getrieben, um einen Zeitschriftenartikel nochmals zu lesen. Die Frage sollte auch anderen schlaflose Nächte bereiten.

Professuren in Kiew und im Baskenland werden nicht hoch bewertet. Auch in Verbindung mit dem Alternativen Nobelpreis und anderen zahllosen Ehrungen können sie die Front der Ablehnung nicht durchbrechen. Es müsste schon Harvard sein oder die Sorbonne in Paris.

Für seine strategischen Ansätze wurde George sowohl von Medizinern, die nicht mit Nicht-Medizinern arbeiten wollen, als auch von den medizinischen Laien, die dadurch ihre Arbeit und Zukunft gefährdet sehen, heftig angegriffen. George, der am liebsten nur Mediziner ausbilden würde, aber selbst keiner ist, und der genügend sehr gute Schüler hat, die nie eine medizinische Fakultät von innen gesehen haben, sitzt zwischen allen Stühlen. In vielen Ländern ist es Nicht-Medizinern nicht einmal gestattet, einen Heilberuf auszuüben. Allein deshalb und aus Gründen der Akzeptanz scheint es sinnvoll, bei der Ausbildung von Homöopathen auf die Ärzte zu setzen. Andererseits haben eben diese Nicht-Mediziner, die Laien, die Heilpraktiker, die Homöopathie über die Zeit gerettet, als noch kein Arzt etwas davon wissen wollte. Sie haben einen hohen Wissensstand und so viel Erfahrung angesammelt, dass sie den praktizierenden homöopathischen Ärzten in nichts nachstehen. Die Meinungen gehen weit auseinander. George betont zwar, dass ein guter Homöopath über hohe Kenntnisse zum Beispiel in der Pathologie verfügen muss, räumt aber gleichzeitig ein, mehr als ein Grundstudium sei nicht erforderlich. Andere Homöopathen, zum Teil selbst Ärzte, behaupten sogar, ein Studium der Medizin sei schädlich, weil es durch die in den Universitäten gelehrte enge Definition der Wissenschaft den Blick für die wesentlichen Zusammenhänge der Homöopathie verstellen würde.

Solange also die Homöopathie keine Anerkennung an den Hochschulen findet, muss George die Forschungen selbst organisieren, um immer wieder zu beweisen, dass die Mittel wirken, dass Heilung stattfindet und dass Nebenwirkungen ausbleiben. Weltweit arbeiten Freunde und Studenten daran, das vor allem in den Videos festgehaltene Wissen zu systematisieren. Es werden Symptome verglichen, Mittel dazu in Beziehung gesetzt, um so in einem internationalen Forschungsprojekt offene Fragen zu klären und vorliegende Informationen zu bestätigen. Auf diese Art werden auch neue Symptome gefunden, die bislang in der Materia medica keine Beachtung fanden, und alte, nur unzulänglich geprüfte ausgesondert. Der Prozess ist ausgesprochen mühsam und wird nur unzulänglich finanziert. Die Teilnehmer arbeiten in ihrer als Homöopathen ohnehin knapp bemessenen Freizeit daran. George glaubt, dass das Vorhaben bis zu 20 Jahre lang dauern kann, wenn keine andere Form der Arbeitsorganisation gefunden werden kann.

Zur gleichen Zeit versucht George, eine Gruppe aufzubauen, die das gesamte verfügbare Lehrmaterial aufarbeitet und strukturiert. Entstehen soll ein aus Paper-Cases, Audio- und Videokassetten bestehendes Lehrwerk, das nach einer Phase der Diskussion und Verbesserung als Standard für das Studium der Homöopathie gelten könnte. Eine halbe Million D-Mark hatte George einmal dafür veranschlagt. Die George-Vithoulkas-Stiftung in München wollte helfen, das Geld aufzutreiben. Bislang stehen sowohl Georges Videosammlung als auch diejenigen vieler anderer Homöopathen vergleichsweise ungeordnet dem jeweiligen Lehrer zur Verfügung. Sollte es gelingen, all diese Informationen zu bündeln, könnte tatsächlich ein international anerkanntes Standardstudienwerk dabei herauskommen.

Standardisieren, systematisieren, die Materia medica überarbeiten, ein Lehrwerk schaffen – all das dient für George nur einem Zweck: der Verbreitung und Anerkennung der Homöopathie auf einem hohen Standard. Die sehr verschiedenen Standards in Lehre und Praxis sind ein wesentliches Problem, das sich die Homöopathie bzw. die Homöopathen allerdings selbst in den Weg legen. Es gibt keine von allen anerkannte Autorität, keine Institution, die verbindliche Standards festlegen könnte. Deshalb ist auch keine Vergleichbarkeit gegeben, die die Kritiker so dringend verlangen. Es gibt auch niemanden, außer George vielleicht, der genügend Anerkennung besitzt, um mit Schulmedizinern gemeinsam klinische Forschung zu betreiben mit dem Ziel, die Wirksamkeit der Homöopathie zu belegen. Professor Janis Papadopoulos, Pharmakologe an der

Universität von Athen und langjähriger kritischer Freund und Patient von George Vithoulkas, beschreibt, wie die Voraussetzungen dafür aussehen müssten: »Die Überprüfung muss mit klassischen Ärzten gemeinsam stattfinden. Es muss eine homöopathische und auch eine klassische Diagnose mit Laborwerten, Röntgenbildern und so weiter vorliegen. Sonst wird die Überprüfung nicht anerkannt.« In Griechenland, so glaubt Papadopoulos, wäre ein solcher Prozess nicht möglich. Er sieht einen tiefen Graben zwischen der Homöopathie und der Schulmedizin, die von der Kirche unterstützt werde. Wenn also jemals ein solches Forschungsprojekt zu Stande kommen könne, dann nur mit internationaler Beteiligung. Das nicht gebaute Hospital auf Alonissos hätte ein Platz sein können, an dem unter Umständen auch allopathische Ärzte an einer Langzeitstudie hätten arbeiten können, um den Nachweis über die Wirksamkeit oder eben die Unwirksamkeit der Homöopathie zu führen.

Eine andere Frage, die immer mehr Homöopathen bewegt, ist die nach dem Einfluss von Emissionen jedweder Art auf den menschlichen Organismus und die damit zusammenhängende Frage nach der Wirkung auf die homöopathischen Arzneimittel. Allgemein wird beobachtet, dass die Wirkungsdauer, auch von Hochpotenzen, dramatisch abnimmt. Hielt früher eine C1000-Potenz für viele Wochen oder sogar Monate, so muss sie heute häufig bereits nach kurzer Zeit wiederholt werden. In westlichen hoch technisierten Ländern ist das Phänomen deutlicher ausgeprägt als in weniger entwickelten Ländern. Es gibt den Standpunkt der Beeinflussung der Mittel durch Elektrosmog oder andere Umwelteinflüsse. George, der die gleichen Beobachtungen macht, ist der Meinung, dass der Grund für die kürzere Wirkungszeit in einer weiteren Schwächung des menschlichen Organismus liegt. Krankheiten wie Alzheimer führt George in einer ersten Überlegung auf das ständige Bombardement mit Informationen und Elektrosmog zurück. Auch die immer weiter um sich greifende allgemeine Müdigkeit und Energielosigkeit bringt George mit der allseitigen Vergiftung unserer Umwelt und damit unserer Körper in Verbindung. »Egal, mit wem du redest. Jeder ist müde, meist schon am Morgen. Das ist ein ganz neues Phänomen. Die westliche Welt ist auf dem absteigenden Ast. Millionen von Menschen degenerieren. Wir beobachten Kettenreaktionen und die sich addierenden und wiederum untereinander wirkenden Einflüsse, deren Ausmaß niemand abzuschätzen weiß. So weiß auch niemand, wann der kritische Punkt erreicht und die Entwicklung unumkehrbar wird.«

Georges hat eine tiefe und ernste Sorge um den Fortbestand unseres Planeten. Sie ist nicht weltanschaulich geprägt, sondern ergibt sich wie auch alles andere bei ihm aus der puren Beobachtung. Und ähnlich wie er bei seinen Patienten die Puzzleteile zusammensetzen kann, so schafft er das auch bei größeren Zusammenhängen. Der Mikrokosmos funktioniert nach den gleichen Gesetzen wie der Makrokosmos. Deshalb zeigen auch die Erkrankungen und Störungen hie wie da große Ähnlichkeiten. Die Lebensenergie des Gesamtsystems ist gestört. Doch leider kann man der Welt keine homöopathischen Mittel verabreichen.

Wie bereits mehrfach erwähnt, haben die Industrienationen nach Georges Dafürhalten einen großen Vorsprung in punkto Degeneration. Für Südamerika, Afrika, Teile Asiens und der ehemaligen Sowjetunion hingegen, deren Bewohner sich aufgrund beschränkter finanzieller Mittel die teuren Medikamente und andere Errungenschaften unserer Zivilisation nicht leisten können, sieht es weitaus besser aus. Besonders in Russland mehren sich die Zeichen, dass sich die Homöopathie aus eben diesem Grund zur Volksmedizin entwickeln könnte. Es gibt zahlreiche Kontakte zwischen privaten und staatlichen Stellen und der Internationalen Akademie auf Alonissos. Im April 2001 war Alexey Karpeev vom russischen Gesundheitsministerium auf der Insel zu Gast. In seiner Eigenschaft als Direktor des »Clinical and experimental center of traditional methods of treatment and diagnosis« hatte er den Auftrag, Kooperationsmöglichkeiten mit der Akademie und mit George Vithoulkas zu eruieren. Dabei ging es um die Anhebung der Lehrstandards in Russland und als zweiten Schritt die Eröffnung einer staatlichen Schule für Homöopathie nach den Grundsätzen Samuel Hahnemanns. Die damit geschaffenen Standards sollen auch für alle privaten Lehreinrichtungen bindend werden. Die russische Regierung hat bereits 1995, und hier setzen Georges Hoffnungen ein, die Homöopathie zu einer offiziell anerkannten Therapieform erklärt. Seitdem gibt es im Gesundheitsministerium einen Ausschuss, bestehend aus Chemikern, Biologen, Ärzten und anderen Wissenschaftlern, der sich nur mit Fragen der Homöopathie befasst. Karpeev ist dessen Vorsitzender. Er blieb drei Tage auf Alonissos. Ihm zu Ehren wurde ein offizieller Empfang beim Bürgermeister veranstaltet, der mit inhaltsschweren Reden und Beteuerungen gegenseitiger Freundschaft zu Ende gebracht wurde. Karpeev, zu Zeiten der Perestroika ein enger Vertrauter Gorbatschows, lernte George kennen, ging mit ihm fischen und ließ sich in stundenlangen Gesprächen seine Ideen zu Fragen des Gesundheitssystems, der Krankenversicherung und natürlich eines homöopathischen Ausbildungssystems erklären. »Viele Leute in Russland fahren zum Geburtsort Leo Tolstois, um ihm einfach nahe zu sein. Genauso geht es mir mit Herrn Vithoulkas«, erklärte Karpeev den Grund seines Besuches in Griechenland. Der kluge und weit gereiste Mann sieht in George die Konzentration des homöopathischen Wissens der Zeit. Aus diesem Grund will er ihn für den Aufbau staatlicher Schulen in Russland gewinnen. Jeden Tag kam Karpeev mit seiner Dolmetscherin zum Abendessen in Georges Haus. Es gab lange Diskussionen über Politik und Geschichte, in denen er sich als ebenbürtiger Gesprächspartner erwies, was bei George Vithoulkas, der dazu neigt, Gespräche zu beherrschen und Kontrahenten in Grund und Boden zu reden, als große Leistung zu bewerten ist.

Ähnliche Impulse würde George gerne auch in anderen Ländern sehen, besonders in Deutschland, das er für das am weitesten entwickelte Land in Sachen homöopathischer Qualität hält. Für die hier ansässigen Ärzte und Heilpraktiker ist er voll des Lobes. Hier hat er seine treueste Gefolgschaft. Aber selbst im homöopathischen Musterland hadert George mit den Ergebnissen der Behandlungen. »Man muss neun von zehn Fällen heilen können. Dann setzt der Erfolg von allein ein. Jeder würde homöopathisch behandelt werden wollen. Einer, zwei oder drei von zehn ist miserabel. Es reicht nicht.« Neun von zehn ist Georges Maßstab. Darunter lässt er nichts gelten. Sie brachten Fälle zu ihm, bei denen die Schulmedizin, die chinesische Medizin und selbst die Homöopathie bereits versagt hatten. George heilt sie wie die Frau, die nach vier schlaflosen Nächten weinend vor ihm stand und nicht mehr weiterwusste. Sie hatte das Gefühl, nicht mehr atmen zu können. Fast jeder andere wäre in einer solchen Situation unsicher geworden, hätte ein anderes Mittel versucht. Nicht so George. Er fragte, ob sie Asthma habe. Als sie bejahte, sagte er: »Wir müssen warten. Ich weiß, was hier passiert. Ihr Zustand ist eine gute Reaktion.« Die Frau wurde gesund und fühlte sich nachher so gut wie nie in ihrem Leben. Doch in solchen scheinbar lebensbedrohenden Fällen werden die meisten schwach. »Sie geben dann irgendwas und verderben den Fall«, referiert der Meisterhomöopath ungehalten.

Trotz der nicht immer seinen Vorstellungen entsprechenden Ergebnisse hält er große Stücke auf seine deutschen Kollegen. Wohl auch, weil bislang wenig Sperrfeuer bei den Diskussionen der vergangenen Jahre aus Deutschland kam. Er hält die Deutschen für sehr gründlich und wenig oberflächlich – Letzteres eine Eigenart, die er immer wieder den Amerikanern zuschreibt. »In Deutschland wird es nicht passieren, dass irgendjemand aufgrund einer einzelnen Beobachtung sofort aufspringt und der Welt verkündet, er habe eine neue Entdeckung gemacht. Die Deutschen verstehen viel von Homöopathie, denn sie beschäftigen sich sehr intensiv damit.« George hat für sich eine Hierarchie von Ländern entwickelt, in der Deutschland ganz oben steht. Von den Vorgängen in England hält er nicht sehr viel. Dort sei man nach dem Tod von Sir John Weir, einem großen englischen Homöopathen, von der Linie Hahnemanns abgewichen und habe versucht, neue Ideen zu verfolgen. Insgesamt erhofft sich George überall ähnliche staatliche Unterstützung, wie sie in Russland erfolgt. Er kann nicht einsehen, warum die Regierungen und Krankenkassen trotz jährlicher Defizite in Milliardenhöhe und ohne sichtbaren Erfolg der Schulmedizin sich nicht der Homöopathie öffnen, die für einen Bruchteil der heute verursachten Kosten zu weit besseren Ergebnissen käme. Stattdessen bleiben die Türen für ihn und die Lehre Hahnemanns weiterhin verschlossen. Vom deutschen Gesundheitsministerium war zu erfahren, dass es keine Veranlassung sehe, sich der Homöopathie besonders zuzuwenden oder sie zu unterstützen, denn sie sei schließlich bereits ein akzeptiertes Therapieverfahren. Selbst einen Gesprächstermin für George Vithoulkas wollte oder konnte das Ministerium nicht einräumen. Dabei hätte George viel zu sagen. Etwa über den Zustand der chronischen Krankheiten oder über zu erwartende neue Epidemien mit bisher unbekannten Erregern. George nimmt solche Dinge gelassen. Einen in Deutschland geplanten Kongress mit Beteiligung aller europäischen Gesundheitsministerien blies er kurz entschlossen ab, als er hörte, dass sich die Rahmenbedingungen geändert hatten, und er spürte, dass niemand den Kongress so recht haben wollte. Es war nicht die richtige Zeit und vielleicht auch nicht der richtige Ort.

In den USA sehen die Perspektiven nicht besser, aber gänzlich anders aus. Dort sieht man die Möglichkeiten einer Anbindung an den Hochschulbetrieb als sehr gering, wenn nicht sogar kontraproduktiv. Bill Gray meint, dass dieser Weg der Homöopathie eher schaden würde, denn das aufgestülpte wissenschaftliche System der etablierten Wissenschaften passe nicht zur Homöopathie. »Das Einzige, was sie akzeptieren würden, wäre eine wissenschaftliche Homöopathie, so wie sie es verstehen. Das wäre eine schreckliche Homöopathie.« Gray sieht die Zukunft eher in einer Fernuniversität im Internet. Hier könnten die Studenten rund um die Uhr lernen. Basis dafür könnte ein im Web verfügbares Repertorium aller geheilten Fälle sein. Die stärkere Nutzung moderner Kommunikation und Datenverarbeitung ist eine von Grays Optionen für die Zukunft. George sieht diese eher in der strukturierten Aufarbeitung und Verbreitung seines Videomaterials. Die George-Vithoulkas-Stiftung hat bereits eine »Europäische Akademie für Klassische Homöopathie« gegründet, an der europaweit Videokurse angeboten werden. Die Nachfrage scheint groß zu sein. In den USA versucht ein anderer Vithoulkasschüler, David Cremer, das Gleiche, ist aber offenbar lange nicht so erfolgreich in seinen Bemühungen. Auch Sylvia Faddis wollte die Kurse in Amerika durchführen, bevor George sich für Cremer entschied.

Die Kurse in Deutschland jedenfalls laufen gut und sind offenbar so lebendig gestaltet, dass Studenten im Saal ihre Hand heben, wenn George auf der Leinwand zum Beispiel eine Frage zur Dosierung stellt. Seit über sechs Jahren führt die George-Vithoulkas-Stiftung die Kurse bereits durch. Das Interesse scheint ungebrochen. Es gibt jedoch auch Skeptiker wie Professor Papadapoulos aus Athen, der die Homöopathiekonserve für wenig geeignet hält, die Visionen des Meisters zu vermitteln. Nachfragen können nicht gestellt werden, und Diskussionen mit George finden nicht statt. Deshalb entstand eine neue Idee. George will weltweite Videokonferenzen schalten, die es möglich machen sollen, bei der Fallaufnahme dabei zu sein und anschließend die auftretenden Fragen zu diskutieren. Ob die mittelbare Vermittlung von Information allerdings den persönlichen Kontakt ersetzen kann, bleibt fraglich. Man muss nur die begeisterten Reaktionen betrachten, wenn George den Seminarraum in Alonissos betritt, um zu ahnen, dass dieser Funke von einer Leinwand wahrscheinlich nicht überspringen kann. Die atemlose Stille, wenn er doziert und erzählt, sein Humor und sein Witz, aber auch seine ganze spirituelle Tiefe - all das könnte dabei auf der Strecke bleiben.

In eine ganz andere Richtung weisen Georges Bemühungen um Kooperationen und fallen unterstützt durch seine unumstrittene Kompetenz auf fruchtbaren Boden. Immer mehr praktizierende Ärzte und selbst Krankenhäuser öffnen sich für die Homöopathie. Im August 2000 erhielt George ein Schreiben des Beth Israel Medical Centers in New York, das ihn einlud, Mitglied des Beirats des Krankenhauses zu werden. Sie schrieben: »Als ein international anerkannter Heiler, Lehrer und Schriftsteller haben Sie bereits einen positiven Einfluss auf das Leben vieler Patienten und Mediziner genommen. Wir sind uns der Notwendigkeit bewusst, die ganzheitliche Medizin weltweit zu unterstützen, und hoffen, dass Ihre Teilnahme im Beirat die Homöopathie und die komplementäre Medizin weiter voranbringen wird.« Das Krankenhaus hatte in Marktstudien herausgefunden, dass eine größere Anzahl von Patienten alternative Therapien bevorzugt, und sich schnell darauf eingestellt. George möchte dort ein Ausbildungsprogramm beginnen, um somit einen möglichst hohen Standard in Lehre und Praxis zu gewährleisten.

Andere Kooperationen mit Krankenhäusern kamen zum Beispiel in Italien und Israel zu Stande. Dort betreibt das Shaare Zedek Medical Center in Jerusalem das »Center of Independent Complementary Medicine« unter der Leitung von Dr. Menachem Oberbaum. Das Zentrum ist gegliedert in eine Abteilung für Traditionelle Chinesische Medizin und eine für Homöopathie. Oberbaum, den lange Jahre der Freundschaft mit George Vithoulkas verbinden, konnte im Dezember 2001 mit einem spektakulären Forschungsergebnis für Aufsehen sorgen. Gemeinsam mit Forschern des »Schneider Children's Medical Center« in Tel Aviv gelang es ihm, erfolgreich die sehr schmerzhaften Mundentzündungen bei Kindern, die fast immer in Folge von Chemotherapien auftreten, homöopathisch zu behandeln. Das Leiden gilt in der Schulmedizin als nicht heilbar. Die Ergebnisse der Studie wurden sogar im angesehenen amerikanischen Medizinjournal *Cancer* veröffentlicht. Es war das erste Mal, dass homöopathische Erfolgsmeldungen in diesem Rahmen publiziert wurden.

Das einzige Manko für George: Der Heilungserfolg wurde mit Traumeel S, einem Komplexmittel, erzielt. Oberbaum gehört nicht zu den kompromisslosen Vertretern der Klassischen Homöopathie, die auf keinen Fall Komplexmittel verschreiben. Damit steht er im Widerspruch zu George, was aber ihrer Freundschaft keinen Abbruch tut. Oberbaum kam bereits während seines Studiums in Österreich mit der Homöopathie in Kontakt, lehnte sie aber instinktiv ab, da er wusste, dass eine Beschäftigung damit seiner Karriere schaden würde. In den kommenden Jahren entwickelte er einen starken Forscherdrang, der ihn auch zu den schon beschriebenen Benveniste-Experimenten brachte, von deren Ergebnissen er nach wie vor überzeugt ist. Im Libanon-Krieg wurde er bei der Rettung von Verwundeten selbst so schwer verletzt, dass ihm ein Leben als Gelähmter im Rollstuhl bevorstand. Sein früherer Professor, Mathias Dorcsi aus Wien, hörte über den damaligen österreichischen Bundeskanzler Kreisky davon und schickte ihm ein homöopathisches Mittel. Oberbaum konnte bereits nach kurzer Zeit den Rollstuhl verlassen und ist heute vollkommen genesen. Nach dieser Erfahrung entschloss er sich, seine bisherige stille Liebe zur Homöopathie öffentlich zu machen und sich zukünftig für ihre Verbreitung und Anwendung einzusetzen. In Israel tut er das sehr erfolgreich. Der charmante Arzt gilt nicht nur als brillanter Wissenschaftler, sondern auch als politischer Kopf. George ist von Oberbaums Fähigkeiten sehr angetan. »Mit ihm als Partner könnte ich die Homöopathie sehr viel schneller verbreiten. Er ist ein sehr guter PR-Mann.« Oberbaums Ziel war es, George die erste Professur in Israel zu verschaffen. Die Spanier und Ukrainer waren schneller. George war mehrere Male zu Gast in Israel und hatte auf Initiative Oberbaums Gelegenheit, sein Können in einem Kinderkrankenhaus vor pädiatrischen Neurologen unter Beweis zu stellen. Dort gelang es ihm, zwei Fälle von lange erfolglos behandelten Kindern mit Hilfe der Homöopathie in kurzer Zeit zu heilen oder ihren Zustand deutlich zu verbessern. Im ersten Fall handelte es sich um ein sechs Monate altes Kind mit epileptischen Anfällen, das 24 Stunden am Tag krampfte, alles erbrach und einen künstlichen Magenausgang hatte. Die maximale Lebenserwartung betrug zwei Jahre. Auf der ganzen Welt waren nur 17 Fälle mit solch extremer Ausprägung bekannt. Nach Georges Behandlung konnte das Kind die Nahrung wieder normal zu sich nehmen, und das Erbrechen hörte auf. Der zweite Fall betraf ein 13-jähriges Kind aus einer religiösen Familie. Es konnte aufgrund gesteigerter Hyperaktivität nicht lesen, zeigte sich sehr aggressiv und unkontrolliert. Nach der Gabe von nur einem Mittel normalisierte sich sein Zustand. Das Kind bat die Eltern, mit ihm zu lesen. Es wurde nach kurzer Behandlungsdauer den etwa 50 Ärzten des Krankenhauses wieder vorgeführt. Im Saal herrschte für einige Minuten völliges Schweigen. Das als unheilbar geltende Kind zeigte sich vollkommen verwandelt, ohne böse Mimik, es war freundlich und gepflegt. Zur größten Überraschung aller konnte es außerdem fließend lesen.

Für George wäre eine vergleichbare Funktion, wie Oberbaum sie einnimmt, nicht denkbar. Auf dem wissenschaftlich-wirtschaftlich-politischen Parkett käme er sehr schnell ins Schleudern, wenn er sich nicht ohnehin sofort wieder zurückziehen würde. Zu groß ist seine generelle Skepsis und sein Misstrauen einem Großteil der Wissenschaft und Politik gegenüber. Zu gering ist seine Bereitschaft, über Sachverhalte zu schweigen, die er für gefährlich oder schädlich hält. Besonders kritisch bewertet George die Erfolge der Genforschung. Die Möglichkeit, schwere Erkrankungen bereits vor der Geburt vorauszusagen, hat für ihn solange keinen Wert, solange man die Krankheit nicht heilen oder verhindern kann. Die Homöopathie, so sagt er, habe bereits vor 100 Jahren den Nachweis über die Vererbbarkeit bestimmter Krankheiten über Generationen erbracht. Die Erkenntnisse der Genforschung seien nichts Neues. Im Gegenteil befürchtet Vithoulkas, dass die Forschungsergebnisse in Verbindung mit der sich weiter entwickelnden Gentechnik für kriegerische Zwecke eingesetzt werden. Bei den verschiedenen Rassen, so George, lägen kleine genetische Unterschiede vor. Durch die Züchtung spezieller Viren, die ausschließlich auf die Genstruktur einer bestimmten Rasse wirken, ließen sich ganze Völker, ja Kontinente auslöschen. Das Ergebnis seien neue Krankheiten, die nicht mehr behandelt werden können. Er skizziert eine neue Form des Terrorismus, angewandt von denen, die die Mittel dazu haben.

Die Politik hat sich zu einem von Georges Lieblingsthemen entwickelt. Er sieht sich als Beobachter und Analytiker, eine aktive Rolle ist jedoch für ihn ausgeschlossen. Zu seiner täglichen Lektüre gehören neben den wissenschaftlichen Fachzeitschriften auch die wichtigen internationalen Magazine. Es gibt kaum ein Thema, zu dem er sich nicht eine Meinung gebildet hätte. Dabei geht er mit den Mächtigen dieser Welt hart ins Gericht und bezweifelt deren wirklichen politischen Handlungsspielraum. »Die wichtigen strategischen weltpolitischen Entscheidungen werden in kleinen Zirkeln außerhalb jeder demokratischen Legitimation und Kontrolle getroffen«, glaubt er. Er hat Vorstellungen davon, was geändert werden müsste, hat die Vision eines weltweiten Netzwerkes von Menschen und Gruppen, die sich für diese Veränderung einsetzen wollen. Ständig produziert er neue Ideen zu den unterschiedlichsten Themen. Dem griechischen Umweltministerium schickte er einen Vorschlag, wie aus Recyclingmaterialien Fischbrutstätten in der zum Teil verwüsteten Unterwasserlandschaft der Ägäis installiert werden könnten. Das britische Gesundheitsministerium erhielt ein Papier zur Neuorganisation des Gesundheits- und Krankenkassenwesens. Die Antworten auf seine Vorschläge fielen jedoch recht dürftig aus, während andere Vorschläge, die auch die Fischerei und die Landwirtschaft betrafen, umgesetzt wurden, wenn er sie indirekt an die betreffenden Stellen lancieren konnte. George ist sich sicher zu wissen, was geschehen müsste, gesteht aber ein, dass er nicht in der Lage wäre, seine Erkenntnisse in die Tat umzusetzen. Er brauche ein Forum, gesteht er, und Menschen mit Managementqualitäten und einem Gespür für Public Relations. Es ist jedoch nicht sehr wahrscheinlich, dass George Vithoulkas in seinem achten Lebensjahrzehnt noch einmal eine große politische Offensive starten wird. Unmöglich scheint allerdings auch diese Option nicht, sollten sich die Rahmenbedingungen entsprechend verändern.

Bis dahin mischt er sich auf seine Art in die Geschäfte der Großen ein. Als der amerikanische Präsident George Bush sich weigerte, das Kyoto-Protokoll zu unterschreiben, schickte ihm George einen Brief, in dem er ihn an seine Pflichten als gewählter Repräsentant seines Volkes erinnerte: »Sie haben Ihre Position zum Wohl des Volkes zu nutzen«, und er schließt mit der Formel: »Ich verbleibe, mit dem Ausdruck meiner Hochachtung (bis ich Ihre endgültige Entscheidung vernommen habe).« Es bereitet ihm Vergnügen, auf diese Weise seine Meinungen kundzutun, die Mächtigen zu ärgern, Stiche zu versetzen und dabei unangreifbar zu bleiben.

Den Nimbus der Unangreifbarkeit hat er in homöopathischen Kreisen jedoch verloren. Durch seine heftigen

Attacken gegen andere berühmte Homöopathen hat er, so glaubt jedenfalls Bill Gray, eine Menge Kredit in der homöopathischen Szene verloren.

»George sollte Frieden schließen«, beschreibt Gray die nach seiner Meinung wichtigste Aufgabe von Vithoulkas für die Zukunft. »Das bedeutet nicht, dass er von seinen Prinzipien abweichen soll. Aber er sollte sachlich bleiben und nicht die Personen angreifen. Darüber hinaus halte ich eine Konzentration auf seine Lehrtätigkeit für das Vernünftigste.« Die ganze Arbeit an der Materia medica hält Gray für eine riesige Zeitverschwendung.

Bill Gray hält große Stücke auf den italienischen Homöopathen Dr. Massimo Mangialavori, der schon an Seminaren auf Alonissos teilgenommen hat, von George aber nicht sehr beeindruckt war. Ihn hält Gray für eine der wichtigen zukünftigen Leitfiguren der Homöopathie. Einen wirklichen Nachfolger brauche George aber genauso wenig wie die Homöopathie selbst, meint Gray, denn die Homöopathie sei eine große Bewegung mit vielen guten Leuten auf einem hohen Niveau.

Professor Janis Papadopoulos betrachtet die Frage der Nachfolge des großen Homöopathen anders. Er hält es für einen gravierenden Fehler, dass George nicht beizeiten dafür gesorgt hat. »Er ist ein wenig paternalistisch, kann es nicht aushalten, wenn seine Kinder ihre eigenen Wege gehen. Das führt zu Gegensätzen, weil er die Persönlichkeit der anderen nicht so sehr berücksichtigt. Sonst hätten sich längst Nachfolger gefunden.« Dabei leidet George sehr unter seiner isolierten Position. Er hat das Gefühl, überall gleichzeitig kämpfen zu müssen. »Manchmal fühle ich mich wie ein Soldat, der als einziger seiner Truppe eine Waffe hat. 20 000 andere Soldaten liegen halb tot auf dem Boden, und ich laufe umher und schieße an ihrer Stelle. Die

Zeit wird knapp. Ich werde dieses Leben verlassen, ohne zu wissen, wer die wichtigen Aufgaben der Zukunft übernehmen kann.«

Einige wollen nicht wahrhaben, dass es eine Zeit nach Vithoulkas geben wird. So der griechische Eisenbahningenieur Byron Papageorgiou, der nach Alonissos zog, »um die gleiche Luft zu atmen wie Vithoulkas«. George heilte seinen Sohn von einem schweren Augenleiden. »George muss geklont werden, sonst geht es mit der Homöopathie bergab«, glaubt Papageorgiou. Auch Dr. Christos Ramenos, der Leiter des Athener Homöopathischen Zentrums, kann sich eine Zukunft ohne George nicht vorstellen. »Georg wird nicht sterben. Er wird mindestens noch 30 Jahre leben. Und wenn wir bei ihm bleiben, wird er nicht sterben, denn wir können niemals seinen Standard erreichen.«

George beteuert, er habe niemals eine Führungsposition in der Homöopathie angestrebt. Die Umstände hätten ihn dazu gezwungen. »Am Anfang wollte ich nicht einmal unterrichten. Ich sagte: Alles ist da. Ihr müsst es nur lesen. Aber die Leute wollten, dass ich ihnen die Materia medica und das Organon erkläre. Also habe ich es getan.« Seine Nachfolge will er auf mehrere Schultern verteilen. Spekulationen über Namen, auch was die Übernahme der Akademie angeht, hat es in der Vergangenheit immer wieder gegeben. Manche planen schon jetzt, wie sie den Seminarbetrieb in Zukunft fortführen wollen. Die Begehrlichkeiten sind geweckt. Ob seine Nachfolger wirklich in seine Fußstapfen treten werden und sein Werk in seinem Sinne fortführen, bleibt abzuwarten.

Barry Sax, sein New Yorker Freund, sagte einmal, dass George mit dem Gefühl sterben werde, nicht genug getan zu haben. Dazu ein Auszug aus einem kürzlich geführten Interview mit ihm: »Das trifft meinen Charakter ziemlich genau und meine Sorgen um das, was getan werden muss. Ich versuche, mir die Zukunft vorzustellen und wie ich heute am besten für diese Zukunft arbeiten kann. Aber wenn ich das Gefühl hätte, dass die Homöopathie nicht mehr gefährdet ist, würde ich auf der Stelle alle meine Arbeit einstellen. All diese Kämpfe tun meiner Seele nicht gut. Interviews geben, kämpfen, Anweisungen geben und zurücknehmen. Irgendetwas riecht hier sehr schlecht. Was ist das? Ich hasse diesen Geruch.«

Tati: »Es ist Blumenkohl.«

George: »Ah, Blumenkohl. Ich mag diesen Geruch nicht. Ich hasste ihn mein ganzes Leben.«

Anhang

Danksagung

Ein Buch zu recherchieren und zu schreiben bedeutet eine Menge Arbeit. Auf dem Weg zum druckfertigen Manuskript begegnet man vielen Menschen. Manche davon sind hilfreich und einige werden Freunde. Denen, die uns ganz besonders geholfen haben oder deren Herzen sich uns geöffnet haben, möchten wir an dieser Stelle danken:

Lorna Tarn aus Südafrika, ehemalige Sekretärin von George und gute Seele der Akademie, für ihre unermüdliche und gewissenhafte Zuarbeit in der schwierigen Anfangsphase. Georgia Liakou aus Alonissos, jetzige Sekretärin der Akademie, für die Terminkoordinationen, die viele Schreibarbeit und ihre gute Laune.

Lattika und Atul Jaeggi aus Indien, Georges liebste Schüler und Helfer, die uns gelehrt haben, was wirkliche Hingabe und Demut bedeuten. Herzlicher Dank an T. G. aus Jerusalem, für die finanzielle Unterstützung, ohne die das gesamte Projekt nie verwirklicht worden wäre. Dimitris, der plötzlich starb und nicht ersetzt werden kann, für seine Gastfreundschaft und seine herrlichen Pizzen. Roger Morrison aus Kalifornien für die Überlassung seines schon gesammelten Materials über George.

Sylvia Faddis aus New York, eine Schülerin von George, die ihren Weg aus dem Ruhrgebiet bis ins ferne Tibet gefunden hat, für die Unterstützung durch die Kailash-

Foundation. Und last but not least Otto Jonel, Lokalchef bei den Jülicher Nachrichten, für seine wegweisende Kritik und das Lob zur rechten Stunde.

Auch den Ungenannten an dieser Stelle vielen Dank. Und zuletzt: Dank an unsere Kinder Anthony und Adrian (Susan) und Finn (Peter), die lange Zeit auf uns verzichten mussten.

Bücher von Georgos Vithoulkas

Homeopathy – Medicine of the New Man
   (erste Ausgabe 1970, Arco, USA, in 20 Sprachen erschienen)

Homeopathy – Medicine for the New Millennium
   (2000, IACH, Griechenland)

The Science of Homeopathy
   (1980, Grove Press, New York, USA, in 18 Sprachen erschienen)

Materia Medica Viva
   (IACH, Griechenland)

A New Model for Health and Disease
   (North Atlantic Books, USA, in 10 Sprachen erschienen)

Talks on Classical Homeopathy
   (B. Jain Publishers, New Delhi)

Essence of Materia Medica
   (B. Jain Publishers, New Delhi)

Homeopathy Conference Esalen
   (1980, Homeovisie)

The Bern Seminar
   (1987, Ulrich Burgdorf Verlag)

The Celle Seminars
   (1992, Ulrich Burgdorf Verlag)

Auf Deutsch liegen vor:

Die wissenschaftliche Homöopathie.
Theorie und Praxis naturgesetzlichen Heilens

Die Neue Dimension der Medizin

Medizin der Zukunft. Homöopathie

Materia Medica Viva Band 1 bis 9

Englische Seminare Band 1 und 2

Essenzen homöopathischer Arzneimittel

Homöopathische Seminare Band 1 und 2

Seminare und Vorlesungen

Auszeichnungen, Ämter und Mitgliedschaften von George Vithoulkas

Auszeichnungen

1974 wurde er von der LIGA Medicorum Homeopathica Internationalis für seine Arbeit geehrt in Washington DC, USA.

1989 wurde er von der LIGA mit einer Goldmedaille geehrt in Barcelona, Spanien.

1996 bekam er den Alternativen Nobelpreis (Right Livelihood Award).

Im Februar 2000 wurde er in Indien als der »Homöopath des neuen Jahrtausends« vom Gesundheitsminister geehrt.

Im Mai 2000 erhielt er die Goldmedaille der Ungarischen Republik.

Im Juni 2000 wurde er von der Homöopathischen Medizinischen Assoziation in Washington DC, geehrt.

Ämter

Direktor der Internationalen Akademie für klassische Homöopathie, Alonissos, Griechenland

Gastprofessor der Baskischen Universität in Spanien (1999)

Ordentlicher Professor der Medizinischen Fakultät in Kiew (Januar 2000)

Ehrenprofessor der Medizinischen Fakultät in Kiew (Oktober 2000)

Ehrenpräsident der Hellenic Medical Association for Homeopathy

Ehrenmitglied der Rumanian Homeopathic Medical Association

Mitglied des Advisory board at Beth Israel Medical Center, New York

Mitgliedschaften

The New York Academy of Sciences, USA
The American Association for the Advancement of Sciences, USA
Scientific and Medical Network
Member of the Academy of Personalities, Kiew, Ukraine
Member of the Academy of Georgia

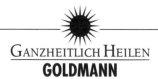

GANZHEITLICH HEILEN
GOLDMANN

Homöopathie-Ratgeber von Carola und Ravi Roy

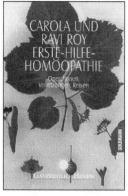

Erste-Hilfe-Homöopathie   14165

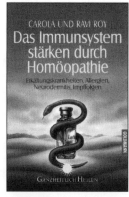

Das Immunsystem stärken durch
Homöopathie   14194

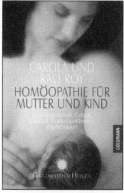

Homöopathie für Mutter
und Kind   14164

Goldmann • Der Taschenbuch-Verlag

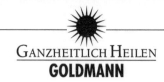

GANZHEITLICH HEILEN
GOLDMANN

Tabuthemen unserer Zeit

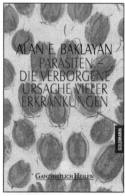

Alan E. Baklayan,
Parasiten   14163

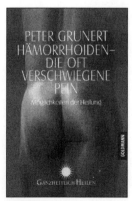

Peter Grunert,
Hämorrhoiden   14161

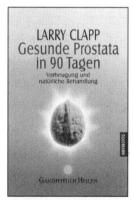

Larry Clapp, Gesunde Prostata
in 90 Tagen   14187

Goldmann • Der Taschenbuch-Verlag

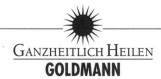

GANZHEITLICH HEILEN
GOLDMANN

Traditionelles Wissen neu entdeckt

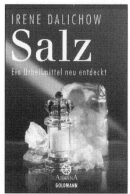

Irene Dalichow
Salz   21631

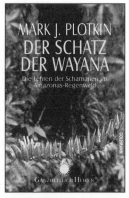

Mark J. Plotkin,
Der Schatz der Wayana   14228

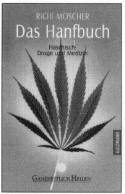

Richi Moscher,
Das Hanfbuch   14181

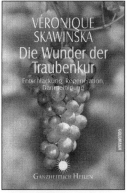

Véronique Skawinska,
Die Wunder der Traubenkur   14223

Goldmann • Der Taschenbuch-Verlag

GOLDMANN

*Das Gesamtverzeichnis aller lieferbaren Titel erhalten Sie
im Buchhandel oder direkt beim Verlag.
Nähere Informationen über unser Programm erhalten Sie auch im Internet unter:*
www.goldmann-verlag.de

★

Taschenbuch-Bestseller zu Taschenbuchpreisen
– Monat für Monat interessante und fesselnde Titel –

★

Literatur deutschsprachiger und internationaler Autoren

★

Unterhaltung, Kriminalromane, Thriller
und Historische Romane

★

Aktuelle Sachbücher, Ratgeber, Handbücher und
Nachschlagewerke

★

Bücher zu Politik, Gesellschaft, Naturwissenschaft und Umwelt

★

Das Neueste aus den Bereichen
Esoterik, Persönliches Wachstum und Ganzheitliches Heilen

★

Klassiker mit Anmerkungen, Anthologien und Lesebücher

★

Kalender und Popbiographien

★

Die ganze Welt des Taschenbuchs

★

Goldmann Verlag • Neumarkter Str. 28 • 81673 München

Bitte senden Sie mir das neue kostenlose Gesamtverzeichnis

Name: _____

Straße: _____

PLZ / Ort: _____